Gehirnenergie

Für Susanne, mein schönes weites Land

1. Auflage November 2023

Auf die Vollständigkeit und Genauigkeit der im vorliegenden Buch enthaltenen Informationen wurde höchste Sorgfalt gelegt. Weder der Verlag noch der Autor haben jedoch die Absicht, dem einzelnen Leser professionelle Ratschläge oder Dienstleistungen anzubieten. Weder der Autor noch der Verlag können für Schäden oder Einbußen haftbar oder verantwortlich gemacht werden, die durch Informationen oder Vorschläge in der vorliegenden Publikation entstanden sein sollen.

Lektorat: Swantje Christow
Umschlaggestaltung, Satz und Layout:
Karas Grafik, Wien

ISBN: 978-3-86445-957-3

Gerne senden wir Ihnen unser Verlagsverzeichnis.
Kopp Verlag
Bertha-Benz-Straße 10
D-72108 Rottenburg
E-Mail: info@kopp-verlag.de
Tel.: (0 74 72) 98 06–10
Fax: (0 74 72) 98 06–11

Unser Buchprogramm finden Sie auch im Internet unter:
www.kopp-verlag.de

Brigitte Hamann

Gehirn Energie

Geistig und körperlich fit bis ins hohe Alter

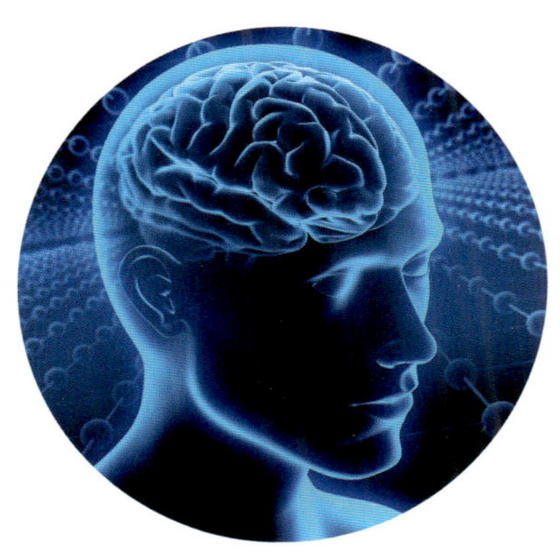

KOPP VERLAG

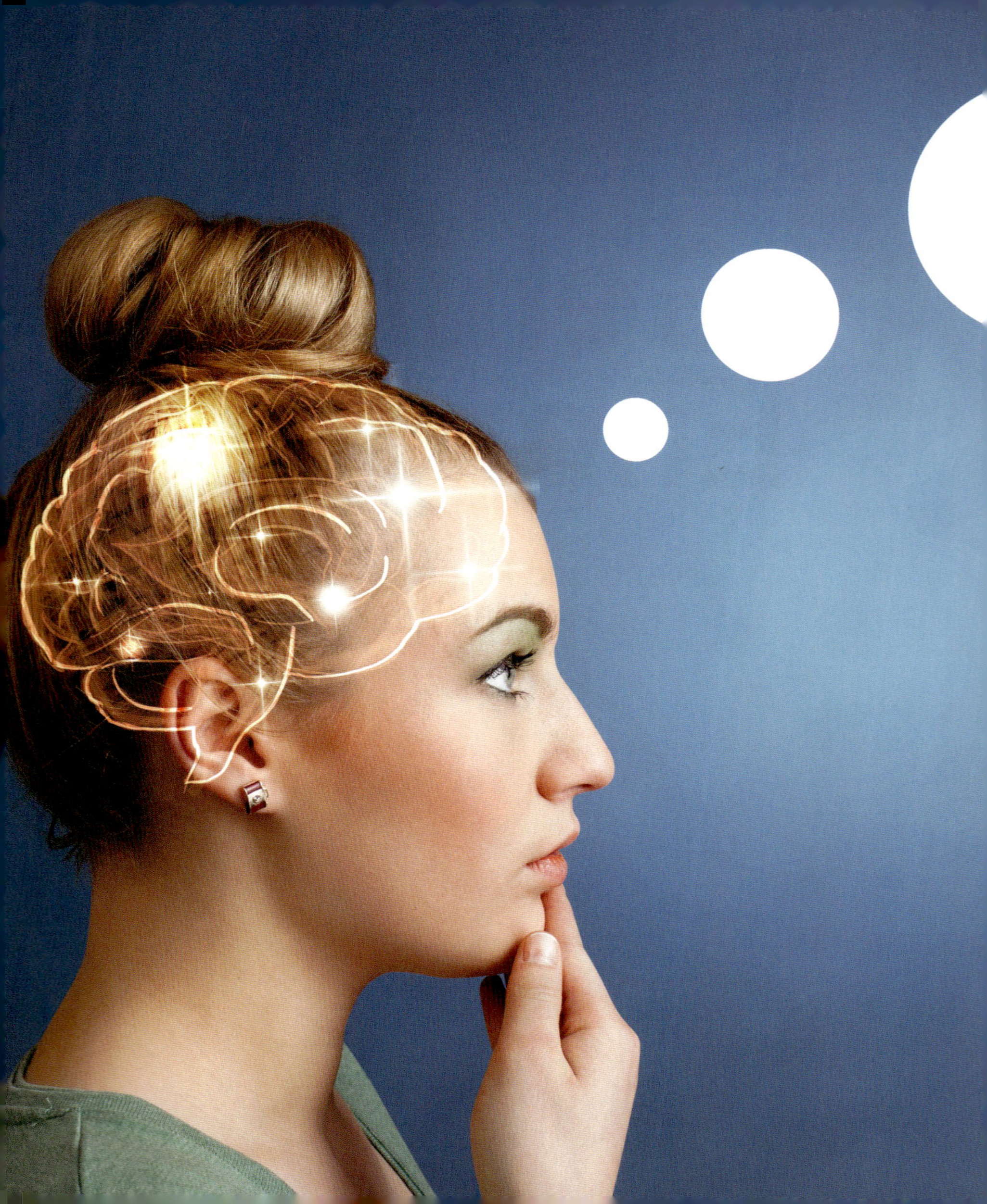

Inhalt

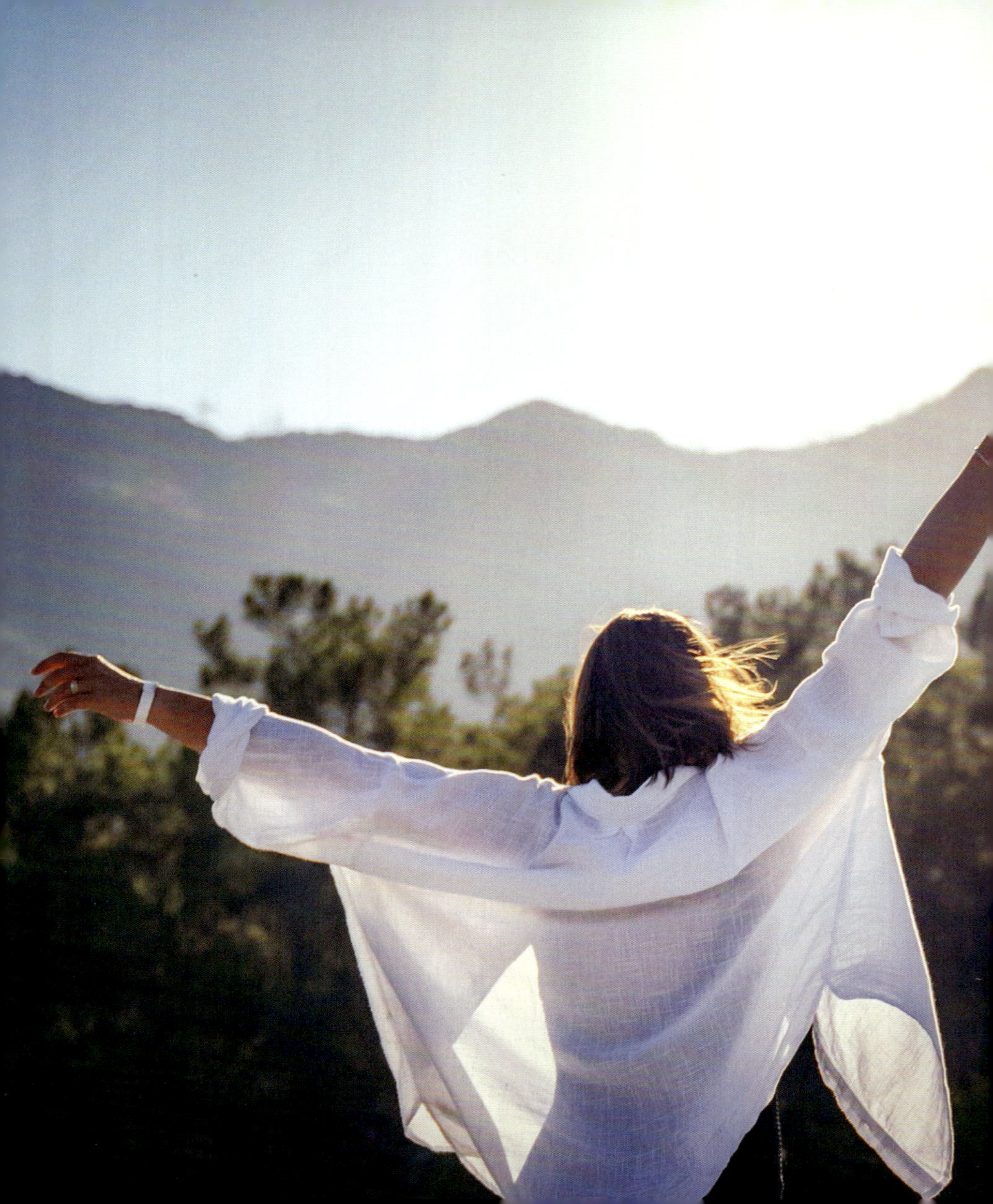

Vorwort

Möchten Sie sich wacher und leistungsfähiger fühlen? Würden Sie gern mit mehr Leichtigkeit durch den Tag gehen, mehr Freude an allem haben, kreativer sein und die Welt farbiger und intensiver erleben? Wünschen Sie sich ein besseres Gedächtnis? Würden Sie Ihrem Leben gern einen Schub verleihen, und zwar unabhängig davon, wie alt Sie sind? Beginnen Sie gehirngerecht zu leben und Sie werden eine unglaublich positive Veränderung auf allen Ebenen erleben!

»Gehirngerecht« klingt vielleicht ein wenig sperrig, tatsächlich aber macht eine gehirngerechte Lebensweise richtig Spaß – auf jeden Fall dann, wenn man einmal in Gang gekommen ist. Gewohnheiten halten uns von vielem ab, und das verhindert nicht nur ein interessantes Leben, sondern ist auch häufig schlecht für unser Gehirn. Dieses ausgeklügelte Organ liebt die Anregung – und zwar geistig, körperlich und seelisch. Das Gehirn lebt von neuen Eindrücken, vom Ausprobieren, Lernen und Kombinieren, von allem, was es anregt, neue Nervenzellen zu bilden und so seine Leistungsfähigkeit nicht nur zu erhalten, sondern sogar zu steigern. Natürlich braucht es auch die richtigen Nährstoffe, aber diese sind problemlos zu bekommen. Wenn der Versuch, das Gehirn anzuregen, keinen Spaß mehr macht und sich wie harte Ar-

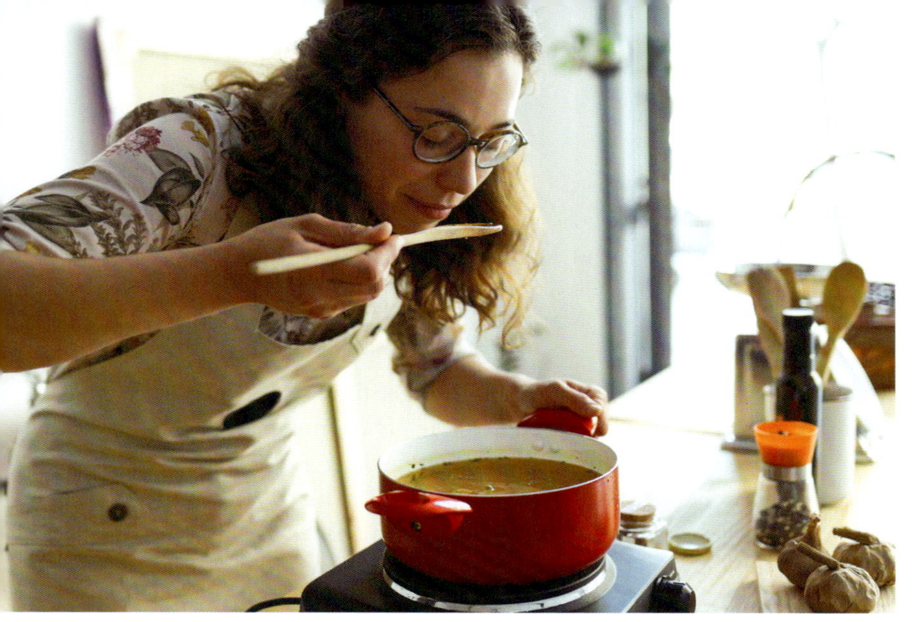

beit anfühlt, tun Sie zu viel des Guten. Ein wenig Anfangsdisziplin kann allerdings notwendig sein. Ihr Gehirn ist darauf ausgerichtet, Freude, Liebe und Begeisterung zu empfinden und möchte sich allem zuwenden, was es als interessant empfindet. Geben Sie Ihrem Gehirn die Information, dass es gebraucht wird, und zwar körperlich, geistig und seelisch, und machen Sie ihm dann Angebote. Denken Sie dabei auch an die spirituelle Seite des Lebens. Sie ist ein wichtiges Bedürfnis der Seele, sei es nun bewusst oder unterbewusst. Alle Menschen tragen den Wunsch nach einem Lebenssinn in sich, auch die, die ihm abgeschworen haben. Lesen Sie weiter und finden Sie heraus, auf welche Angebote Ihr Gehirn besonders reagiert, und treffen Sie Ihre persönliche Auswahl aus der Vielzahl an Möglichkeiten.

Mit diesem Buch können Sie auf einfache Weise verstehen, was in Ihrem Gehirn abläuft und wie sich Ihre Lebensweise auf Ihre Gesundheit, Lebensfreude und Lebensqualität auswirkt. Finden Sie heraus, wie Sie mit einem jung gebliebenen Gehirn alt werden können. Machen Sie sich bewusst, dass Ihr gesamtes Leben von Ihrem Gehirn abhängt. Alles, was Sie sehen, wahrnehmen, denken, fühlen, riechen, tasten, hören und schmecken, jede Erfahrung erleben Sie über Ihr Gehirn – oder gar nicht. So wie Ihr Gehirn beschaffen ist, so ist auch Ihr Leben. Sollten wir da nicht alles für ein gesundes, leistungsfähiges Gehirn zu tun?

Der Schlüssel dazu ist die Neurogenese: die Bildung und Neuvernetzung von Nervenzellen im Gehirn. Neurogenese ist in jedem Alter möglich. Sie ist das Geheimnis anhaltender Geisteskraft, der Regeneration und die Grundlage eines erfüllten, positiven Lebens bis ins hohe Alter.

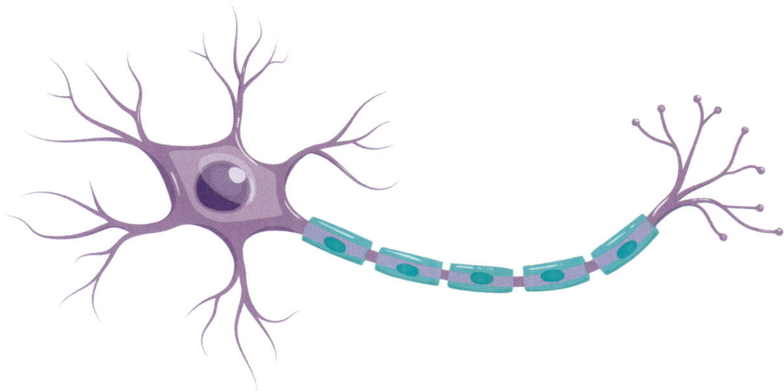

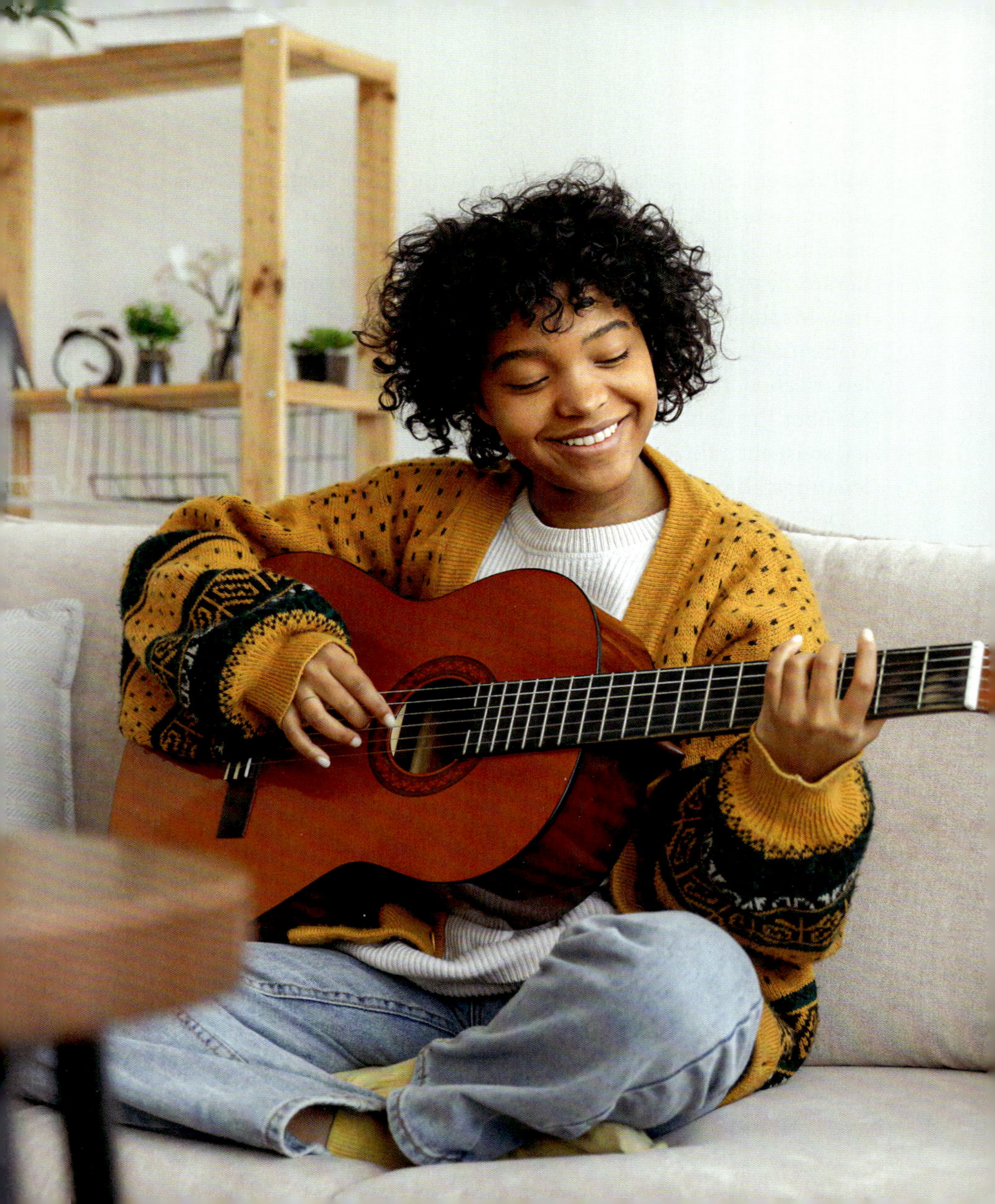

Ihr wunderbares, plastisches Gehirn und die Neurogenese

Was versteht man unter neuronaler Plastizität?

Die neuronale Plastizität oder auch Neuroplastizität beschreibt die faszinierende Fähigkeit des Gehirns, auf Umwelteindrücke, Sinnesreize und Erfahrungen flexibel reagieren zu können. Dabei werden neue Nervenzellen gebildet, die sich durch eine wiederholte Stimulierung vernetzen. Wenn Sie zum Beispiel ein Musikinstrument erlernen, vergrößern sich durch das stete Üben die Gehirnareale, die mit der Hand verbunden sind, welche das Instrument bedient. Je häufiger Sie eine Aktion wiederholen, desto stärker werden die neu entstandenen Zellverbindungen im Gehirn. Umgekehrt entwickeln sich nicht genutzte Verbindungen mit der Zeit zurück.

Es ist wie bei den Muskeln des Körpers, auch diese wachsen, wenn sie gut genährt und trainiert werden. Neue Gehirnzellen, die nicht genutzt werden, sterben ab. Daraus folgt, dass das Gehirn eine lebenslange Anregung braucht. Es ist kein statisches Gebilde, das nicht repariert werden kann, wie man früher glaubte. Diese

Fähigkeit zur Veränderung und Regeneration ist der entscheidende Grund dafür, dass wir bis ins hohe Alter geistig fit und gesund sein und unsere Grenzen erweitern können.

Ein Gehirn der Superlative

> *Es gibt zwei Arten, sein Leben zu leben:*
> *entweder so, als wäre nichts ein Wunder,*
> *oder so, als wäre alles eines.*
> *Ich glaube an Letzteres.*
>
> – Albert Einstein

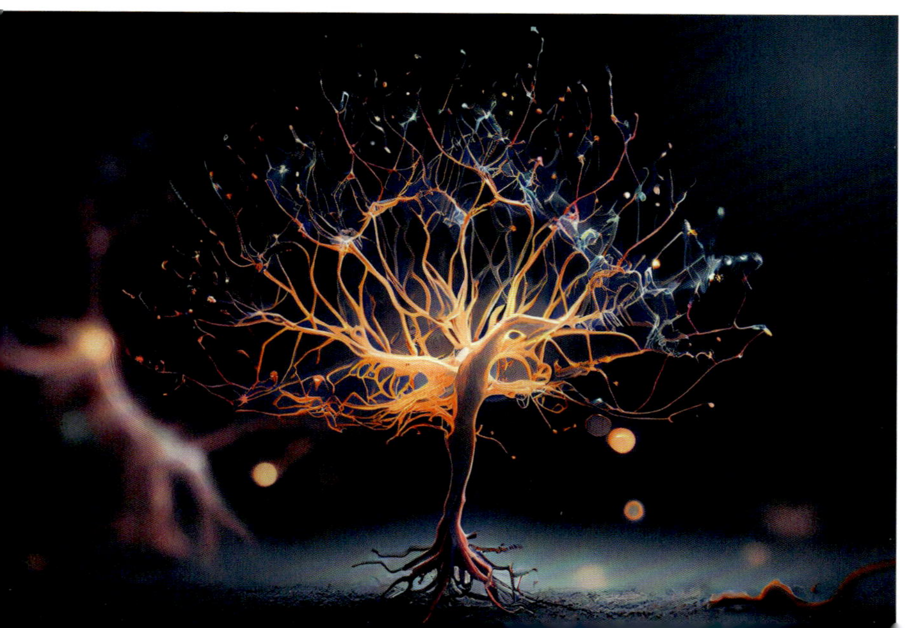

Was wissen wir über das Gehirn? Das Gehirn ist die Steuerzentrale unseres Körpers. Es besteht aus einer immensen Zahl an Gehirnzellen – früher schätzte man sie auf 100 Milliarden, doch neue Erkenntnisse zeigen, dass es etwa 86 Milliarden sind. 16 Milliarden von ihnen befinden sich in der Großhirnrinde (Kortex), die für Funktionen wie das Bewusstsein und das logische, abstrakte Denken zuständig ist. 16 Milliarden Nervenzellen (Neuronen) sind das Maximum, welches die Großhirnrinde enthalten kann.[1]

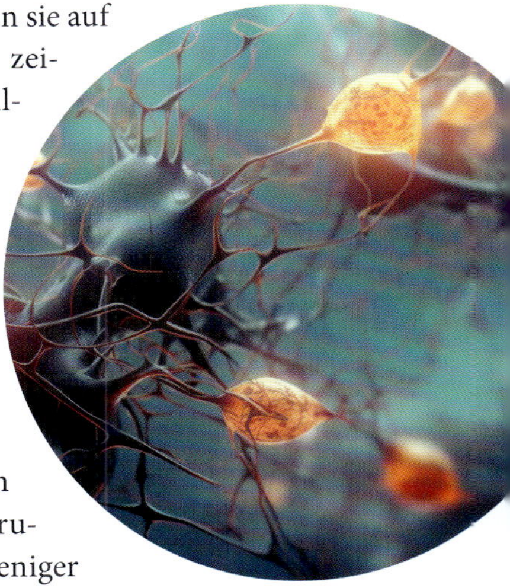

Man schätzt, dass zwischen den 86 Milliarden Nervenzellen etwa 300 Billionen Verknüpfungen bestehen – eine beeindruckende Zahl. Sind wir mental trotzdem weniger fit, als wir glaubten, weil unsere Neuronenzahl geschrumpft ist? Keineswegs, denn das Entscheidende ist ihre Verteilung in den Hirnarealen. Die Realität zeigt: Obwohl unser Gehirn so viel kleiner ist als beispielsweise das eines Elefanten, ist es zu außergewöhnlichen Leistungen fähig, die weit über denen anderer Primaten liegen. Wie kann das sein? Welchen Vorteil haben wir Menschen? Die Antwort der brasilianischen Neurowissenschaftlerin Suzana Herculano-Houzel lautet: »Meine Antwort liegt in der größeren Zahl an Neuronen auf der Großhirnrinde. Das ist die einfachste Erklärung dafür, dass wir kognitiv so fähig sind.«

Nicht nur in puncto Großhirnrinde liegen wir Menschen vorn. Auch der Energieverbrauch des menschlichen Gehirns ist ungewöhnlich hoch. Obwohl es nur 2 Prozent des Körpergewichts ausmacht, verbraucht das menschliche Gehirn 25 Prozent der Energie, die der Körper insgesamt benötigt, um funktionieren zu können.

Vielleicht fragen Sie sich, warum dieses Wissen so wichtig ist, wenn Sie herausfinden wollen, wie Sie optimal mit Ihrem Gehirn umgehen können. Lesen Sie weiter und Sie werden verstehen, welches Zusammenspiel im Gehirn Sie zu einem bewusst denkenden und handelnden Menschen macht, der fähig zum Erinnern und Vergleichen, zu sinnvollen Bewertungen, Urteilen und Entscheidungen ist, der Neues lernen und selbst erdenken kann, der Lebensfreude empfinden und ein Gefühl für Sinnhaftigkeit entwickeln kann. Es ist das Zusammenwirken des Frontalhirns an der Vorderseite Ihres Gehirns mit dem Hippocampus und der Großhirnrinde. Zwar arbeiten zahlreiche Gehirnareale zusammen, um uns auf allen Ebenen zu dem zu machen, was wir sind, aber diese drei spielen eine herausragende Rolle.

Was ist Neurogenese und wo im Gehirn findet sie statt?

Unter *Neurogenese* versteht man das Entstehen neuer Gehirnzellen, die auch Neuronen genannt werden. *Genese* geht auf das altgriechische Wort *Genesis* zurück und bedeutet Schöpfung, Entstehung, Geburt. Bei der Neurogenese werden sozusagen neue Gehirnzellen geboren.

Teile des Gehirns

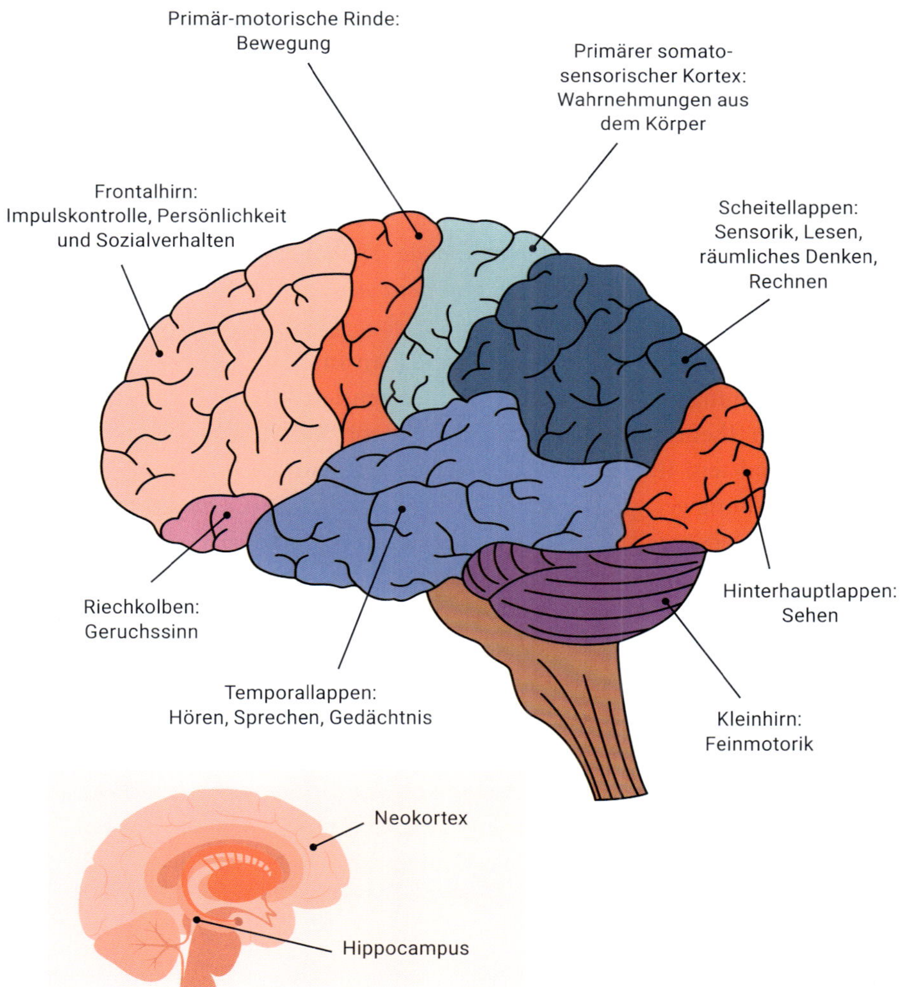

Bis zum Ende der 1990er-Jahre glaubte man, das Gehirn würde sich in den ersten Lebensjahren herausbilden, vernetzen und dann lebenslang bleiben, wie es ist. Man nahm an, dass zerstörte Gehirnzellen nicht ersetzt werden könnten und das Alter daher zwangsläufig mit einer mehr oder weniger starken Neurodegeneration verbunden sei – einer schwindenden Leistungsfähigkeit des Gehirns. Doch nicht alle Wissenschaftler folgten dieser Überzeugung. Dass auch das erwachsene Gehirn neue Nervenzellen bilden kann, wurde zum ersten Mal 1965 von dem amerikanischen Neurowissenschaftler Joseph Altmann beschrieben. Die Fachwelt betrachtete seine Entdeckung als Kuriosität, die man am besten ignorierte. Die Ablehnung ging so weit, dass Studien zensiert und die Befürworter seiner Theorie angegriffen wurden. Joseph Altmann aber hatte den Grundstein für ein zentrales Gebiet der neurowissenschaftlichen Forschung gelegt, das sich mit dem Potenzial des Gehirns befasst, neue Nervenzellen zu bilden, das Gehirn zu erneuern, seine Leistung zu erhöhen und situationsgerecht umzubauen – die Neurogenese. Nicht alle Wissenschaftler ließen sich entmutigen. Auf Altmanns Studien folgten weitere wichtige Untersuchungen und inzwischen wächst die Erkenntnis hinsichtlich der Neurogenese bei Erwachsenen rasant. Sie eröffnet nicht nur eine neue Perspektive darauf, wie unser Gehirn jung bleiben kann, sondern auch auf neue Behandlungsmöglichkeiten von neurodegenerativen Erkrankungen und Hirnverletzungen.[2] Allerdings sind nicht alle Erkrankungen und Verletzungen des Gehirns heilbar. Nur wenn der regenerationsfähige Teil des Gehirns, der Hippocampus, betroffen ist, ist eine Heilung möglich.

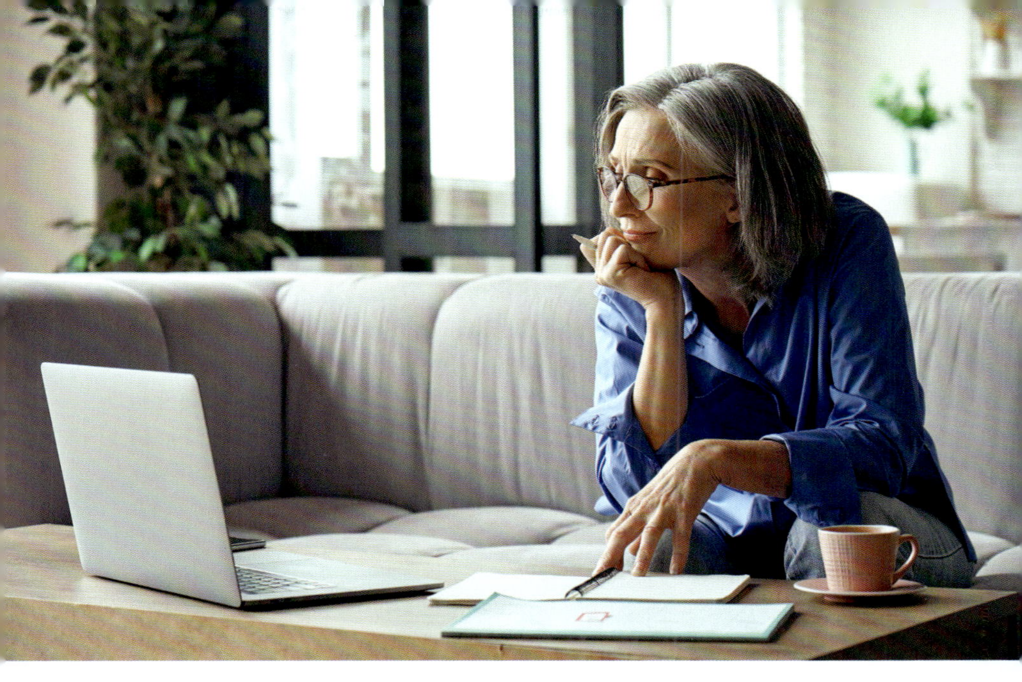

Adulte Neurogenese:
Wie sich Gehirnzellen im erwachsenen Gehirn bilden

Im Ungeborenen ist die Neurogenese bereits angelegt. Während der Embryo wächst, entwickelt sich auch sein Gehirn. Im Mutterleib und kurz nach der Geburt werden riesige Mengen an Gehirnzellen produziert, weit mehr als für die Gehirnentwicklung gebraucht werden. Im Laufe der Kindheit geht die Neuronenbildung allmählich zurück und ist etwa zu Beginn des Schuleintritts abgeschlossen. Nur in einigen Bereichen wie dem Kleinhirn, das für die Koordination von Bewegungsabläufen zuständig ist, bleibt die Bildung neuer Gehirnzellen bis zum Alter von etwa 10 bis 12 Jahren erhalten. Hatten Altmanns Gegner also doch recht? Kann sich das Gehirn des Erwachsenen nicht mehr verändern? Tatsächlich werden in zwei Bereichen des Gehirns *lebenslang* neue Nervenzellen gebildet: im Hippocampus und im Riechkolben, der Sinnesreize aus der Nase verarbeitet. Die Neurogenese im Hippocampus ist für den erwachsenen Menschen entscheidend. Sie kann dafür sorgen, dass wir zwar altern, unser Gehirn jedoch erstaunlich jung bleibt. Die Lebensweise spielt dabei eine weitaus größere Rolle als die Anlage eines Menschen.

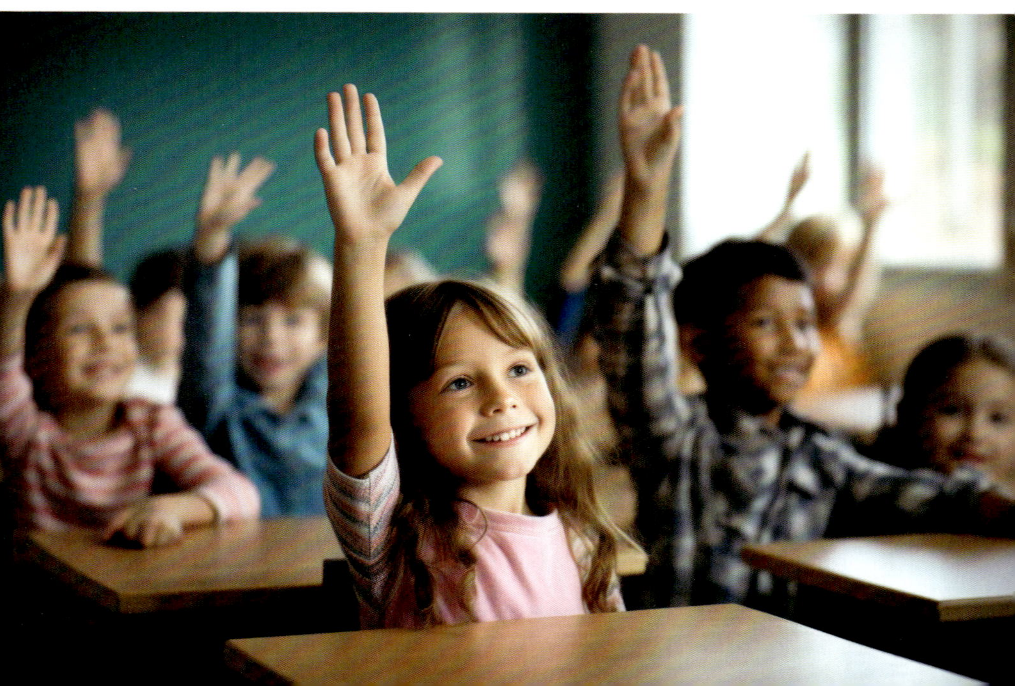

Der Hippocampus
– zentrale Schaltstelle unseres Gedächtnisses und Ort der Neurogenese

Der Hippocampus ist ein zentraler Teil des limbischen Systems. Wie viele Gehirnareale besteht auch der Hippocampus aus zwei Teilen. Mit seinen beiden Flügeln ähnelt er zwei Seepferdchen, was ihm den Namen Hippocampus (lateinisch für Seepferdchen) einbrachte. Dieses ungewöhnliche Gebilde entscheidet darüber, wie viel unser Gehirn leisten kann. Der Hippocampus speichert Informationen und vermittelt zwischen Kurz- und Langzeitgedächtnis, indem er Informationen aus dem Kurzzeitgedächtnis an das Langzeitgedächtnis weitergibt. Mit einem speziellen Schlüssel kann er diese Erinnerungen wieder abrufen und zur Verfügung stellen. Auf diese Weise vermögen wir schnell und spontan zu reagieren, zu handeln, nachzudenken und zu resümieren, und all dies können wir für ein effektives tägliches Leben nutzen. So brauchen wir einen gut funktionierenden Hippocampus auch dazu, Erfahrungswissen anzusammeln, gut gerüstet für Entscheidungen zu sein, aber auch um Neues zu erdenken und die Fülle des Lebens auszuschöpfen.

Der Hippocampus ermöglicht es uns, Körperbewusstsein zu entwickeln und uns im Raum zu orientieren. Dazu erstellt er Karten der Umgebung, zum Beispiel eines Hauses oder von Landschaften, sodass wir uns darin bewegen und uns an Orte erinnern können. Auch Gefühle, die für uns mit diesen Plätzen verbunden sind, werden von ihm abgerufen. Daher erleben wir manche Orte mit Geist, Herz und Körper.[3]

Das Lernen, das Erwecken von Assoziationen, das Verstehen von Zusammenhängen und das Einordnen von Informationen – all das fällt in die Domäne des Hippocampus. Zusammen mit anderen Hirnarealen wie der Amygdala steuert er Emotionen und beeinflusst, wie wir auf Stress reagieren. Damit wird deutlich, dass der Hippocampus einen entscheidenden Anteil daran hat, was uns geistig, seelisch und körperlich als Mensch ausmacht. Schäden am Hippocampus oder Funktionsstörungen rufen Gedächtnisprobleme hervor und erschweren die Orientierung im Raum. Es wird nicht nur schwieriger, sich zu erinnern, sondern auch Informationen und Erlebnisse zuzuordnen und im Kontext zu verstehen. In erster Linie ist es der Hippocampus, der uns zu einem stabilen Ich-Gefühl befähigt, indem er unsere Erfahrungen zu einem persönlichen Bild zusammenfügt, das wir von uns selbst und der Welt haben. Dieses Bild zieht sich wie ein roter Faden durch unser Leben und ist ein wesentlicher Motor für seinen Verlauf. Die Neurogenese ist jedoch auch der Schlüssel zu einer neuen Weltsicht und zum Ablegen ausgedienter Muster. Wenn sich zahlreiche neue Nervenzellen im Hippocampus bilden, sind wir kreativer und entwickeln neue Sichtweisen sowie den Mut, Neues zu wagen.

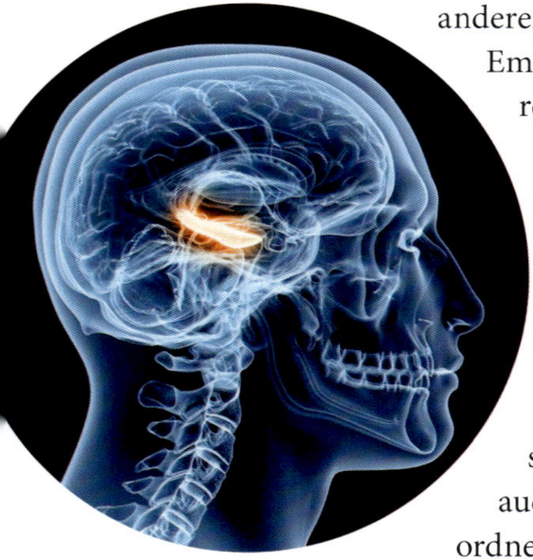

WICHTIG:
Im Hippocampus wird Wissen aufgenommen und es entstehen neue Erinnerungen, die dort aber nicht auf Dauer gespeichert werden. Die Speicherleistung des Hippocampus ist begrenzt, deshalb muss er immer wieder Platz auf seiner »Festplatte« schaffen und durch die Neurogenese frisch »aufgeladen« werden.

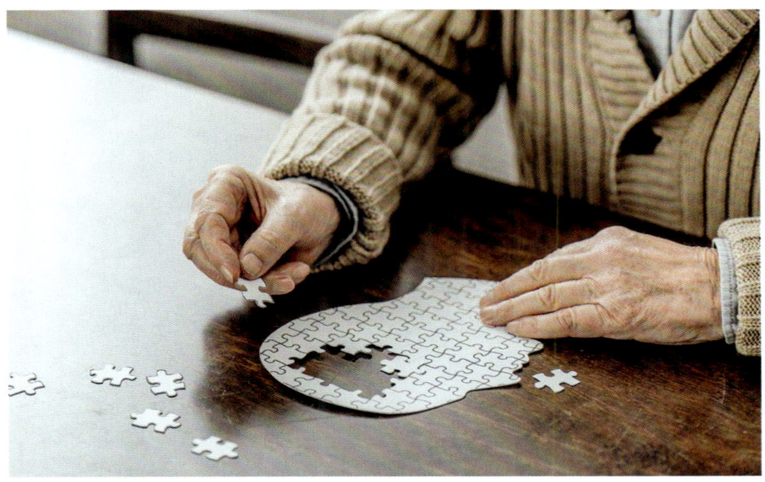

- Die Aufgabe des Hippocampus besteht darin, zu lernen und neues Wissen zu speichern, bis es an das Langzeitgedächtnis im Neokortex weitergegeben wird.
- Dazu müssen jede Nacht neue Nervenzellen (Neuronen) gebildet werden, die das Wissen aufnehmen, sich vernetzen und Neues mit Bestehendem verbinden.

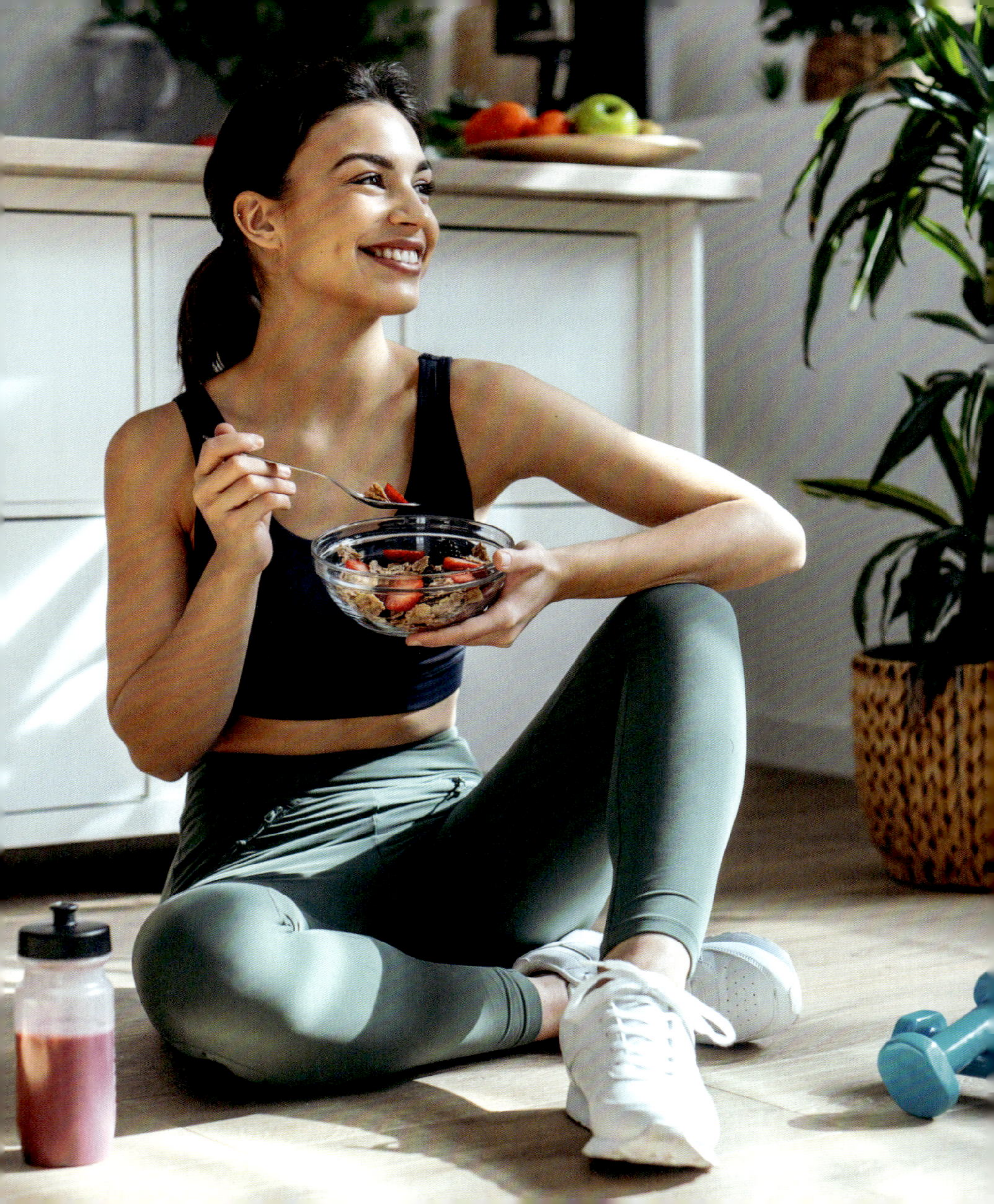

- Der Hippocampus speichert nur das, was uns emotional berührt und was bedeutungsvoll für uns ist.
- Die Art, wie wir leben, wirkt sich direkt auf das Wachstum des Hippocampus aus.
- Der Hippocampus schafft Platz, indem er im Schlaf Gedächtnisinhalte in den Neokortex hochlädt.
- Neue Nervenzellen bilden neue Netzwerke, wenn sie aktiv gebraucht werden. Wenn sie nicht genutzt werden, sterben sie wieder ab.
- Die Neurogenese kann in jedem Alter angeregt werden.
- Faktoren, die die Neurogenese stimulieren, sind Ernährung, Nahrungsergänzungsmittel, körperliche Aktivität, Bewegungen aller Art, seelische und geistige Anregungen, meditative Praktiken wie Achtsamkeit, Wahrnehmen des Atems, Meditation, Mitgefühl, Gebet, Wohlwollen anderen gegenüber und Lebenssinn.

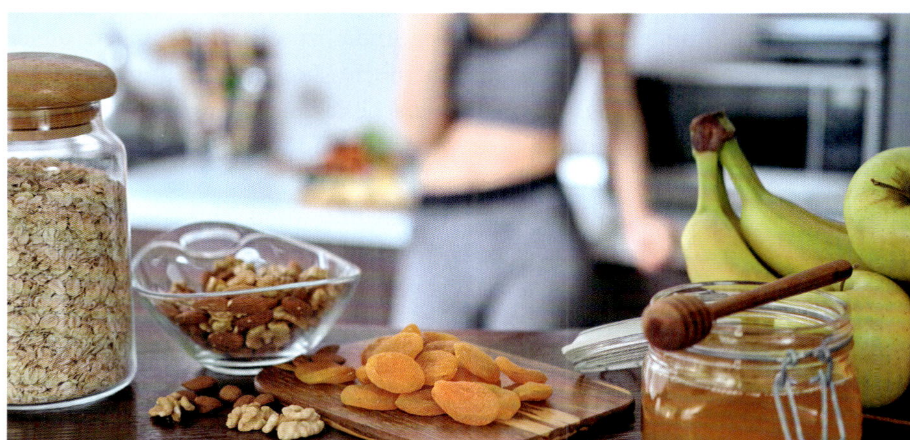

Mr. Underwood und Henry Molaison: Was geschieht mit einem Menschen, dem der Hippocampus fehlt?

Zwei tragische Beispiele belegen eindrücklich, was das Fehlen beider Hippocampusflügel bewirkt. Wenn sie beschädigt oder sogar entfernt werden, verlieren wir den wichtigsten Teil unseres Menschseins: unser Gefühl dafür, wer wir sind, unsere Persönlichkeit. Wir brauchen den Hippocampus, um Erinnerungen aufzubauen und sie zu bewahren. Alles, was wir erfahren und gelernt haben, sowie die Rückschlüsse, die wir daraus ziehen, sind die Basis unserer Persönlichkeit.

In seinem Buch *A General Theory of Love* (Eine allgemeine Theorie der Liebe) beschreibt der experimentelle Pathologe und Immunologe Thomas Lewis ein eindrückliches Beispiel. Mr. Underwood erlitt einen Unfall, bei dem der Hippocampus zerstört wurde. Danach war er nicht mehr in der Lage, sich an etwas zu erinnern oder Zusammenhänge zu verstehen und abzuwägen. Menschen, die er gut gekannt hatte, waren nur noch Momentaufnahmen für ihn. Sein Erfahrungswissen war verschollen, denn nur der Hippocampus weiß, wie man es abrufen kann und wie man aktuell Erlebtes in Erinnerung verwandelt.

Im Krankenhaus begrüßte Mr. Underwood seine Ärzte und Pfleger jeden Tag so, als habe er sie noch nie gesehen. Er konnte keinen Bezug mehr zwischen Vergangenheit und Gegenwart herstellen und erzählte deshalb Witze innerhalb weniger Minuten immer

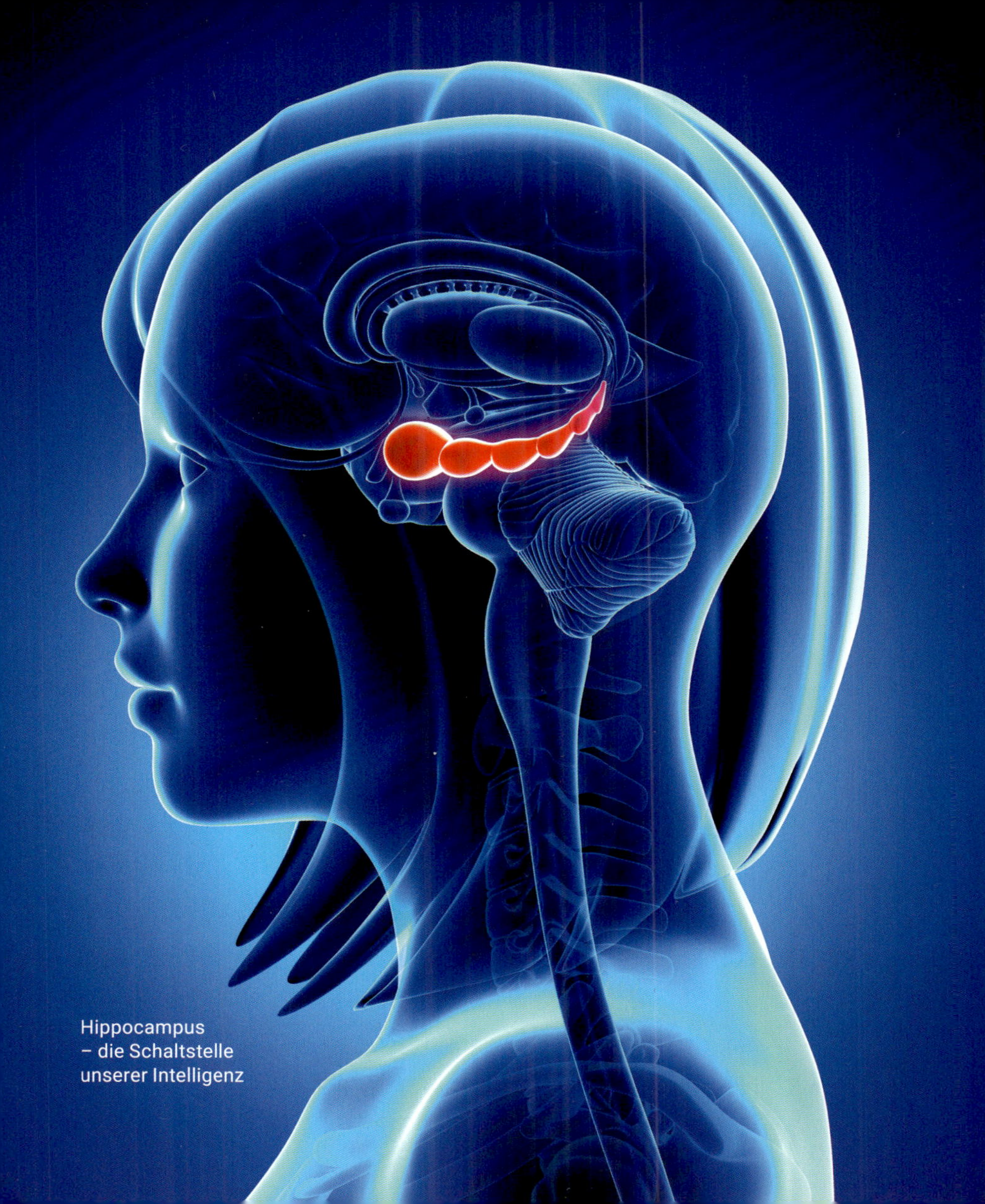

Hippocampus
– die Schaltstelle
unserer Intelligenz

wieder aufs Neue. Abrufen konnte er nur noch frühere Gefühle, die an anderen Stellen des Gehirns gespeichert worden waren.[4]

Ähnlich erging es Henry Molaison, der als Kind einen Fahrradunfall hatte. Als Folge entwickelten sich im Laufe der Jahre lebensbedrohliche epileptische Anfälle. Um sein Leiden zu lindern, entschied sich sein Arzt, beide Hippocampi zu entfernen. Von nun an war Molaison[5] seines persönlichen Gedächtnisses beraubt. »Alle anderen Formen des Erinnerns, wie Sprache, erlerntes Faktenwissen oder motorische Fähigkeiten, blieben Molaison erhalten. Auch das im Frontalhirn befindliche Arbeitsgedächtnis (System 1) blieb intakt, weshalb sich auch sein überdurchschnittlicher IQ nach der Operation nicht veränderte. […] Man hat das persönliche Gedächtnis gefunden, indem man es zerstörte.«[6]

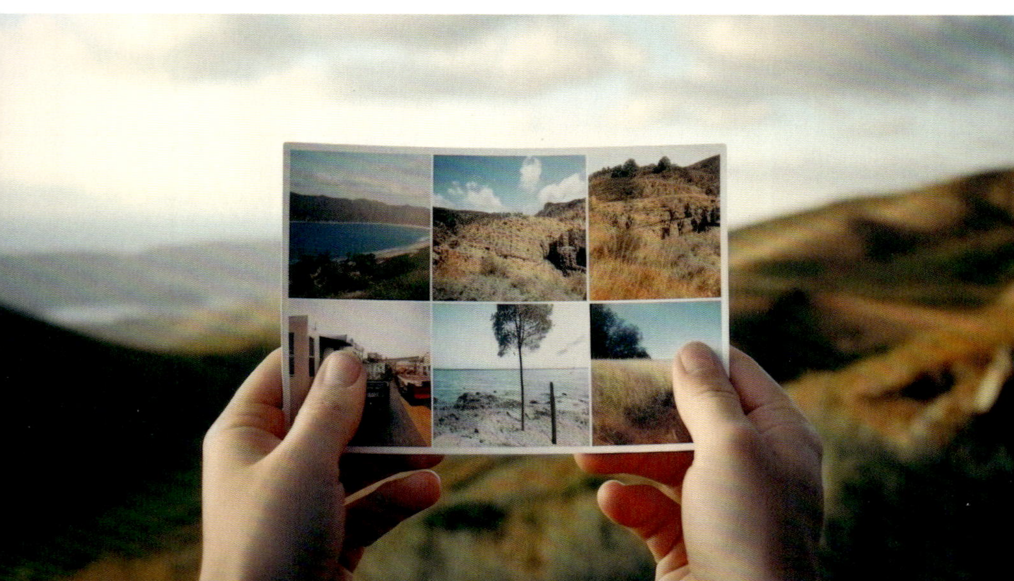

Die Großhirnrinde
– der Ort von Intelligenz und Bewusstsein

Wenn Sie sich ein Gehirn vorstellen, sehen Sie vermutlich das Bild der Großhirnrinde: ein Gebilde voller Windungen und Furchen, aufgeteilt in zwei Hälften, die sogenannten Sphären. Denn das Großhirn liegt geschützt von der Hirnhaut direkt unter der Schädeldecke und bedeckt das innere Gehirn. In der Fachsprache wird die Großhirnrinde als Kortex bezeichnet. Hier entwickeln sich die menschliche Sprache, das abstrakte Denken, die Vorstellungskraft und das Bewusstsein. Der Kortex verfügt über nahezu unbegrenzte Lernfähigkeiten. Mit seiner Entwicklung wurde auch die Entstehung der verschiedenen menschlichen Kulturen möglich. Außerdem ist es der Kortex, der uns als Spezies unterscheidet, denn die menschliche Großhirnrinde ist so reich an Neuronen wie die keines anderen Säugetiers. Der Kortex wird in mehrere Regionen aufgeteilt, von denen der Neokortex für das Thema dieses Buches die wichtigste ist. Er macht bis zu 90 Prozent des menschlichen Kortex aus und beinhaltet unter anderem das Frontalhirn, in dem »System 1« angesiedelt ist, von dem im nächsten Kapitel die Rede sein wird.

Das Frontalhirn
– Exekutivorgan und Sitz des Kurzzeitgedächtnisses

Das Frontalhirn ist im vorderen Teil des Schädels angesiedelt. Auf Abbildungen der Anatomie des menschlichen Gehirns finden Sie meist die Bezeichnung Frontallappen. Das Frontalhirn übt ein breites Spektrum kognitiver Funktionen aus, für die es seine umfangreichen Verbindungen zu anderen Hirnarealen wie dem Hippocampus nutzt. Auf diese Weise ist eine komplexe Verarbeitung von Informationen möglich, die dann auch in das Gedächtnis aufgenommen werden können.

- Das Frontalhirn ist das ausführende Organ für unsere täglichen Aktivitäten. Auf der Basis dessen, was andere Hirnareale wie der Hippocampus vermitteln, analysiert das Frontalhirn Schwierigkeiten, setzt Ziele, erstellt Prioritäten, bereitet vor, wie Pläne geordnet und zielgerichtet umgesetzt werden können, und führt sie durch.
- Im Frontalhirn befindet sich unser Arbeitsgedächtnis, in dem Informationen kurzzeitig gespeichert werden und für unser Handeln bereitstehen.

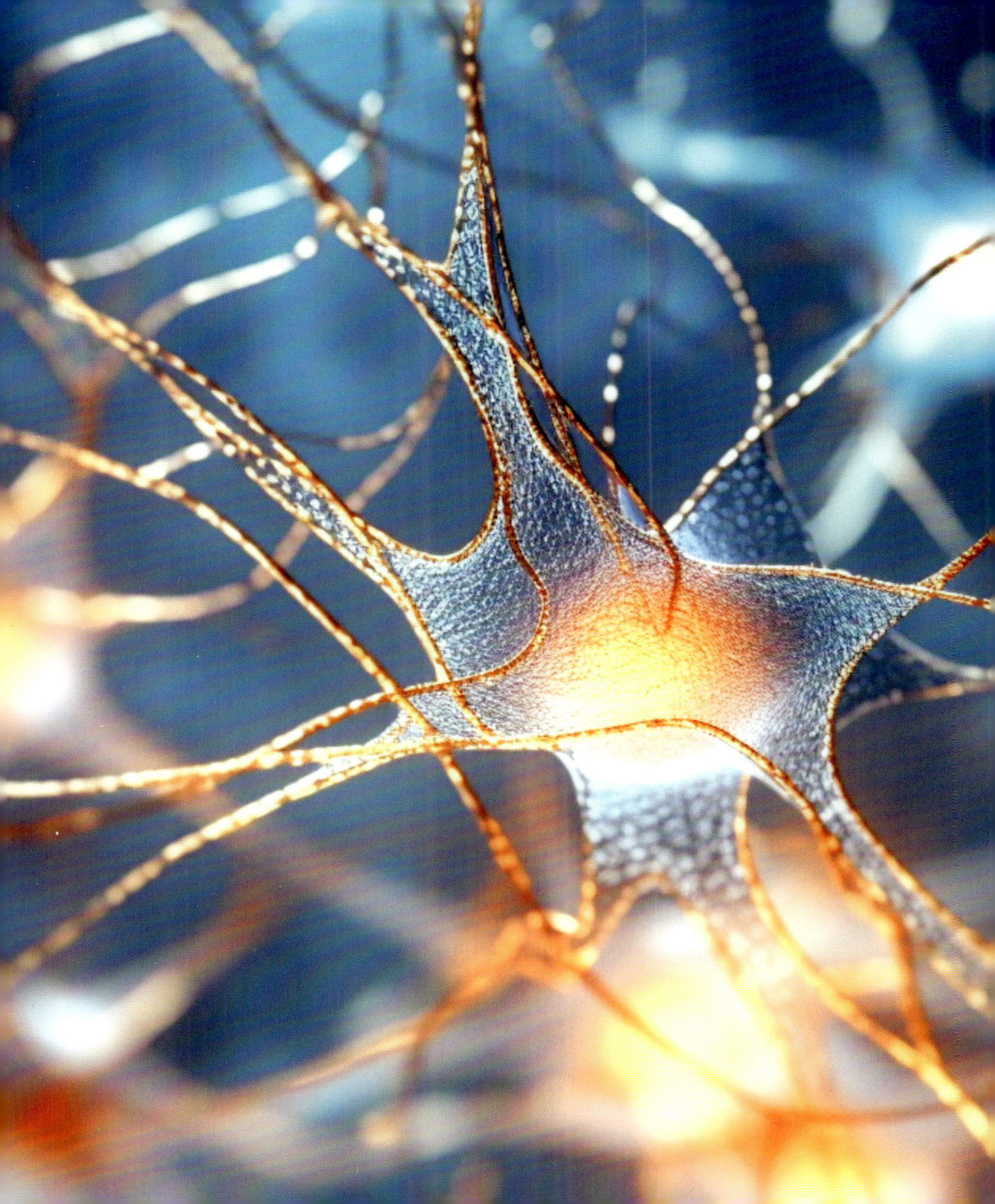

- Ein funktionsfähiges Frontalhirn ist in der Lage, impulsive und automatische Reaktionen zu kontrollieren sowie aufmerksam und logisch durchdacht zu antworten und zu reagieren.[7]
- Das Frontalhirn hat einen wichtigen Anteil an charakteristischen Persönlichkeitsmerkmalen.
- Die emotionale und soziale Intelligenz eines Menschen, also sein Umgang mit anderen und seine Beziehungsfähigkeit, werden über das Frontalhirn ausgedrückt.
- Die rationale Intelligenz, die den IQ bestimmt, ist im Frontalhirn angesiedelt.
- Schäden am Frontalhirn verändern die Persönlichkeit eines Menschen, da die Kontrolle über bestimmte durch den Affekt beziehungsweise den Instinkt ausgelöste Reaktionen wegfällt. Ein geschädigtes Frontalhirn ist nicht mehr in der Lage, Verantwortungsbewusstsein, Vorausschau und die Fähigkeit zu reflektieren an den Tag zu legen. Routinehandlungen sind dagegen trotz einer Schädigung noch möglich.
- Das Frontalhirn braucht die regelmäßige »Aufladung« durch den Hippocampus, um richtig funktionieren zu können, also einen wiederkehrenden Informations- und Energiestrom. Der Hippocampus kann diese Aufladung nur leisten, wenn er immer wieder durch die Neurogenese gestärkt wird.

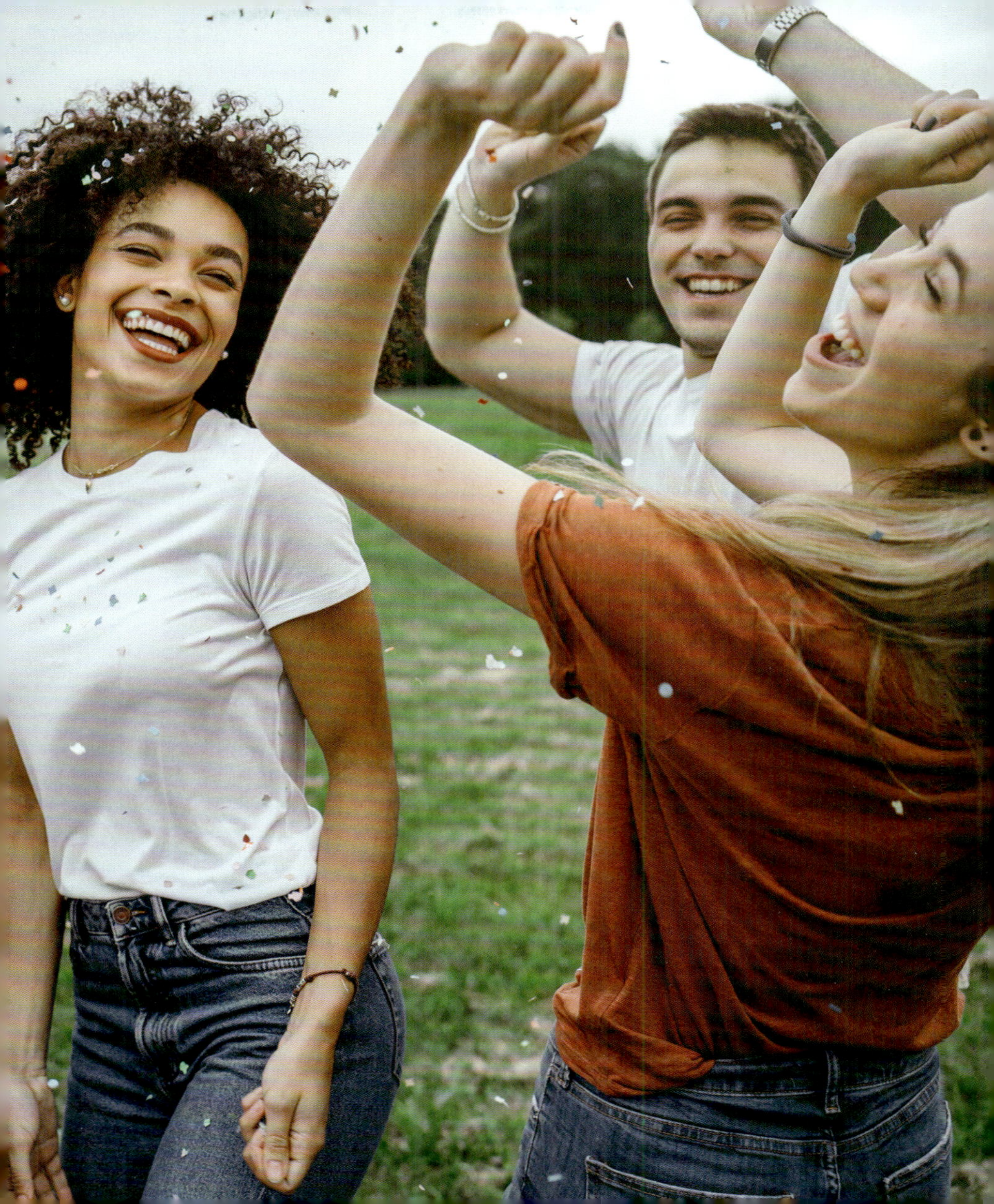

Schnelles Denken, langsames Denken: zwei Arten und zwei Systeme

Jahrzehntelang forschten die Kognitionspsychologen Daniel Kahnemann und Amos Tversky sowie der CIA-Spezialist Richards J. Heuer zu der Frage, wie Denkprozesse ablaufen. Die Ergebnisse fasste Daniel Kahneman in seinem Buch *Schnelles Denken, langsames Denken*[8] zusammen. Kahnemann unterscheidet zwei Arten des Denkens, denen er zwei Systeme zuordnet:

System 1 arbeitet automatisch und schnell, weitgehend mühelos und ohne willentliche Steuerung.

System 2 lenkt die Aufmerksamkeit auf anstrengende mentale Aktivitäten, die Konzentration erfordern, darunter komplexe Berechnungen. Die Operationen von System 2 gehen oftmals mit dem subjektiven Erleben von Handlungsmacht, Entscheidungskraft und Konzentration einher.[9]

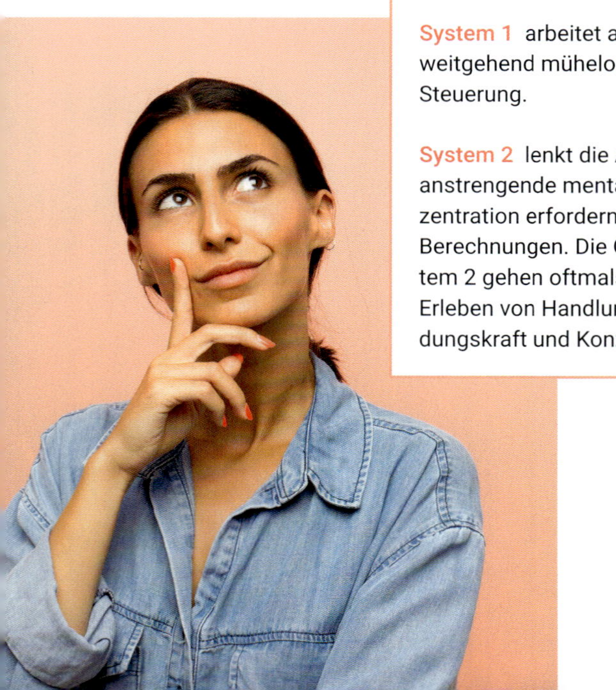

System 1 ist für das schnelle Denken zuständig. Es reagiert auf alle inneren und äußeren Dinge automatisch und meist mühelos. Wir leisten keinen aktiven, überlegten Beitrag, sondern empfinden eher ein »Es passiert«. Richards J. Heuer kommentiert dazu: »Eine grundlegende Entdeckung der Kognitionspsychologie ist, dass Menschen das meiste, was im menschlichen Geist vorgeht, nicht bewusst erfahren. Viele Funktionen, die mit Wahrnehmung, Erinnerung und der Verarbeitung von Informationen zusammenhängen, werden ohne und unabhängig von einer bewussten Steuerung durchgeführt. Was spontan im Bewusstsein auftaucht, ist das Ergebnis des Denkens, nicht der Prozess des Denkens.«[10]

System 1 entwickelt ein Bild davon, was in unserer persönlichen Welt normal ist. Ähnliche Ereignisse werden als Wiederholungen von bereits Erlebtem gedeutet. So entsteht ein Netzwerk aus Vorstellungen, das festlegt, wie wir die Gegenwart wahrnehmen und was wir von der Zukunft erwarten. System 1 liefert die »Brille«, durch die wir in die Welt und auf uns selbst blicken. Wir reagieren instinktiv und unsere Gedanken, Bewertungen und Handlungen folgen wiederkehrenden Mustern. Erst System 2 – ein aktiver Hippocampus mit Zugang zur Großhirnrinde (Kortex) – befähigt das Frontalhirn zu komplexen Überlegungen, zum Planen und zu durchdachten Handlungen. Das Frontalhirn kann über System 2 Fähigkeiten abrufen, die wir im Laufe der Zeit entwickelt und eingeübt haben, es kann Erinnerungen und Erfahrungen nutzen und mit einer größeren Anzahl von Gedanken gleichzeitig arbeiten. System 1 und System 2 sind wie zwei Jongleure, die beide

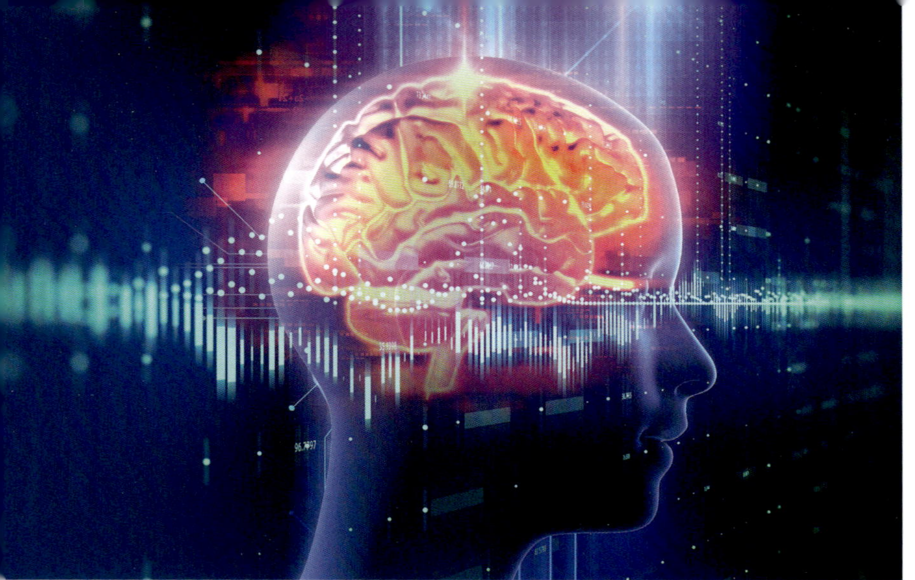

Teller auf Stäben drehen: Einer kann nur wenige Teller gleichzeitig rotieren lassen, der andere eine größere bis sehr große Menge.

System 2 entspricht dem langsamen Denken. Es tritt in Aktion, wenn wir nicht automatisch eine Antwort auf eine Frage oder ein Problem haben und uns dessen bewusst sind. Dann beginnen wir nachzudenken und unsere Ressourcen abzurufen. Im Vergleich zur Reaktion in System 1 braucht es dazu Willenskraft. Wir benötigen System 2 für komplexe Arbeits- und Analysevorgänge, für schwierige Aufgaben und für Entscheidungen, über die wir nachdenken und wofür wir bewusst Gelerntes, Erlebtes sowie Erinnerungen heranziehen. Um System 2 zu nutzen, müssen wir uns konzentrieren. Es wird aktiviert, wenn wir uns bewusst dazu entscheiden und bereit sind, tiefer in ein Thema einzusteigen. Das ist anstrengend und wir können diese Aufmerksamkeit nur für eine begrenzte Zeit aufbringen. System 2 kann deshalb nur eine gewisse Zeit lang aktiv sein. Dann übernimmt System 1 und wir erholen uns in gewohnten, eingeübten Verhaltensweisen. Um eine Tasse Kaffee zu kochen, die Wäsche aufzuhängen oder Belege abzuheften, brauchen wir normalerweise kein System 2. Wir stellen sozusagen auf Autopilot. Da System 2 geordnet und systematisch funktioniert, System 1 dagegen spontan, schaltet sich manchmal System 2 ein und verwirft die Aktionen von System 1 nach dem Motto: »Tue nicht alles, was dir einfällt.« Ein gut gemeinter, umgangssprachlicher Rat in solchen Fällen lautet: »Schalte mal dein Gehirn ein.«

In System 2 werden wichtige Gedanken, Ereignisse, Erfahrungen und Gespräche gespeichert. Dadurch entsteht ein roter Faden durch unser Leben, der uns ein kontinuierliches Identitätsgefühl vermittelt.

WICHTIG:

System 1 protokolliert nicht die Alternativen, die es verwirft, oder auch nur die Tatsache, dass es Alternativen gab. Bewusste Zweifel gehören nicht zum Repertoire von System 1; dazu wäre erforderlich, gleichzeitig an miteinander unvereinbare Interpretationen zu denken, wozu es mentaler Anstrengung bedürfte. Ungewissheit und Zweifel sind die Domäne von System 2.[11]

Warum ist es wichtig für uns, diese beiden Systeme zu verstehen? Erinnern wir uns: Unser Gehirn verbraucht eine riesige Menge an Energie. Wenn diese Energie zur Neige geht und System 2 erschöpft ist, übernimmt zwar System 1, aber ohne System 2 kann es nur noch Routineabläufe durchführen und ohne Überlegung auf das reagieren, was gerade passiert. Woher kommt die Energie, um System 2 wieder aufzuladen und System 1 die Möglichkeit zu geben, Erinnerungen und Gelerntes abzurufen?

Denken intelligente Menschen schneller?

Dieser Frage widmete sich eine Forschergruppe des BIH und der Charité – Universitätsmedizin Berlin gemeinsam mit einem Kollegen aus Barcelona. Das Ergebnis überraschte: Versuchspersonen, die bei Intelligenztests besser abschnitten, konnten zwar einfache

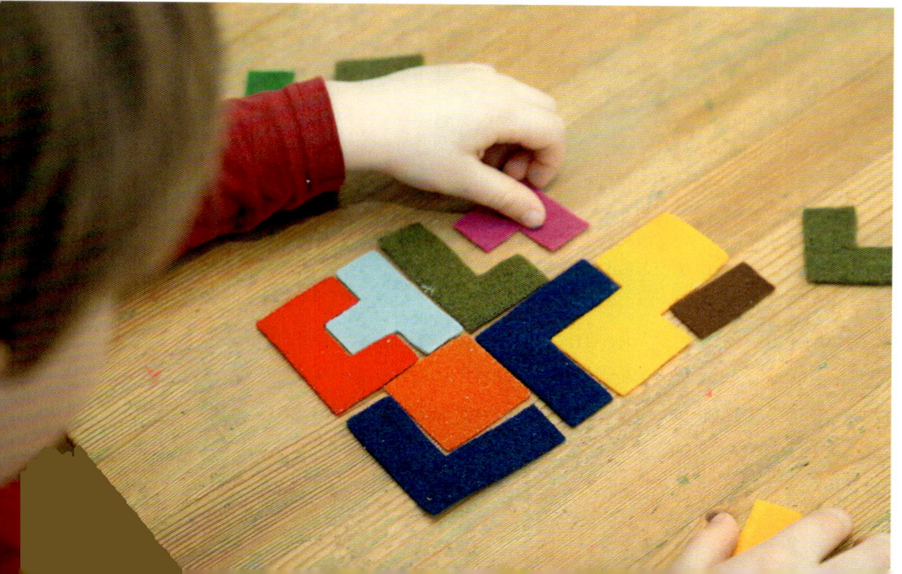

Probleme schneller lösen, brauchten jedoch mehr Zeit als Teilnehmer, die weniger Punkte sammeln konnten. Mithilfe von personalisierten Gehirnsimulationen der 650 Teilnehmer stellten die Forscher fest, dass Gehirne, bei denen die Verbindung zwischen den Hirnregionen weniger gut funktionierte, dazu neigten, sehr spontan zu reagieren und »voreilige« Schlüsse zu ziehen, anstatt zu warten, bis die entsprechenden Hirnregionen die notwendigen Verarbeitungsschritte abgeschlossen hatten, die für eine Lösung oder Entscheidung nötig waren. Intelligente Gehirne brauchen also länger, um Probleme zu lösen, so das Ergebnis der Studie. Warum das so ist, lässt sich leicht erklären, wenn man weiß, dass die in IQ-Tests geforderte Intelligenz aus System 1, dem Frontalhirn, stammt. Zur Problemlösung und um korrekte Entscheidungen zu treffen wird jedoch zusätzlich System 2 benötigt – der Hippocampus mit seiner Verbindung zum Neokortex.[12]

Das erschöpfte Gehirn

Viele Jahre forschte der Arzt und Molekulargenetiker Michael Nehls zum Gehirn. Mit Büchern wie *Die Alzheimer-Lüge* und *Alzheimer ist heilbar* machte er sich in der etablierten Wissenschaft unbeliebt. 2022 erschien sein Buch *Das erschöpfte Gehirn*. In diesem Buch beschreibt Nehls seinen Forschungsweg und die Ergebnisse seiner Suche nach dem »Akku«, der das Gehirn wieder auflädt.

Nehls konnte nachweisen, dass der Hippocampus der Ort im Gehirn ist, der für die tägliche Erneuerung, sozusagen das Wiederaufladen der leeren Gehirnbatterie, sorgt. Er nannte ihn deshalb den »Frontalhirn-Akku«. Das schnell und nahezu mühelos agierende System 1 des Frontalhirns leitet uns durch das alltägliche Leben. Es enthält jedoch nur ein Kurzzeitgedächtnis, das erst in Zusammenarbeit mit dem Langzeitgedächtnis von System 2 – dem Hippocampus mit Zugriff auf den Neokortex – ein bewusstes, reflektiertes Leben ermöglicht, in dem wir zwischenmenschliche Beziehungen knüpfen, sinnvolle Entscheidungen treffen und ein Gefühl für den Lebenssinn entwickeln können.

Für die Zusammenarbeit mit dem Frontalhirn besitzt der Hippocampus einen täglichen Leistungsspeicher, über den er Informationen aufnehmen und es mit dem Wissen des Langzeit-

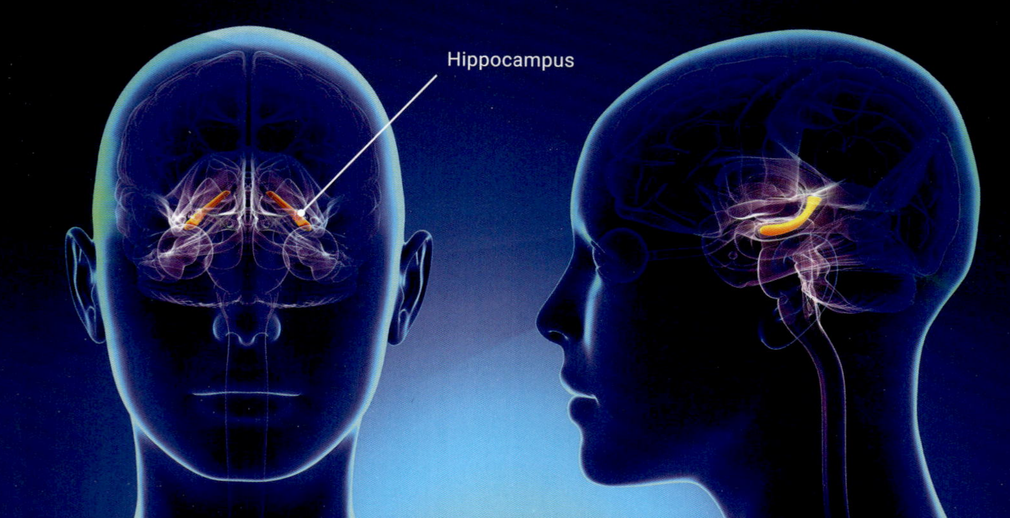

gedächtnisses unterstützen kann. Doch irgendwann ist der Speicher voll und die Energie verbraucht. Die Stelle, an der wir ansetzen müssen, um unsere Gehirnleistung bis ins hohe Alter zu erhalten, ist also der Hippocampus mit seiner großartigen Fähigkeit zur Neurogenese. Der Abbau an geistiger Fitness beginnt bereits ab dem 25. Lebensjahr – wenn wir nichts tun. Die gute Nachricht ist: Das Nachlassen kann nicht nur gestoppt, sondern auch umgekehrt werden. Dazu müssen wir unserem Gehirn genauso viel Aufmerksamkeit schenken wie unserem Körper. Geistige Fitness ist ein Lebensstil.

Wenn Sie bemerken, dass Ihr Gedächtnis nachlässt

und Sie sich immer weniger merken können …

… dann ist Ihr Gehirn erschöpft. Sie denken und handeln immer mehr aus dem Frontalhirn heraus, also aus System 1. Sie reagieren automatisch auf das, was um Sie herum geschieht, und während der Unterhaltung mit anderen sprechen Sie weniger überlegt. Ihr Hippocampus (System 2) ist nicht mehr in der Lage, Informationen, die er während des Tages gespeichert hat, in der Nacht an den Neokortex weiterzugeben. Seine »Festplatte« ist voll, und seine Fähigkeit, neue Informationen aufnehmen zu können, ist gering, weil kaum neue Nervenzellen gebildet wurden. Das bedeutet, dass Sie nur noch eingeschränkt oder gar nicht mehr in der Lage sind, situationsgerecht zu urteilen und zu handeln.

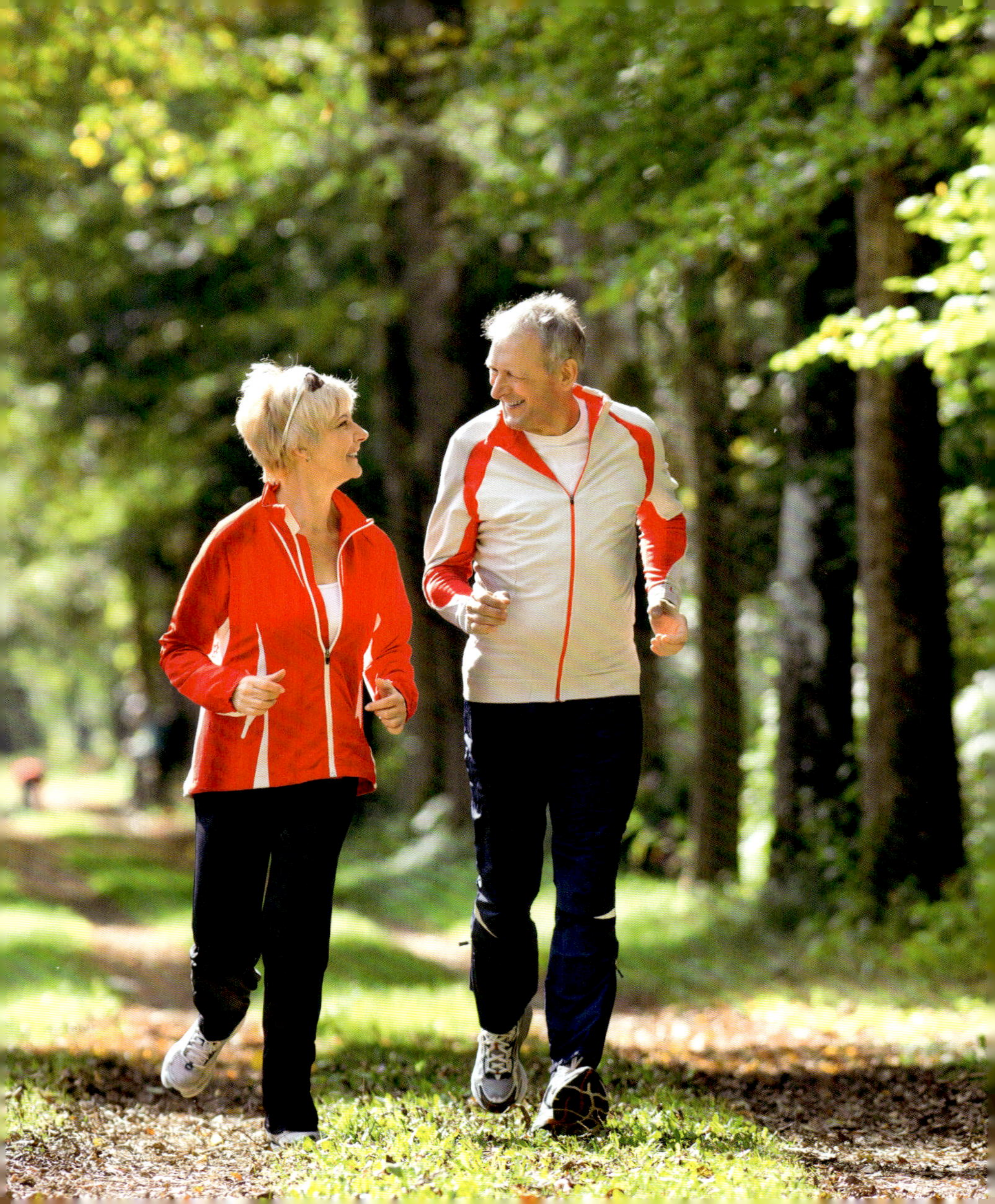

Neurogenese – der Schlüssel zu einem großartigen Leben

Die Neugier hält mich lebendig – das Interesse an dem, was die Begrenzung meiner Erfahrungen sprengt. Sie läßt mich wachsen, indem sie mich an meine Grenze bringt und darüber hinaus sehen und gehen läßt. Denken, was undenkbar ist, erfahren, was unfaßbar erscheint – bis aus der Fülle der Möglichkeiten sich ein neues Bild der Wirklichkeit ergibt … Was immer du tun und erträumen kannst, du kannst damit beginnen. In der Kühnheit wohnen Schöpferkraft, Stärke und Zauber.

– Johann Wolfgang von Goethe

Goethe wusste, wovon er sprach. Seine Wissbegier machte ihn zum Dichter, Naturforscher und Politiker. Trotz seiner körperlichen Krankheiten und Depressionen war Goethe kreativ bis ins hohe Alter. In *Dichtung und Wahrheit* schrieb er, dass die menschliche Natur ihre eigene Zähigkeit besitzt. Seine eigene Zähigkeit entsprang einer unersättlichen Neugier auf das Leben und seinem Willen, aktiv zu bleiben.

Müssen wir wie Goethe sein, um ein großartiges Leben zu führen? Seien Sie beruhigt. Sie müssen kein Genie sein und brauchen noch nicht einmal besondere Begabungen (wobei jeder Mensch besondere Begabungen hat, er muss sie nur entdecken). Der Schlüssel liegt in der Offenheit für das Leben selbst und dessen Angebote, in der Neugier auf das, was man noch nicht kennt und weiß sowie in der Bereitschaft, sich geistig, seelisch und körperlich zu bewegen. Wenn Sie auf diese Weise leben, können Sie sich auch mal entspannt zurücklehnen und nichts tun, oder einfach nur das, was Ih-

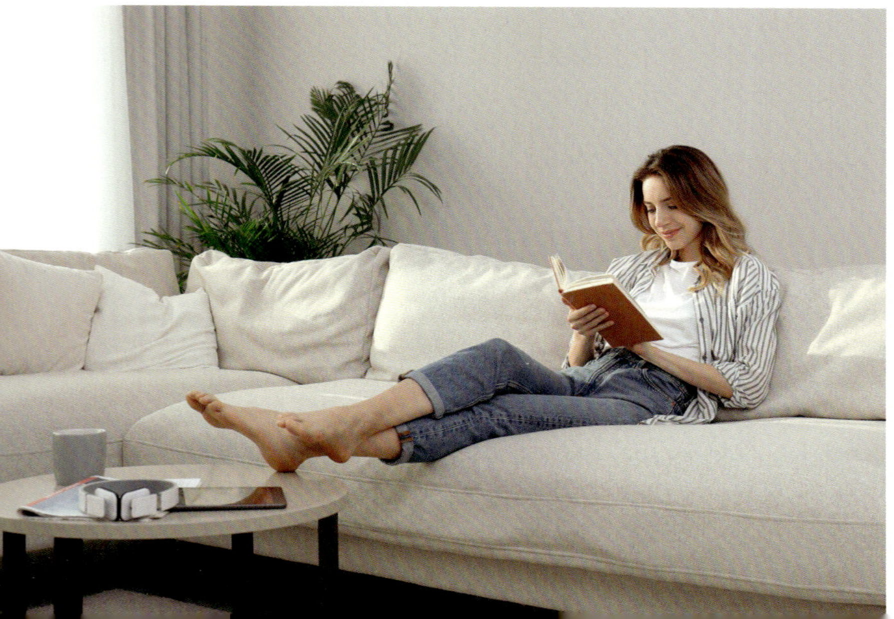

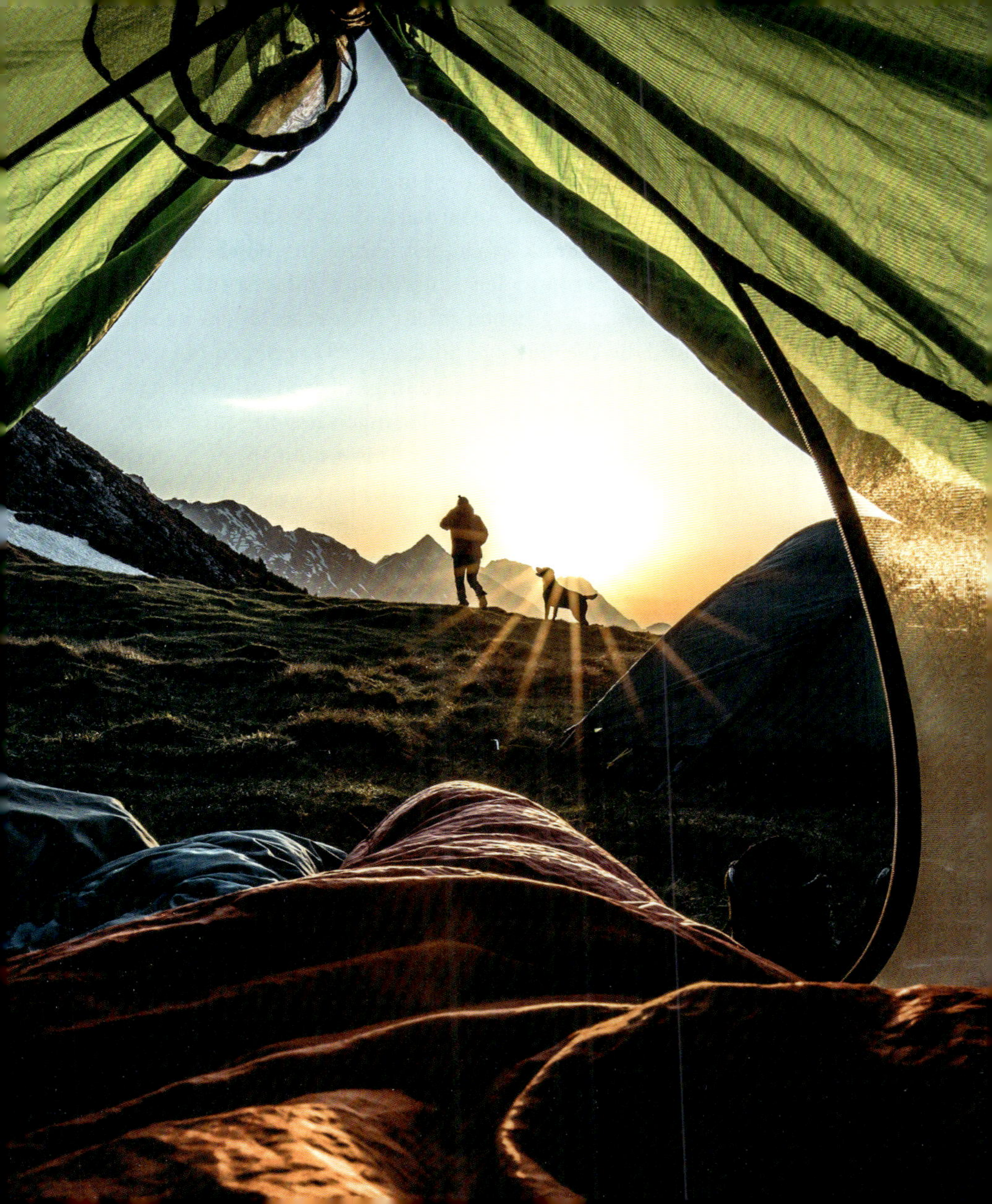

nen gewohnheitsmäßig leicht von der Hand geht. Auch Ihr Gehirn folgt dem Prinzip des Ein- und Ausatmens, dem Wechsel zwischen Bewegung und Ruhe. Dank einer gehirngerechten Lebensweise werden Sie sich wacher und leistungsfähiger fühlen, mit mehr Leichtigkeit durch den Tag gehen, mehr Freude an allem haben, kreativer sein und die Welt farbiger und intensiver erleben. Sie werden feststellen, dass Ihre Anpassungsfähigkeit und Widerstandskraft im Umgang mit den Herausforderungen des Lebens wächst und Sie bessere Entscheidungen treffen. Das erhöht Ihre Chancen auf Erfolg. Geben Sie Ihrem Gehirn genügend von dem, was es am liebsten mag: vielseitige Anregungen auch mit kleinen Dingen; und gönnen Sie ihm Stille und Ruhepausen, um sich zu regenerieren. Beides sorgt dafür, dass Ihr wunderbares, plastisches Gehirn sich immer wieder erneuert und vernetzt. Das ist dann auch noch im Alter von 90 Jahren möglich. Durch die Neuvernetzungen entstehen frische Gedanken, Gefühle, Motivationen und Fähigkeiten. Wenn Sie aufgehen in dem, was Sie tun, erleben Sie mehr als Spaß oder Freude, Sie befinden sich im Flow, einem Glücksgefühl der völligen Vertiefung in Ihre Tätigkeit. Flow kann sich entwickeln, auch bei Tätigkeiten, die Sie vielleicht anfangs nicht gern gemacht haben. Jogger beispielsweise können den Flow erleben, auch wenn sie mit wenig Begeisterung damit begonnen haben. Mit der Zeit und durch Übung schüttet der Körper Glückshormone aus, die sogar eine Euphorie auslösen können. Runner's High nennt man diese Erfahrung. Die Läufer haben den Eindruck, unendlich lang weiterlaufen zu können. Im Gehirn leuchten dann die aktiven Synapsen – ein wunderschönes Bild. Synapsen sind Kontaktstellen

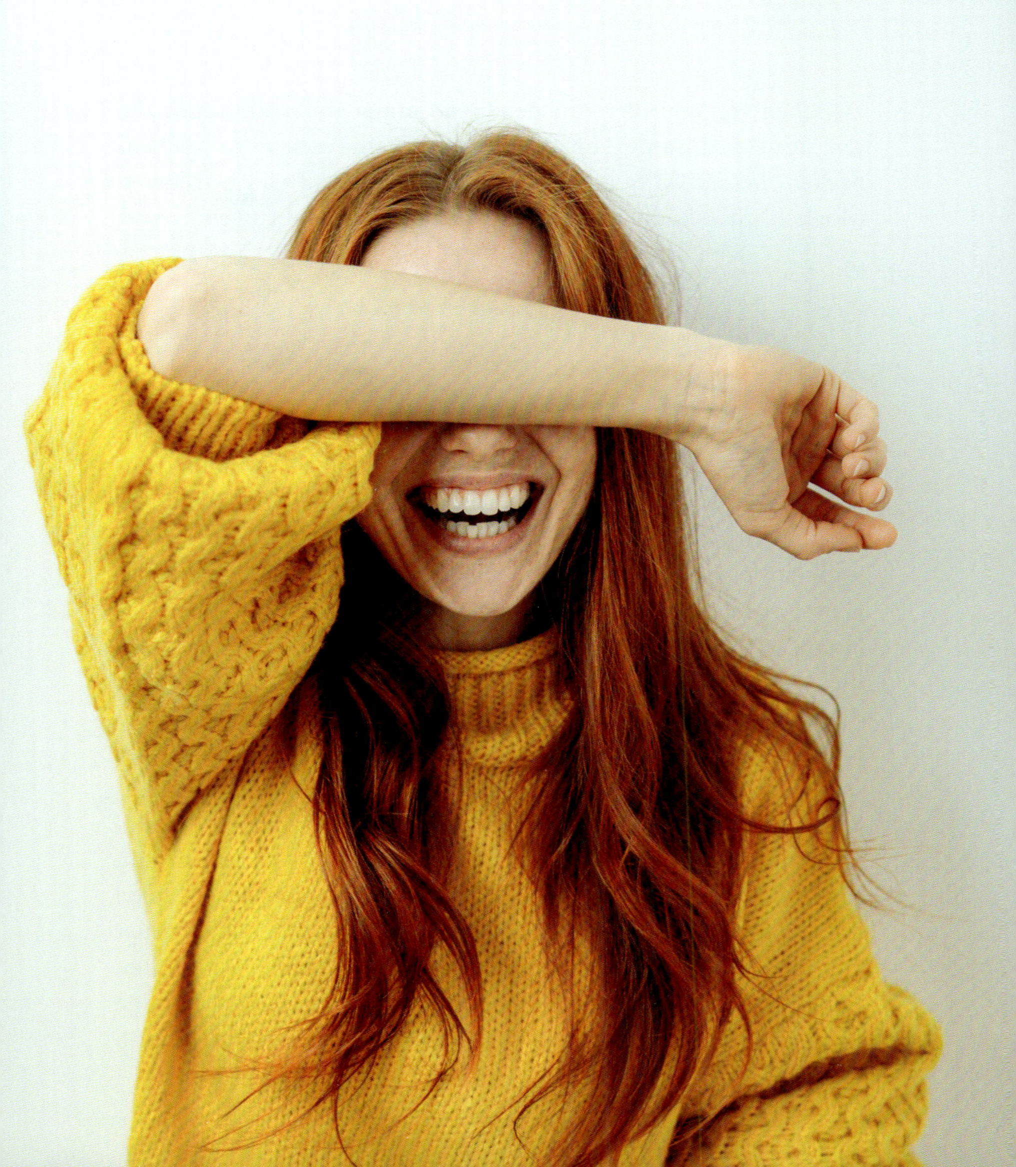

zwischen Nervenzellen, an denen sie miteinander kommunizieren, um gemeinsame Aufgaben auszuführen. Auch beim Kuchenbacken, Lesen, während einer Unterhaltung und vielen weiteren Möglichkeiten können Sie Ihr Hirn zum Leuchten bringen.

Neurogenese ist Anti-Aging fürs Gehirn

Würden Sie gern jünger sein als Sie es in Jahren sind? Mit gesunden Lebensgewohnheiten, guter Ernährung und bestimmten Nahrungsergänzungsmitteln ist das gar nicht so schwierig. Wichtiger als die Jahre, die Sie gelebt haben, ist Ihr biologisches Alter. Wissenschaftler haben vor Kurzem entdeckt, dass unsere Organe und Gewebe unterschiedlich schnell altern und Auskunft über das biologische Alter geben. Wenn beispielweise das Herz jünger ist als dies normalerweise in Ihrer Altersgruppe der Fall ist, wirkt sich dieser Zustand positiv auf die Gesamtverfassung aus.[13] Ein Schwerpunkt der Untersuchungen galt dem biologischen Altern des menschlichen Gehirns.[14] Das biologische Alter des Gehirns beeinflusste die Entstehung chronischer Erkrankungen und die Lebenserwartung.[15] Alles, was die Neurogenese und den Wachstumsfaktor BDNF (engl.: *Brain-Derived Neurotrophic Factor,* siehe Kapitel »BDNF-Wachstumsfaktor – Geburtshelfer und Beschützer neuer Gehirnzellen«, Seite 176) anregt, verbessert das biologische Alter. Ein ungesunder Lebensstil hinterlässt schon bei Pubertierenden Spuren und beschleunigt das biologische Altern bereits zu Beginn

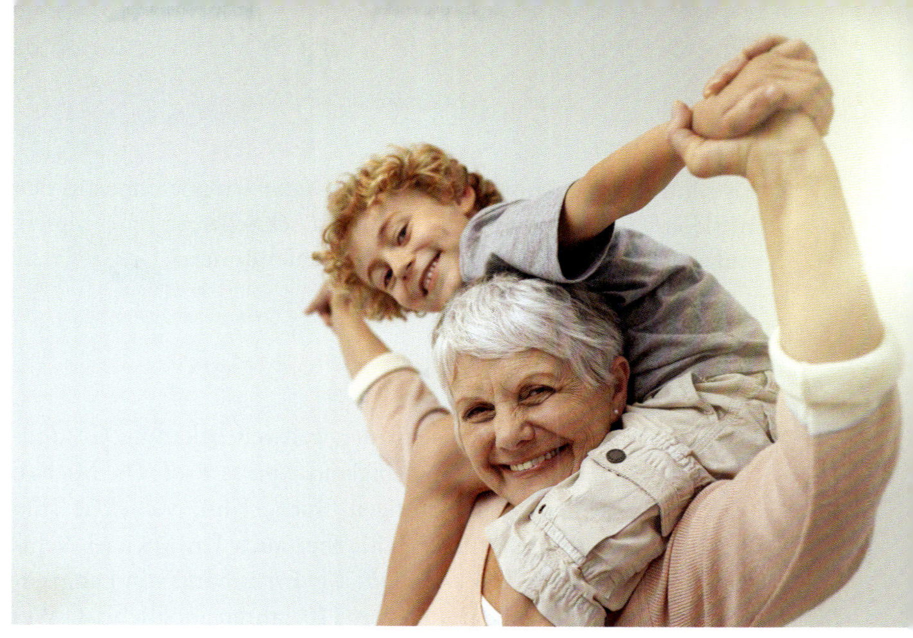

des Erwachsenenlebens.[16] Die Neurogenese ist zudem Anti-Aging für unsere Psyche. Eine zu geringe Neurogenese bedeutet weniger Lebensfreude, eine geringere Stressresistenz und löst Angst vor allem Neuen aus.

Der Hippocampus schrumpft in den mittleren Lebensjahren

2019 erschien eine Studie, die sich mit dem Wachstum (oder Schrumpfen) des Hippocampus im Laufe des Lebens befasste. 19700 Menschen wurden aus der UK-Biodatenbank ausgewählt und altersabhängig auf ihr Hippocampuswachstum untersucht.

Als zentrales Ergebnis kam heraus, dass der Hippocampus in den mittleren Lebensjahren beginnt, immer schneller zu schrumpfen, und zwar bei den Frauen mehr als bei den Männern.[17]

Können wir 150 Jahre alt werden?

Diese provozierende Frage stellt der weltweit bekannte Gesundheits-, Ernährungs- und Langlebigkeitsexperte Prof. Dr. Michail Tombak in seinem gleichnamigen Buch. Nun, vielleicht sind 150 Jahre eine sehr stattliche Zahl, aber auch Dr. Michael Nehls zeigt in seinem Buch *Das erschöpfte Gehirn* anhand von Langzeitstudien,[18] dass ein Lebensalter von 120 Jahren möglich ist. Wer viele Jahre seines Lebens effektiv trainiert hat, und zwar vor allem im Kardiobereich (Herz-Kreislauf-Training), hat beste Aussichten auf ein langes und gesundes Leben. Selbst 50-Jährige, die über viele Jahre körperlich kaum etwas gemacht haben, können das in ihnen liegende Potenzial für ein langes Leben wecken, wenn sie anfangen, sich wirklich zu bewegen. Die geistige Fitness bleibt erhalten, denn das Training bringt die Neurogenese und die Heilungsprozesse in Schwung.

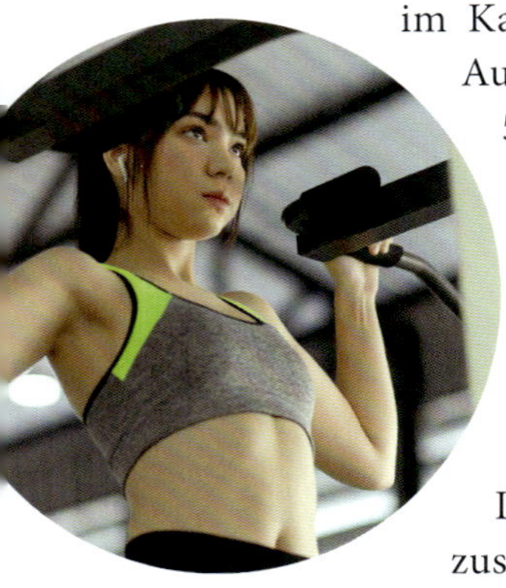

Langlebigkeit hängt mit der Länge der Telomere zusammen, die sich als Schutzkappen an den Enden der Chromosomen befinden. Sie werden bei jeder Zellteilung etwas kürzer, deshalb verlängert alles, was die Telomere erhält, das Leben der Zellen und damit des Menschen. Lange ging man davon aus, dass nur das Enzym Telomerase die Telomere wiederherstellen kann. Inzwischen ist belegt, dass auch Körperzellen dazu in der Lage sind, wenn genügend körperliche Bewegung stattfindet.[19] Deshalb der Rat für Menschen, die beispielsweise viele Stunden am Schreibtisch verbringen: Stehen Sie immer wieder auf!

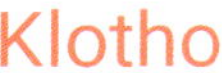

Klotho
– der Langlebigkeitsfaktor

Rhesusaffen sind keine Menschen, und doch gibt es viele biologische Ähnlichkeiten, die sie für auf Menschen übertragbare Studien geeignet machen. Als alternde Rhesusaffen während einer aktuellen Studie das Protein Klotho bekamen, verbesserten sich ihre geistigen Leistungen, und zwar schon nach einer Gabe für einen Zeitraum von 2 Wochen. Klotho wird vom Körper selbst hergestellt, die Produktion nimmt jedoch mit den Jahren ab. Zusätzliche Klothogaben können daher ein aussichtsreicher Therapieansatz gegen geistigen Abbau und Gedächtnisverlust sein.[20]

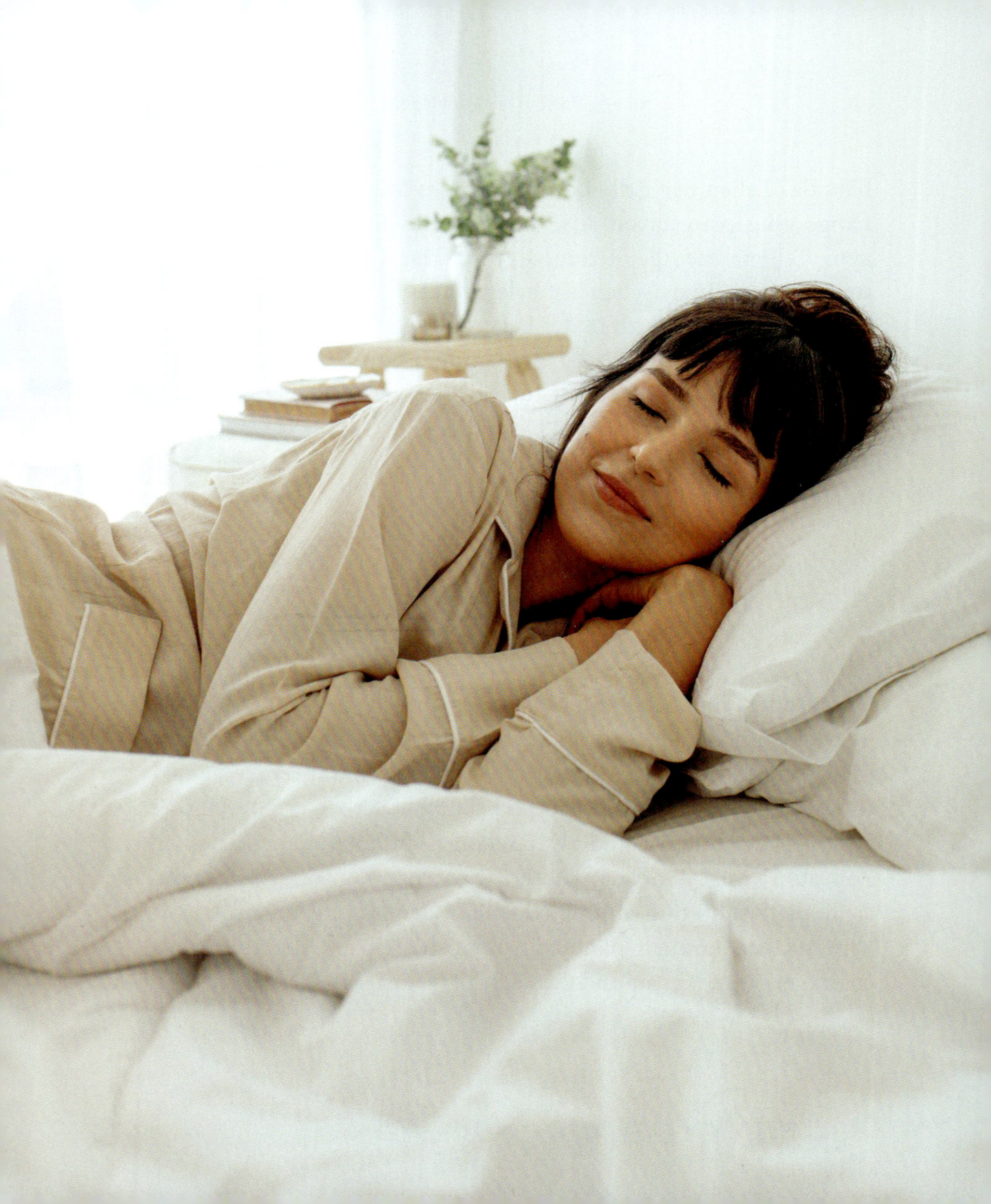

Schlaf – die wichtigste Zeit für die Neurogenese

Eintauchen
in eine geheimnisvolle Welt

> *Der Schlaf ist für den ganzen Menschen, was das Aufziehen für die Uhr.*
>
> – Arthur Schopenhauer

Im Schlaf erholen sich Körper, Geist und Psyche. Im Gehirn laufen lebenswichtige Prozesse ab, die es reinigen, regenerieren und wieder fit für neue Leistungen machen. Das Gelernte und Erlebte wird im Schlaf verarbeitet und an die Großhirnrinde weitergeleitet, wo es dauerhaft gespeichert wird. Es ist die Zeit der Neurogenese, wenn neue Nervenverbindungen geschaffen werden, die unsere mentale Leistung auffrischen und erweitern. Auch das Immunsystem, das tagsüber auf Hochtouren läuft, wird im Schlaf regeneriert, zudem finden wichtige Stoffwechselprozesse statt. Schlafentzug lässt das Gehirn altern, doch die gute Nachricht ist: Mit der richtigen Lebensweise und einem wiedergewonnenen Nachtschlaf lässt sich vieles wieder erneuern.

Trotz zahlloser Studien bleibt der Schlaf ein Geheimnis. Die Wissenschaft definiert den Schlaf über sein spezifisches Muster an Gehirnwellen und anderen Abläufen im Körper, die nur in dieser Zeit stattfinden. Während man früher glaubte, Schlaf sei ein passiver Zustand, wissen wir heute, dass in dieser Zeit zahlreiche Prozesse ablaufen, bei denen die Ereignisse des Tages verarbeitet und sowohl Körper als auch Gehirn gereinigt werden. Im Schlaf erholen wir uns und tanken Energie auf allen Ebenen. Jeder weiß, wie es sich anfühlt, wenn uns Schlaf fehlt. Nicht nur der Körper ist schwach und weniger leistungsfähig, auch die Konzentrationsfähigkeit und alle Denkvorgänge leiden, ebenso die Stimmung. Schlafstörungen sind weitverbreitet. Nach Angaben der Deutschen Gesellschaft für

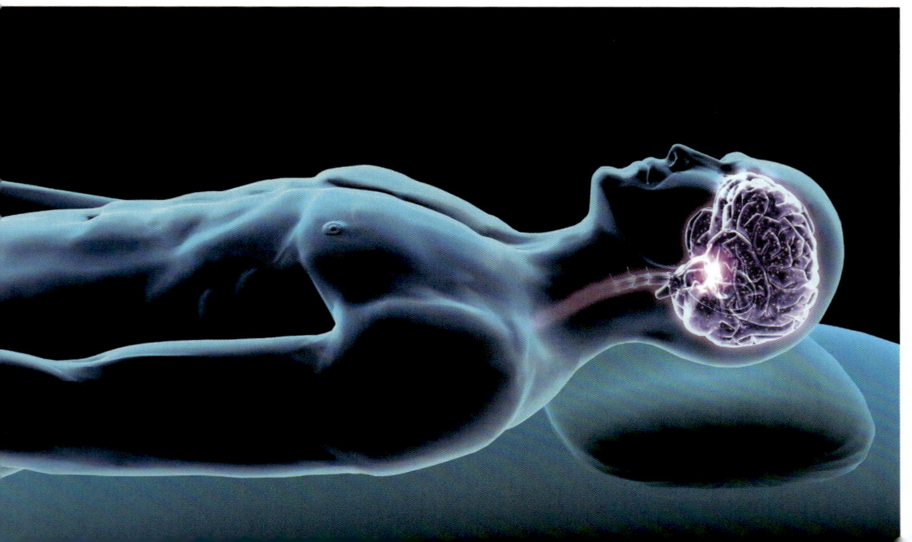

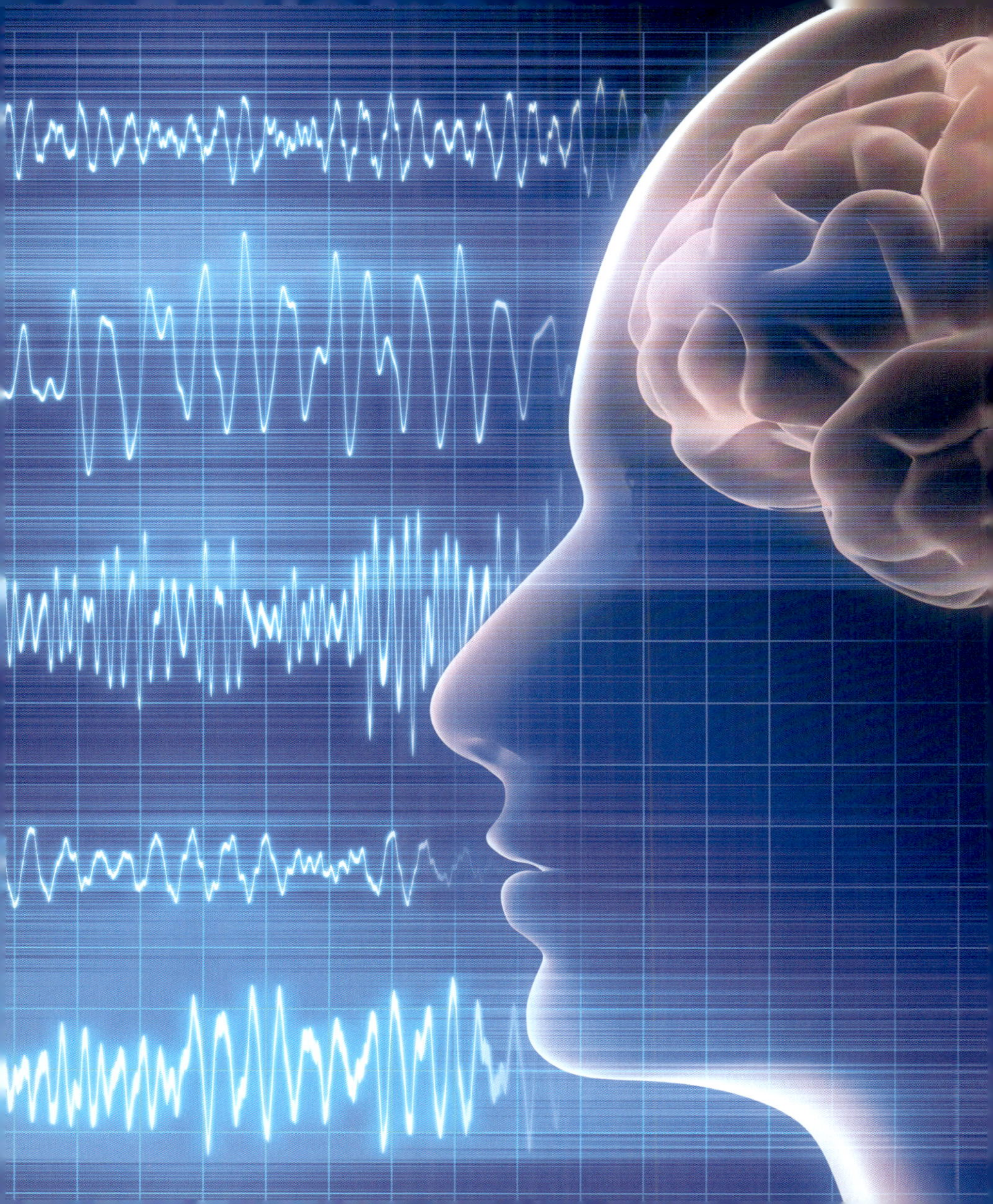

Schlafforschung und Schlafmedizin (DGSM) haben 20–30 Prozent der Bundesbürger gelegentlich Schlafstörungen. Etwa 6 Prozent (rund 4,8 Millionen Menschen) leiden unter chronischen Schlafstörungen, 38 Prozent schlafen nur 4–6 Stunden und 49 Prozent kommen auf die empfohlenen 7–8 Stunden.[21] Schlafexperten sprechen von einer Schlafstörung, wenn man länger als 4 Wochen mindestens dreimal pro Woche schlecht schläft und wenn sich der fehlende Schlaf negativ auf den Alltag auswirkt. Unter den in diesem Buch angegebenen Naturheilmitteln, die Ihr Gehirn und die Neurogenese unterstützen, sind auch Mittel, die den Schlaf verbessern.

Upload in den Neokortex und Neurogenese im Schlaf

Im Schlaf entsteht unser Gedächtnis. Der Hippocampus und die Großhirnrinde kommunizieren eifrig miteinander, und der Hippocampus erzählt dem Neokortex geduldig immer wieder, was am Tag erlebt, gelernt und getan wurde, bis alles gespeichert ist. Mit Dingen, die ihm bedeutungslos erscheinen, gibt sich der Hippocampus nicht ab. Nur berührende, intensiv erlebte und oft auch mit Bildern aufgeladene Inhalte werden hinübertransportiert und abgelegt. Damit das Ganze auch wieder abgerufen werden kann, legt der Hippocampus »Adressen« an, ein Suchsystem für die gespeicherten Informationen. Für diese »Adresskartei« nutzt er die Fragen »Wo ist etwas geschehen?« und »Wann ist es geschehen?« Der Neokortex sortiert seine Einträge dagegen nach den Fragen:

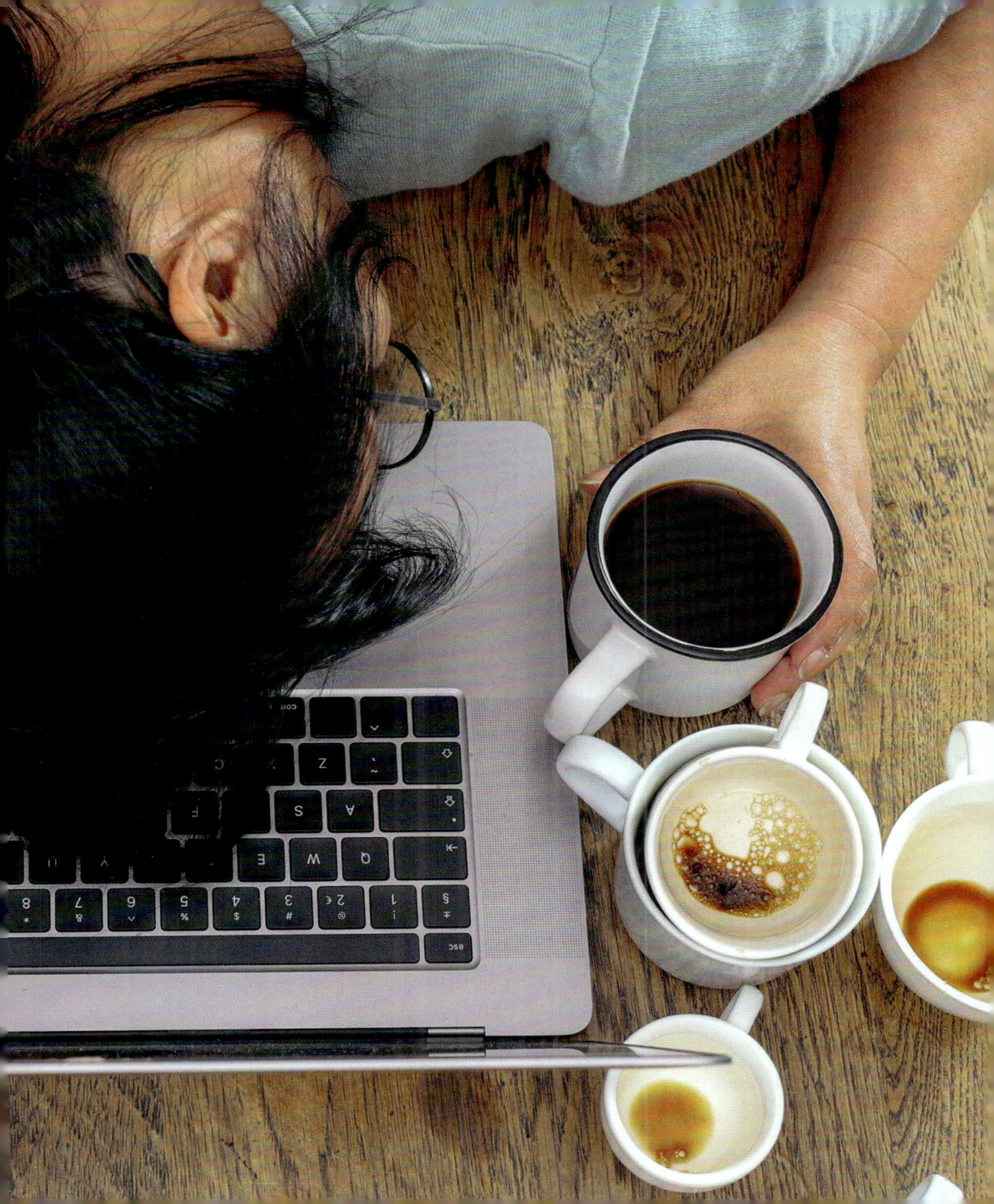

»Was ist geschehen?« und »Wie ist es geschehen?« Hippocampus und Neokortex arbeiten zusammen, um unser Gedächtnis aufzubauen. Dabei ist die Wiederholung entscheidend. Nur wenn uns etwas sehr stark beeindruckt hat, genügt ein einmaliger Transfer, wie es bei manchen Erlebnissen der Fall ist, an die wir uns auch nach Jahren noch erinnern. Ansonsten gilt: Je häufiger wir Gelerntes wiederholen beziehungsweise Ähnliches erleben, desto besser erinnern wir uns. Daher das Sprichwort: »Übung macht den Meister.«

Gut schlafen
– eine Frage des natürlichen Rhythmus

1959 gab der US-amerikanische Wissenschaftler Dr. Franz Halberg dem Rhythmus, der unser Leben am stärksten prägt, einen Namen: Tag-Nacht-Rhythmus. Er nannte ihn »circadian« von lateinisch *circa* (dt.: ungefähr) und *dies* (dt.: Tag), und begründete die moderne Chronobiologie. Der zirkadiane Rhythmus, wie er auf Deutsch heißt, erstreckt sich über ungefähr 24 Stunden und beeinflusst alles Leben auf der Erde.

Der Tagesrhythmus hat für unser Wohlbefinden die größte Bedeutung. Unsere Befindlichkeiten und Bedürfnisse wechseln innerhalb von 24 Stunden, und die Frage, inwieweit wir ihnen folgen oder sie übergehen, hat einen großen Einfluss auf unsere Gesundheit, das Stressniveau, die geistige und körperliche Leistungsfähigkeit sowie die Entwicklung von Krankheiten. Viele unserer modernen Lebensgewohnheiten stören die natürlichen Rhythmen. Leistungs-

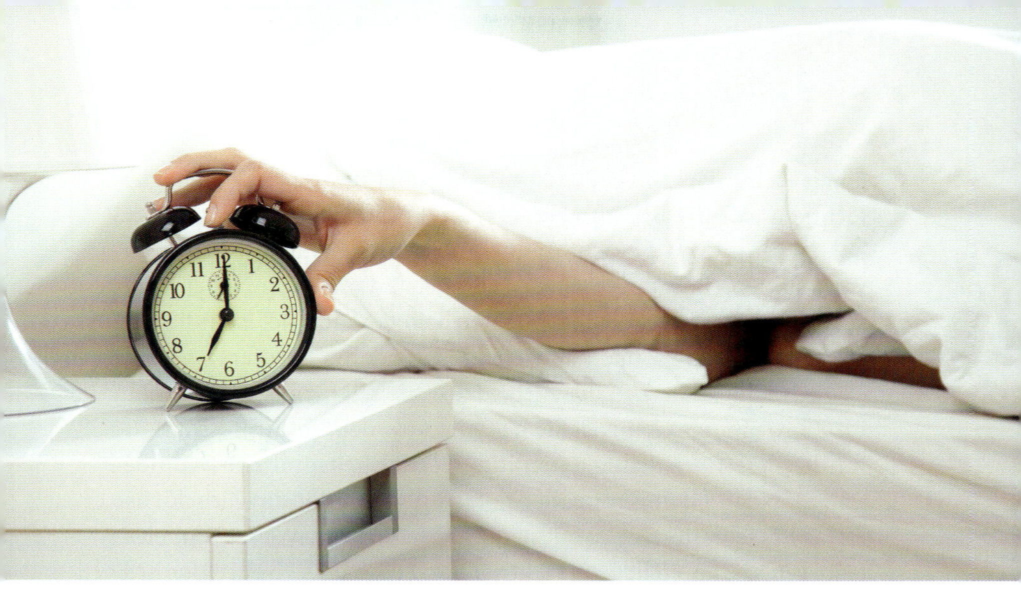

ziele verleihen uns zwar die Kraft, die biologischen Rhythmen zu überwinden, was aber bedeutet, dass wir gegen unseren Körper und unsere Kräfte arbeiten. In der Nacht lange aufzubleiben und stattdessen am Tag zu schlafen, Schichtarbeit mit einem wechselnden Rhythmus zwischen Tag- und Nachtarbeit, unregelmäßiges Essen und das häufige Übergehen von Ruhebedürfnissen – all das wird mit verschiedenen Krankheiten in Verbindung gebracht. Schlafforscher Professor Moser geht davon aus, dass Störungen der inneren Uhr mitverantwortlich für das Burn-out-Syndrom sind. Häufige Reisen in andere Zeitzonen, wie das bei Flugpersonal der Fall ist, stellen ebenfalls eine große Belastung für unseren natürlichen Tag-Nacht-Rhythmus dar.

Neuere Forschungsergebnisse belegen, dass ein gestörter chronobiologischer Rhythmus das Risiko für eine Krebserkrankung oder einen Herzinfarkt in die Höhe treibt.[22] Bei finnischen Flugbegleiterinnen war die Brustkrebsrate nach 14 Arbeitsjahren doppelt so hoch wie die von Frauen, die kein derartiges Flugpensum absolviert hatten. Bösartiger Hautkrebs (Melanome) waren bei dänischen Frauen, die in Nachtschicht arbeiteten, und bei isländischen Verkehrspiloten 25-mal häufiger als bei anderen Berufen.

Die Nacht ist die Zeit der Zirbeldrüse, dem winzig kleinen Organ im Zentrum des Gehirns. Sie hat einen immensen Einfluss auf die intuitiv-kreativen Fähigkeiten, die Gesundheit und das Wohlbefinden. Noch heute, trotz aller Forschung, umgibt die Zirbeldrüse etwas Rätselhaftes. Sie reagiert auf die Schumann-Wellen, auf elektromagnetische Wellen, die achtmal pro Sekunde zwischen der Erd-

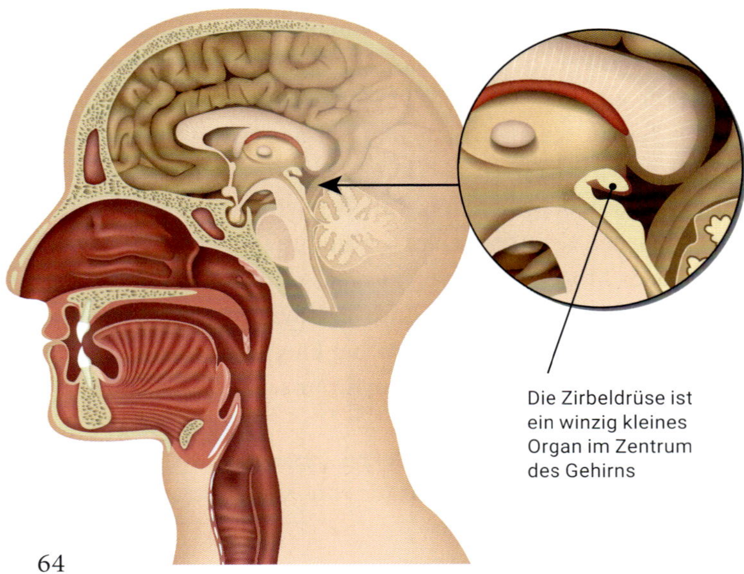

Die Zirbeldrüse ist ein winzig kleines Organ im Zentrum des Gehirns

oberfläche und der Ionosphäre um die Erde laufen, und ist der Sitz unserer Vorahnung. Für frühere Kulturen war die Zirbeldrüse ein Ort der Verehrung. Heute weiß man, dass sie in der Nacht das Schlafhormon Melatonin ausschüttet, das als Botenstoff zahlreiche entscheidende Aufgaben für die Regeneration übernimmt und die Weichen für ein erholtes Aufwachen am Morgen stellt. Es lohnt, sich intensiver mit der Zirbeldrüse zu befassen. Sie ist unabdingbar mit einem leistungsstarken Gehirn verbunden und lehrt, warum es so wichtig ist, im natürlichen 24-Stunden-Takt zu leben.

Der Schlaf durchläuft vier Stadien

Schlaf ist kein einheitlicher Vorgang. Im Laufe der Nacht durchläuft man verschiedene Stadien. Phase 1 ist das Einschlafstadium, das im Normalfall 1–5 Minuten dauert. In dieser Zeit kommt es manchmal zu kurzen, plötzlichen Zuckungen der Muskeln. In Phase 2 entspannen wir uns immer mehr, die Körpertemperatur sinkt ab, Atmung und Herzfrequenz verlangsamen sich. Die Gehirnwellen zeigen ein neues Muster, die Augenbewegungen hören auf. Diese Phase dauert etwa 10–25 Minuten und kann bei mehrmaligem Einschlafen länger werden. Phase 3 ist das Tiefschlafstadium, das für das Gehirn besonders wichtig ist. Muskelspannung, Atemfrequenz und Herzschlag nehmen weiter ab und die Entspannung nimmt zu. Jetzt weist das Gehirn ein charakteristisches Muster von Delta-Wellen auf. Der Tiefschlaf ist entscheidend für die körperliche Erholung, die Heilung, die Stärkung des Immunsystems sowie das Wachstum bei Kindern. In der ersten Hälfte der Nacht verbringen wir die meiste Zeit im Tiefschlaf, wobei jede Tiefschlafsequenz 20–40 Minuten dauert. Danach werden die Tiefschlafphasen kürzer und wir verbringen mehr Zeit im REM-Schlaf. Schlafstadium 4 ist der REM-Schlaf. Er wird wegen der kurzen, schnellen Augenbewegungen so genannt: *Rapid Eye Movement,* REM. Die Gehirnaktivität nimmt wieder zu und ähnelt der im Wachzustand. Im REM-Schlaf träumen wir intensiver als in den anderen Phasen. Schlafforscher gehen davon aus, dass der REM-Schlaf wichtig für das Lernen, das Gedächtnis und die Kreativität ist. Wenn die im Tief- oder REM-Schlaf verbrachte Zeit längerfristig nicht ausreicht, können sich ernst zu nehmende Folgen für die körperliche, geistige und seelische Gesundheit entwickeln.

Tief schlafen – erholt aufwachen

Unter den vier Schlafstadien hat der Tiefschlaf eine besondere Bedeutung. In dieser Phase treten die langsamen Gehirnwellen auf, weshalb man ihn auch Slow-Wave-Schlaf oder Langsamschlaf nennt. Wir brauchen den Tiefschlaf, um Gelerntes und Erlebtes zu verarbeiten und unsere Erinnerungen zu festigen. In dieser Zeit werden Erinnerungen vom Hippocampus in den Neokortex hochgeladen. Das Gehirn bekommt Zeit, um sich zu erholen. Nur im Tiefschlaf gibt es eine Pause für den Hippocampus, der ansonsten unaufhörlich neue Erinnerungen abspeichert. Und nur in dieser Zeit können neue Nervenzellen gebildet werden, die für

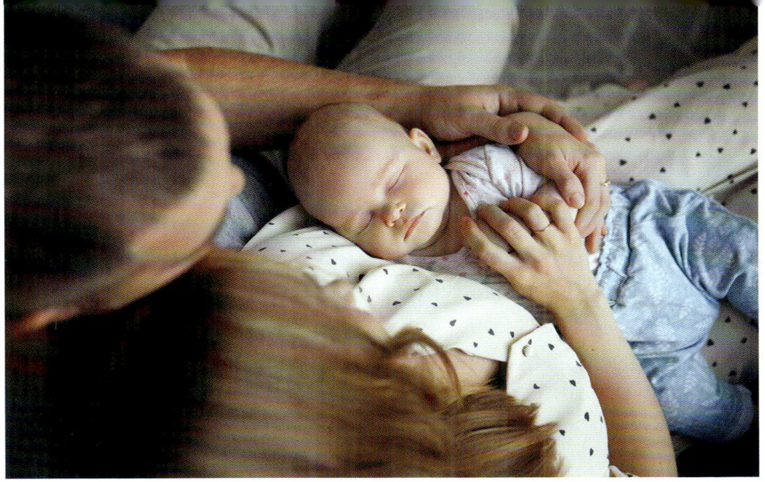

das Wachsen und Erneuern des Hippocampus und unsere geistige Leistungsfähigkeit gebraucht werden – der Tiefschlaf ist die Zeit der Neurogenese. Die intensivste glymphatische Reinigung (siehe Seite 69 »Das glymphatische System – weg mit dem Müll und Platz für Neues«) findet im Tiefschlaf statt, weshalb wir einen gesunden Ausgleichsmechanismus haben, wenn die Tiefschlafzeit zu kurz ist: Nach einem Schlafentzug verbringen wir mehr Zeit im Tiefschlaf und wir schlafen besonders tief.

Wie sich die Gehirnchemie
für einen guten Nachtschlaf verändert

Am Abend wird das Stresshormon Cortisol herunterreguliert, sodass es die Neurogenese nicht behindern kann. Stattdessen wird Melatonin ausgeschüttet, das den Tiefschlaf einleitet und die Neurogenese aktiviert. Das Wachstumshormon (Somatropin) wird zu

Beginn des Nachtschlafs freigesetzt und regt ebenfalls die Bildung neuer Nervenzellen an. Anders als Melatonin wird Somatropin auch über den Tag verteilt ausgeschüttet. Die höchste Ausschüttung findet nach der Tiefschlafphase statt. Zu den Ursachen für Schlafstörungen zählen auch ein anhaltend hoher Cortisolspiegel und eine zu geringe Ausschüttung von Melatonin und Somatropin.

Tiefschlaf
– für ältere Menschen besonders wichtig

Mit den Jahren nimmt die Gehirnleistung bei den meisten Menschen ab. Das hat mit der Schlafqualität zu tun – Sünden im Lebensstil kommen häufig dazu. Vor allem das Gedächtnis wird schlechter, das zeigte eine 2013 in *Nature Neuroscience* veröffentlichte Studie. Achtzehn gesunde junge Erwachsene (18–25 Jahre) und fünfzehn gesunde ältere Erwachsene (61–81 Jahre) lernten 120 Wortpaare auswendig und wurden vor dem Schlafen und dann wieder nach 8 Stunden Schlaf getestet. Die älteren Erwachsenen konnten sich deutlich schlechter erinnern und wiesen auch eine viel geringere Aktivität der langsamen Gehirnwellen auf, die im Tiefschlaf auftreten und den Transport von Erinnerungen aus dem Hippocampus in den Neokortex übernehmen. Wenn weniger langsame Wellen entstehen, also weniger Tiefschlaf stattfindet, kann das

Gehirn bei Gedächtnisaufgaben weniger Informationen aus dem Langzeitgedächtnis abrufen und muss sie stattdessen vor allem aus dem Hippocampus beziehen. Der Hippocampus ist jedoch nur für die tägliche Speicherung im Kurzzeitgedächtnis zuständig. Seine Aufnahmekapazität ist beschränkt und er kann nur so viel aufnehmen, wie seine im Tiefschlaf durch die Neurogenese entstandene Größe zulässt.[23] Tiefschlaf brauchen wir in jedem Alter, doch für ältere Menschen ist er besonders wichtig.

Das glymphatische System
– weg mit dem Müll und Platz für Neues

In unserem Gehirn laufen ständig hochintensive Stoffwechselvorgänge ab, bei denen eine große Menge an Abfallstoffen anfällt. Zellschädigende freie Radikale, Zelltrümmer und entartete Zellen, aber auch Schadstoffe müssen entsorgt werden. Zwei Lymphsysteme übernehmen die lebenswichtige Reinigung: Das lymphatische System reinigt den gesamten Körper außerhalb des Gehirns. Es kann nicht ins Gehirn vordringen, da dieses ein geschlossenes System ist, das geschützt hinter der Blut-Hirn-Schranke liegt. Es hat deshalb seine eigene Abfallentsorgung, das glymphatische System, das erst vor wenigen Jahren entdeckt wurde. Eine Kopenhagener Forschergruppe bildete den Begriff aus »lymphatisches System« und »Gliazellen« und führte ihn 2012 ein. Ihre wissenschaftliche Arbeit dazu nannten sie: »Schlaf ist der Motor für den Abtransport von Stoffwechselprodukten aus dem erwachsenen Gehirn.«[24] Dabei spielen die Gliazellen (die Stützzellen des Nervengewebes) eine zentrale Rolle, indem sie die in Hirnwasser (Liquor) gelösten Abfallstoffe aus dem Gehirn pumpen. Alles, was nicht direkt im Gehirn durch zellulären Abbau oder durch einen Abtransport über die Blut-Hirn-Schranke beseitigt werden kann, wird über das glymphatische System ins Hirnwasser und damit über die Lymphgefäße ins Blut abgegeben. Außerdem hat das glymphatische System die wichtige Aufgabe, bei der Verteilung von Stoffen wie Glukose (Zucker), Lipiden (Fette), Aminosäuren und von Neurotransmittern mitzuwirken.

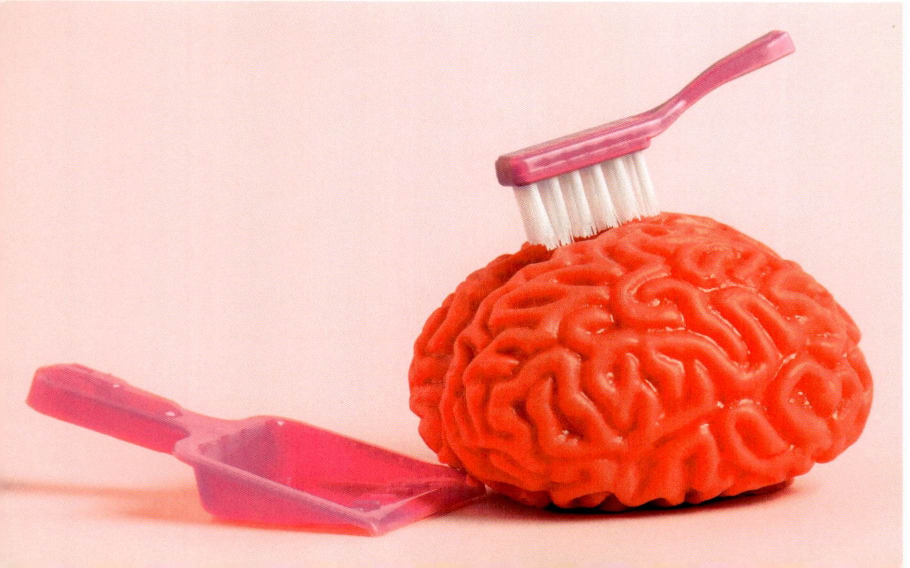

Im Wachzustand ist das glymphatische System weitgehend inaktiv, was bedeutet, dass die säubernde Dusche bei Schlafmangel ausbleibt. Stattdessen werden Abfallstoffe angehäuft. Eine mangelnde Reinigung schädigt das Gehirn auf Dauer und wird mit Krankheiten wie Alzheimer und Parkinson in Verbindung gebracht. Die Reinigung braucht ihre Zeit – für ein optimales Ergebnis sind das 7–8 Stunden Schlaf. Dabei wird Beta-Amyloid ausgeschwemmt, eine Peptidgruppe, die für die Übertragung von Informationen an Gehirnzellen unbedingt benötigt wird. In der Nacht muss das Gehirn jedoch davon gereinigt werden, da eine Anhäufung von Beta-Amyloid Ablagerungen im Hippocampus erzeugt, die auch bei Alzheimerpatienten zu finden sind.[25]

Was bei der Reinigung im Schlaf passiert

Die 2013 an Mäusen durchgeführte, bereits zitierte Studie zeigt, was im Schlaf mit den Gehirnzellen passiert: Sie verkleinern sich um etwa 60 Prozent! Dadurch entsteht mehr Platz zwischen den Zellen, sodass die Hirnflüssigkeit mehr Raum hat, um die Abfälle auszuspülen.[26] Wird zu wenig gespült, ist das Gehirn am nächsten Tag noch voller belastender Stoffe, die einen »dicken Kopf« verursachen. Sie kennen das: Die Welt ist anders, wenn Sie ausgeruht sind und genügend geschlafen haben. Dann müssen Sie nicht nach dem Schlüssel suchen, weil Sie sich nicht mehr erinnern, wo Sie ihn hingelegt haben. Und Sie wissen auch ohne nachzudenken, wie die

Person heißt, von der Sie berichten wollen. Sie haben spontan gute Ideen für den Tag und gehen entspannt an Ihr Tagewerk. Ist es nicht genau das, was wir uns alle wünschen? Dass nach der Reinigung nicht nur das Gehirn, sondern auch das Immunsystem weitaus besser funktioniert, ist ebenso erfreulich wie absolut notwendig.

Schlafentzug steigert die Aktivität der Astrozyten

Langfristiger Schlafentzug kann eine Überaktivität der Astrozyten hervorrufen. Astrozyten sind Zellen, die eine wesentliche Rolle bei der Reinigung und Regeneration des Gehirns spielen. Von diesen spezialisierten Stützzellen (Gliazellen) gibt es mehr als fünfmal so viele wie Nervenzellen im Gehirn (Neuronen). Astrozyten kontrollieren die Blut-Hirn-Schranke und stellen sicher, was zwischen Gehirn und Blutkreislauf übertreten darf und was nicht. Anders als Neuronen kommunizieren sie nicht über elektrische Signale, können aber sowohl untereinander als auch mit den Neuronen kommunizieren. Auch für den Schlaf sind sie wichtig, denn sie sind an der Regulierung des Schlaf-wach-Rhythmus beteiligt. Sie beeinflussen das Schlafbedürfnis und messen die Zeit des Wachseins. Bestimmte chemische Vorgänge führen dazu, dass die Aktivität der Neuronen nachlässt und das Bedürfnis nach Schlaf entsteht. Astrozyten, die durch Schlafentzug überaktiv sind, verringern die Schlaftiefe sowie die Schlafdauer und erschweren das Durchschlafen.

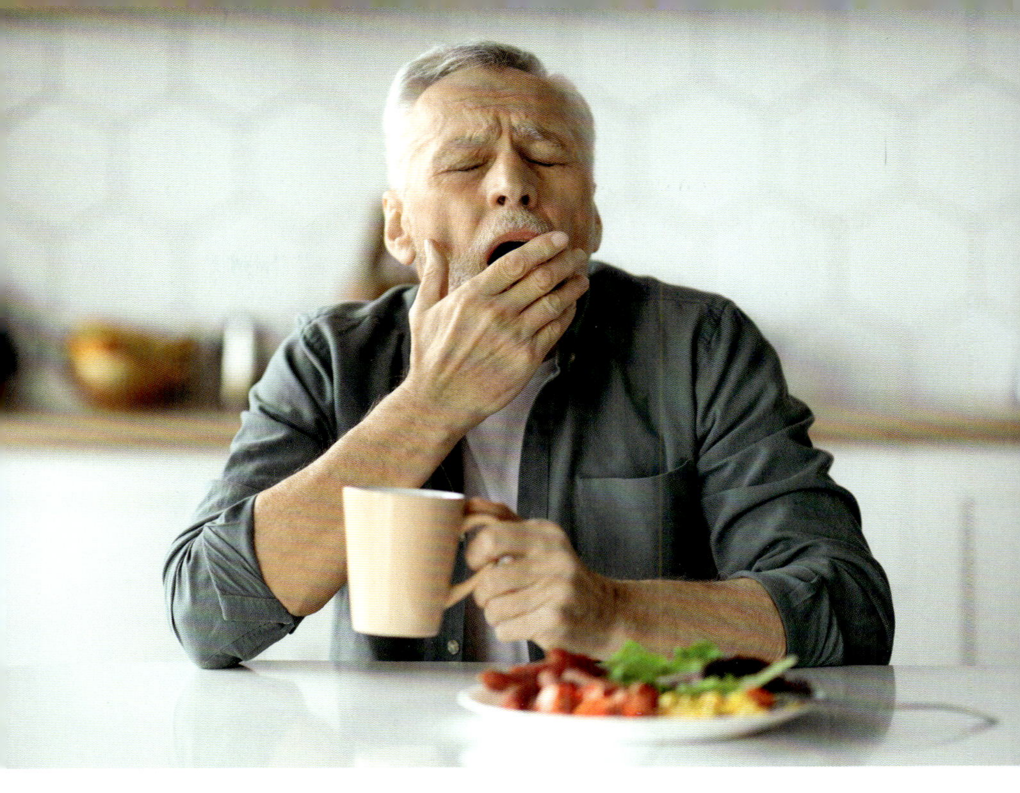

Anstatt das Gehirn nur von Schadstoffen und Zellmüll zu reinigen, können überaktive Astrozyten gesunde Synapsen im Gehirn zerstören, was ein höheres Risiko für Alzheimer und andere neurodegenerative Erkrankungen bedeutet. Stehen Sie also nicht hilflos daneben, wenn Sie langfristig nicht schlafen können. Viele Menschen versuchen, damit zurechtzukommen, weil die Chance auf einen besseren Nachtschlaf mit Änderungen in der Lebensweise verbunden ist, die sie nicht vornehmen wollen oder meinen, es nicht zu können.

Reinigung in der Nacht
– für das alternde Gehirn besonders wichtig

Die nächtliche Gehirndusche ist für das alternde Gehirn besonders wichtig. Studien kamen zu dem Ergebnis, dass die glymphatische Reinigung des Gehirns mit zunehmendem Alter abnimmt, wodurch sich das Risiko für neurodegenerative Erkrankungen wie Alzheimer und Demenz erhöht.[27] Die Forscher gehen davon aus, dass die Ansammlung toxischer Proteine wie Beta-Amyloid zumindest eine wichtige Ursache ist. Schlafmangel und eine entsprechend ungenügende Reinigung bereits in jungen Jahren schadet auf Dauer der Gehirnleistung und kann den Grundstein für neurodegenerative Erkrankungen und Schlaganfälle legen.

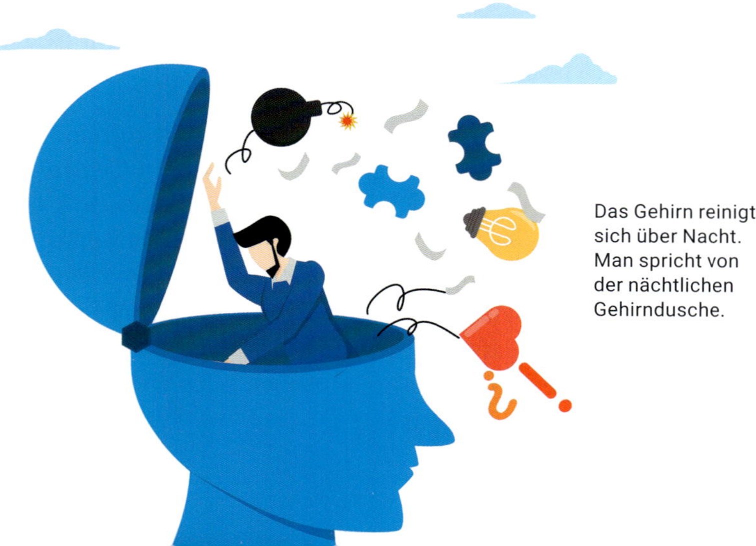

Das Gehirn reinigt sich über Nacht. Man spricht von der nächtlichen Gehirndusche.

Warum Sie über vieles noch einmal schlafen sollten

Kein Ratschlag ist immer und zu jeder Zeit gültig, aber der Tipp »Erst einmal eine Nacht drüber schlafen …« ist in vielen Fällen ausgesprochen hilfreich. Denn das Gehirn wird im Schlaf nicht nur gereinigt, es lernt auch, ordnet die Informationen und Erfahrungen des Tages ein, verknüpft sie, trennt Wichtiges von Unwichtigem – und entdeckt oft ganz beiläufig eine Lösung, die tagsüber im aktiven Denken vielleicht übersehen wurde. Der Druck, eine Entscheidung, Idee oder Lösung produzieren zu müssen, fällt weg, wodurch der Zugang zu einem umfassenderen Wissen frei wird. Diese Überlegung hat als »militärische« oder »preußische Nacht« sogar in die Wehrbeschwerdeordnung der deutschen Bundeswehr Eingang gefunden. Sie besagt, dass Beschwerden erst nach Ablauf einer Nacht vorgebracht werden dürfen.

Tipps für besseren Schlaf

Ob Sie Schwierigkeiten haben einzuschlafen, nicht durchschlafen können oder immer zu früh aufwachen – Schlafprobleme haben negative Konsequenzen, besonders wenn sie andauern. Fast jeder Mensch kann ab und zu nicht einschlafen, vor allem Frauen. In aufwühlenden oder stressreichen Lebensphasen haben sie oft Schwierigkeiten einzuschlafen. Für eine gewisse Zeit können Körper und

Gehirn mit dem Schlafmangel zurechtkommen. Häufig entsteht jedoch ein Teufelskreis, in dem sich die Symptome verstärken, weil man bereits Angst vor der Nacht hat.

Tipps bei Einschlafproblemen

- Sind Sie noch sehr angespannt vom Tagesstress? Machen Sie vor dem Schlafen einen Spaziergang, am besten im Grünen. Bitte kein Power Walking, das Sie wieder auf Touren bringt, außer Sie müssen den Stress wirklich körperlich abarbeiten. Laufen Sie auch dann nach einer Zeit des zügigen Gehens langsam und möglichst bewusst.
- Intensives Training bis etwa eine Stunde vor dem Schlafengehen verlängert die Zeit bis zum Einschlafen und stört die Schlafqualität.[28]
- Essen Sie möglichst früh am Abend (bis 19 Uhr ist optimal) und wählen Sie leichte Nahrung. Die Verdauungsleistung geht abends zurück, sodass umfangreiche und schwere Mahlzeiten nur noch unter Aufwand verdaut werden können. Das hängt natürlich auch vom Alter und Zustand des Verdauungssystems ab. Sehr fett- und proteinreiche Nahrungsmittel brauchen länger, bis sie verdaut werden. Die Verdauungsarbeit in Ihrem Körper kann Sie wachhalten, auch wenn Sie die Verdauungsprobleme nicht direkt spüren. Bitterstoffe und Enzyme helfen dabei, das Verdauungssystem anzuregen und zu entlasten.

- Auch abends proteinreich zu essen ist kein Fehler, wenn Sie leichte Proteine wie Fisch, Geflügel oder vegetarische Proteine wählen. Im Tierversuch half eine proteinreiche Mahlzeit, die Reaktion auf Sinneseindrücke zu unterdrücken und förderte so den Schlaf.
- Trinken Sie abends keinen Kaffee oder koffeinhaltige Getränke. Für manche Menschen gilt das bereits am Nachmittag ab 14 oder 15 Uhr. Koffein wirkt anregend und die richtige Tagesdosis und -zeit variiert von Mensch zu Mensch. Koffein wird innerhalb einer Stunde nach der Aufnahme schnell und vollständig resorbiert. Es verteilt sich im gesamten Körperwasser und durchdringt die Zellmembranen, auch im Gehirn. Wie sehr Koffein aufputscht und wie schnell es wieder ausgeschieden wird, hängt sowohl von Umweltfaktoren als auch von anderen Einflüssen ab, wie beispielsweise der Einnahme oraler Verhütungsmittel. Rauchen verstärkt die Koffeinwirkung, die wieder das normale Niveau erreicht, sobald das Rauchen aufgegeben wird.
- Melatonin und PEA[29] (siehe Seite 141, 166) verkürzen die Einschlafzeit und können die Schlafqualität verbessern.

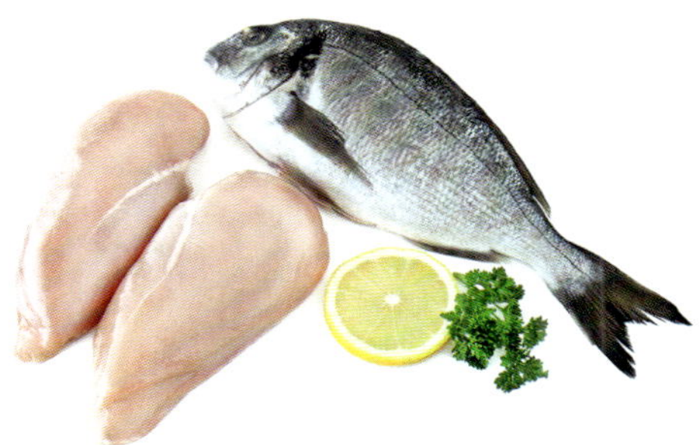

Wie Sie Ihre Schlafqualität verbessern und länger schlafen

- Eine im Jahr 2017 durchgeführte Studie der Harvard University ergab, dass die Qualität der Ernährung und die Aufnahme bestimmter Nährstoffe sich auf die hormonelle Regulation auswirken und die Schlafqualität und -dauer verändern können.[30] Machen Sie eine Bestandsaufnahme Ihrer Ernährung, vor allem des Abendessens, und lassen Sie über einen Blut- und/oder Stuhltest prüfen, ob Ihnen wichtige Nährstoffe fehlen, vor allem Magnesium, Calcium, die Vitamine A, C, D und E, außerdem die B-Vitamine. Calcium lindert Stress, entspannt und wirkt ebenso wie Magnesium einer Übersäuerung entgegen. Magnesium stabilisiert die Gehirnfunktion sowie das Nervensystem und entspannt Körper, Geist und Muskulatur. Der Vitamin-B-Komplex einschließlich B_1, B_2, B_6, B_{12}, Folsäure und Nicotinamid werden dringend für den Energiestoffwechsel und die Zellkommunikation gebraucht, auch in der Nacht.
- Trinken Sie keinen oder sehr wenig Alkohol. Untersuchungen zeigen, dass Alkohol zwar beim »Herunterkommen« und der Verkürzung der Einschlafzeit hilft, jedoch das Durchschlafen stört. Wer Alkohol trinkt, wacht meist während der sehr wichtigen regenerierenden Schlafphasen auf, sodass die Neurogenese und die allgemeine Erholung gestört werden. Alkohol kann daher Gedächtnisprobleme verstärken.

- Eine 2013 publizierte Übersichtsstudie der National Health Foundation ergab, dass in den USA sehr viele Menschen vor dem Schlafen technische Geräte wie Fernseher und Handys nutzen. Vor allem interaktive Geräte wie Smartphones haben eine negative Wirkung auf den Schlaf.[31] 2017 führte das Meinungsforschungsinstitut Forsa eine Umfrage unter dem Namen »Schlaf gut, Deutschland« durch. Befragt wurde ein bevölkerungsrepräsentativer Querschnitt der Erwachsenen in Deutschland zu ihrem Schlafverhalten. 41 Prozent beklagten die Zimmertemperatur, 23 Prozent konsumieren vor dem Schlafen schwere Mahlzeiten und 15 Prozent koffeinhaltige Getränke. Bei 7 Prozent der Erwachsenen lag das Smartphone auf dem Nachttisch oder unter dem Kopfkissen. Besonders hoch ist der Anteil bei den unter 30-Jährigen: Hier stört das Handy bei jedem Fünften den Schlaf.[32]

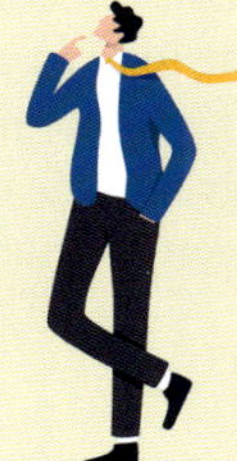

- Entwickeln Sie einen festen Rhythmus, der beruhigend und entspannend auf Sie wirkt. Was Sie vor dem Zubettgehen und Einschlafen tun, sollte nicht permanent wechseln. Menschen sind Gewohnheitswesen und Gewohnheiten haben ihren Platz und ihre Wichtigkeit. Nehmen Sie ein warmes Bad, machen Sie ein Fußbad, lesen Sie ein Buch oder machen Sie eine Entspannungsübung. Hilfreich ist, jeden Tag zur gleichen Zeit ins Bett zu gehen und zur gleichen Zeit aufzuwachen, auch an den Wochenenden. Der Körper gewöhnt sich an diese Routine und der zirkadiane Rhythmus kommt wieder in Lot. In Schlafkliniken wird empfohlen, das Bett nur zum Schlafen und sonst zu keinen anderen Aktivitäten zu nutzen. Man geht zu Bett und löscht das Licht.
- Die empfohlene Schlafdauer beträgt mindestens 7 Stunden. Optimal ist, wenn Sie durchschlafen können.
- Der Arzt und Schlafforscher Dr. Barry Krakow ist jedoch der Meinung, dass die Schlafqualität wichtiger ist als die Anzahl der Stunden, die wir mit Schlafen verbringen, eine Ansicht, die andere Spezialisten teilen.[33] Er empfiehlt Schlafpatienten, zuerst ihre physiologische Schlafqualität zu prüfen und beispielsweise auf Atembeschwerden oder -aussetzer, körperliche Unruhe usw. zu achten, bevor sie psychologische Themen angehen, die den Schlaf stören könnten.

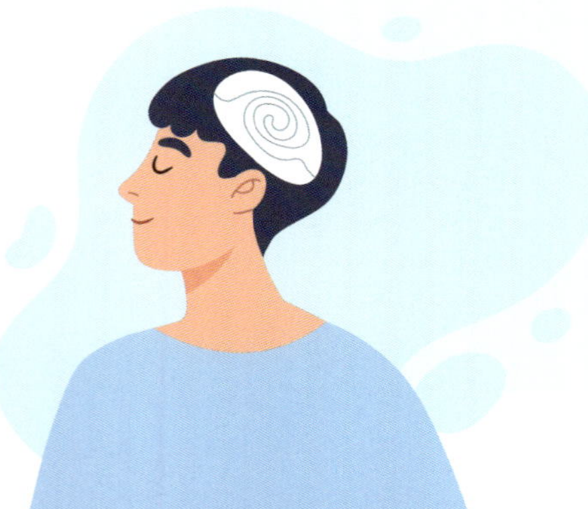

- Häufig wird gesagt, dass ältere Menschen weniger Schlaf benötigen. Das ist nicht richtig, sie brauchen die gleiche Menge. Der kürzere Nachtschlaf im Alter entsteht durch die schwächere körperliche und geistige Verfassung. Es ist wichtig vorzubeugen, denn die Leistungsfähigkeit kann bis zu einem gewissen Grad wiederhergestellt werden, wenn Ältere beginnen, ein gehirngerechtes Leben zu führen (siehe Kapitel »Alzheimer und andere neurodegenerative Erkrankungen müssen nicht sein – wie Sie Neurodegeneration vermeiden«, Seite 205).
- Entwickeln Sie ein tägliches Trainings- beziehungsweise Bewegungsprogramm. Beides reduziert Stresshormone wie Cortisol und Adrenalin. Aerobes Training kurbelt das Herz-Kreislauf-System und die kognitiven Fähigkeiten an und wirkt sich gleichzeitig stressabbauend und beruhigend aus, zudem hilft es bei Depressionen. Außerdem werden Endorphine im Gehirn freigesetzt, die die Stimmung heben und das Schmerzempfinden verringern. Denken Sie daran, am Abend nur ein moderates Programm durchzuführen, das keinen hohen Adrenalinausstoß erzeugt.
- Sorgen Sie für eine angenehme, entspannende Umgebung. Machen Sie aus Ihrem Schlafzimmer eine Schlafoase. Vermeiden Sie helles Licht, vor allem UV-Licht. Setzen Sie eine Anti-Blaulicht-Brille auf, wenn Sie Ihr Smartphone oder Tablet trotzdem im Bett nutzen wollen. Brauchen Sie leise Musik zum Einschlafen? Eine angenehme Stimme, die Ihnen etwas vorliest? Oder einfach nur Stille, ruhiges Atmen und das Gefühl, alle Dinge des Tages gehen lassen zu kön-

nen? Was immer Sie brauchen, zögern Sie nicht, dafür zu sorgen.

- Nutzen Sie Entspannungsmethoden wie Progressive Muskelentspannung, Yin Yoga, Qigong, achten Sie auf eine tiefe Bauchatmung, summen Sie, machen Sie geführte Meditationen, Biofeedback, Achtsamkeitsübungen (z. B. MBSR, engl.: Mindfulness-Based Stress Reduction), EFT (Emotional Freedom Techniques), Aromatherapie und vieles mehr.
- Wir leben im 24-Stunden-Takt, den die Drehung der Erde einmal am Tag um sich selbst vorgibt. Der Tagesrhythmus, der als zirkadianer Rhythmus bezeichnet wird, hat für unser Wohlbefinden größte Bedeutung. Unsere Befindlichkeiten und Bedürfnisse wechseln innerhalb von 24 Stunden und die Frage, inwieweit wir ihnen folgen oder sie übergehen, hat einen großen Einfluss auf unsere Gesundheit, das Stressniveau, die Leistungsfähigkeit, den Schlaf und die Entwicklung von Krankheiten.
- Halten Sie sich an den zirkadianen Rhythmus, den Tag-Nacht-Rhythmus, auf den all Ihre Zellen eingestellt sind.[34] Licht ist der Regler des zirkadianen Rhythmus. Wir brauchen tagsüber genügend Licht, um unser chronobiologisches System auszurichten, und wir brauchen das Verschwinden des Lichts am Abend, um in den Nachtmodus zu gehen. Das tut nicht nur unser Bewusstsein, sondern jede Zelle. Die Zirbeldrüse im Gehirn wird aktiv und schüttet das Schlafhormon Melatonin aus, vorausgesetzt unser Hell-Dunkel-Rhythmus ist im Takt und die Zirbeldrüse ist nicht

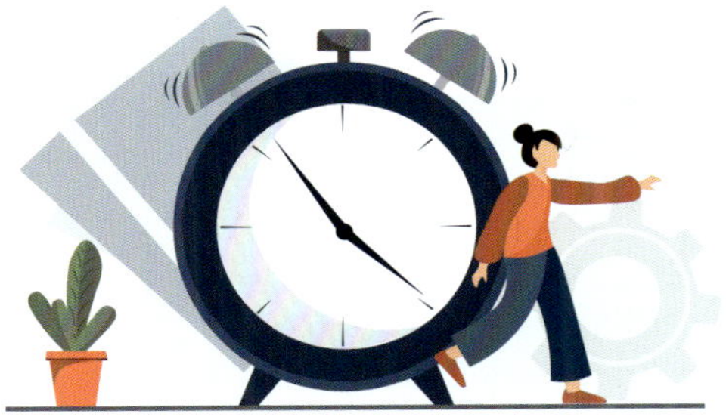

verkalkt. Als die Menschen noch kein elektrisches Licht kannten, endete der Tag mit der Nacht und begann mit dem Sonnenaufgang. Dieser Rhythmus ist in uns eingespeichert und entspricht unserem natürlichen Zustand. Heute haben wir alle technischen Mittel, um diesen natürlichen Rhythmus zu umgehen – und zahlen oft einen hohen Preis dafür. Sicher können die meisten Menschen heutzutage nicht mit Einbruch der Dunkelheit ins Bett gehen und nicht jeder will beim ersten Sonnenstrahl aus dem Bett springen. Aber jeder muss sich überlegen, inwieweit, für wie lange Zeit und in welchem Maß er sich außerhalb dieses Rhythmus begeben will und ob er bereit ist, die Konsequenzen dafür zu tragen.

- Wenn Sie eine Schlafroutine einführen, bei der Sie sich während der Nacht weniger Licht aussetzen und Ihre Lichtaufnahme am Tag maximieren, werden Sie mit der Zeit feststellen, dass Sie sich an diesen Rhythmus gewöhnen und ein Bedürfnis danach entwickeln.

- Wenn Ihr Tag-Nacht-Rhythmus durcheinandergeraten ist, zum Beispiel weil Sie Schichtarbeit machen, hilft es, die Essenszeiten neu auszurichten. Vor dem Schlafen noch etwas zu essen oder zu knabbern, wirkt sich ungünstig aus, weil die Nahrungsaufnahme dem Körper signalisiert, dass er Energie für Tagesaktivitäten braucht.

- Positiv auf den Schlaf wirkt es sich aus, wenn Sie innerhalb einer Stunde nach dem Aufwachen frühstücken. Sind Sie beispielsweise um 7 Uhr aufgewacht, sollten Sie zwischen 7 und 8 Uhr etwas Nahrung zu sich nehmen. Tagsüber essen Sie dann ganz normal und ab 20 Uhr nichts mehr. So erreichen Sie eine 12-stündige nahrungsfreie Zeit.
- Licht ist der ausschlaggebende Faktor für den Tag-Nacht-Rhythmus. Versuchen Sie vor dem Schlafen mit so wenig Licht wie möglich auszukommen und schlafen Sie in einem dunklen Raum oder nutzen Sie eine Schlafbrille.
- Stehen Sie etwas früher auf als nötig und setzen Sie sich morgens wenigstens 30 Minuten hellem Licht aus. In dieser Zeit wird restliches Melatonin abgebaut und Tagesbotenstoffe wie Serotonin und Dopamin werden produziert.
- Der Glückbotenstoff Serotonin sorgt für gute Laune und genügend Schwung am Tag, aber auch für den Schlaf in der Nacht, denn am Abend wird aus Serotonin das Schlafhormon Melatonin gebildet. Symptome für einen Serotoninmangel sind Heißhunger auf Kohlenhydrate, Verdauungsprobleme, Ängstlichkeit, ein geringes Selbstwertgefühl, eine schwache Libido und Schwierigkeiten beim Einschlafen, weil zu wenig Melatonin produziert wird.
- Dopamin ist der Botenstoff, der die Motivation und die Energie verleiht, sich Ziele zu setzen. Sind diese erreicht, sorgt Dopamin für einen Belohnungs-

effekt, der sich wiederum positiv auf die Motivation auswirkt. Symptome für einen Dopaminmangel sind: fehlender Antrieb, Lustlosigkeit und Freudlosigkeit bis hin zur Apathie.

- Nutzen Sie eine spezielle Lichttherapiebrille. Diese Blaulichtbrillen emittieren engwelliges blaues Licht mit niedriger Intensität und einer Spitzenwellenlänge von 480 Nanometern (nm). Dieses blaue Licht ist genauso wirksam wie eine Therapie mit weißem Licht von 10 000 Lux. 15–45 Minuten täglich können helfen, Schlafstörungen zu verbessern. Eine qualitativ gute Blaulicht-Therapiebrille können Sie beim Lesen, Arbeiten, Kochen usw. tragen.
- Eine 2021 im *Journal of Clincal Investigation* publizierte Übersichtsstudie ergab, dass Tageslicht, Intervallfasten und Melatonin den Schlaf fördern und neurologische und psychische Probleme verbessern können, ebenso wie Beschwerden des Herz-Kreislauf-Systems und des Immunsystems.[35]
- Das Schlafhormon Melatonin wird in der Nacht ausgeschüttet. Dafür ist es wichtig, täglich mindestens 30 Minuten Sonnenlicht beziehungsweise Tageslicht im Freien zu bekommen. Unser Gehirn beginnt zwischen 21 und 22 Uhr mit der Produktion von Melatonin. Alle Geräte, die Licht aussenden, vor allem blaues Licht, unterbinden diesen Prozess, bringen den zirkadianen Rhythmus durcheinander und wirken sich negativ auf den Schlaf aus.
- Dimmen Sie die Lampen, wenn die Sonne beginnt unterzugehen und schalten Sie die elektronischen Geräte aus. Handy, Computer, Tablet, aber auch der Fernseher sind

am Abend bei Schlafstörungen eine schlechte Wahl. Verwenden Sie für die Zeit nach Sonnenuntergang schwache Lichtquellen, die gelbes, oranges oder rotes Licht aussenden.
Eine Salzlampe mit einer 5-Watt-Glühbirne schadet der Melatoninausschüttung nicht. Brillen mit gelben Gläsern blockieren blaues Licht, inzwischen gibt es aber auch farblose Gläser, die den gleichen Effekt haben.

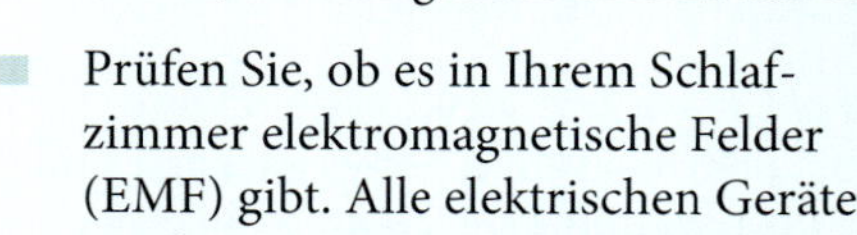

- Prüfen Sie, ob es in Ihrem Schlafzimmer elektromagnetische Felder (EMF) gibt. Alle elektrischen Geräte senden Wellen aus. Aktuellen Studien zufolge beeinflusst elektromagnetische Strahlung die Kommunikation der Körperzellen und kann Gesundheit und Wohlbefinden drastisch reduzieren. EMF wirken sich negativ auf die Zirbeldrüse und damit auf die Produktion von Melatonin und Serotonin aus. Wenn Sie Ihr Handy nicht in einen anderen Raum legen wollen, können Sie eine Anti-Tracking-Handyhülle oder eine spezielle Schutzhülle verwenden, welche die elektromagnetische Strahlung abschirmt.

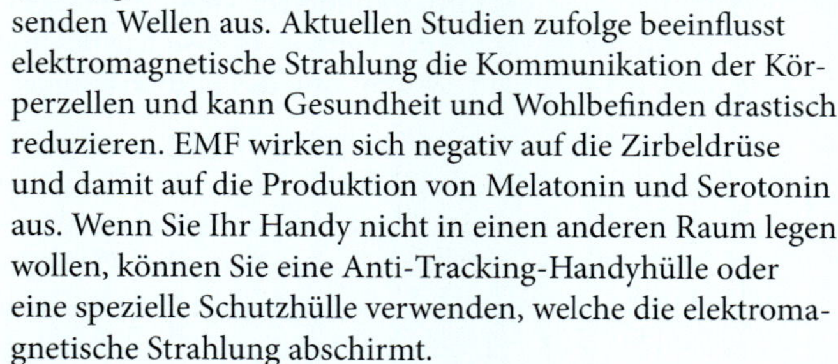

- Untersuchungen weisen darauf hin, dass niedrige Serotoninwerte (ebenso wie niedrige Melatoninwerte) häufig die Folge des modernen Lebensstils und der Ernährungsgewohnheiten von Menschen sind, die ein stressiges Leben führen.

- Die zirkadiane Therapie, die mit dem Takt der inneren Uhr arbeitet, ist inzwischen eine eigene Therapieform, die bei Schlafstörungen und Depressionen angewandt wird.
- Melatonin und seine Vorläufer Tryptophan und 5-HTP können als Nahrungsergänzungsmittel eingenommen werden und haben sich in vielen Fällen als schlaffördernd erwiesen.
- Tryptophan ist eine essenzielle Aminosäure, aus der Melatonin gebildet wird. Sie ist die Ausgangssubstanz für Melatonin. Tryptophan fördert daher bei den meisten Menschen den Schlaf. Essenzielle Aminosäuren haben jedoch viele Aufgaben, die sie im Verbund erfüllen, und sollten nicht dauerhaft zur Schlafförderung eingenommen werden.
- 5-HTP (5-Hydroxytryptophan) ist eine nicht essenzielle Aminosäure, die als Zwischenschritt von Tryptophan zu Melatonin und Serotonin gebildet wird.
- Sie können Ihren Melatoninspiegel messen lassen, sollten das aber nachts mithilfe eines Urintests machen, da der Spiegel tagsüber bei fast allen Menschen gleich ist. Grund ist, dass Melatonin tagsüber abgebaut wird und nur der Nachtspiegel Einfluss auf den Schlaf und sämtliche regenerative Funktionen hat.
- Für einen guten Schlaf sollte auch der Spiegel des Wachstumshormons Somatropin während der Nacht hoch sein. Ist das Cortisol niedrig und das Wachstumshormon hoch, dann heilen Wunden im Schlaf leichter, da für die Heilung neue Zellen gebraucht werden.[36]

- Bei chronischem Stress kann der Cortisolspiegel auch am Abend und in der Nacht zu hoch sein, sodass es schwerfällt, sich zu entspannen und in den Schlaf zu gleiten. Melatonin ist der Gegenspieler von Cortisol. Das Hormon kann helfen, Cortisol zu senken, bei sehr starkem Stress sind aber zusätzliche Maßnahmen wie Entspannungsübungen, mehr körperliche Aktivität und eine Änderung des Lebensstils nötig.
- Schlafen Sie in einem kühlen Raum. Die optimale Temperatur liegt zwischen 15 und 19 °C. Höhere Temperaturen können einen unruhigen Schlaf hervorrufen.
- Überprüfen Sie Ihre Matratze und Ihr Kopfkissen. Beides sollte Ihnen das Gefühl geben, angenehm und gut getragen zu werden, denn Matratze und Kissen haben einen nicht zu unterschätzenden Einfluss auf die Schlafqualität.

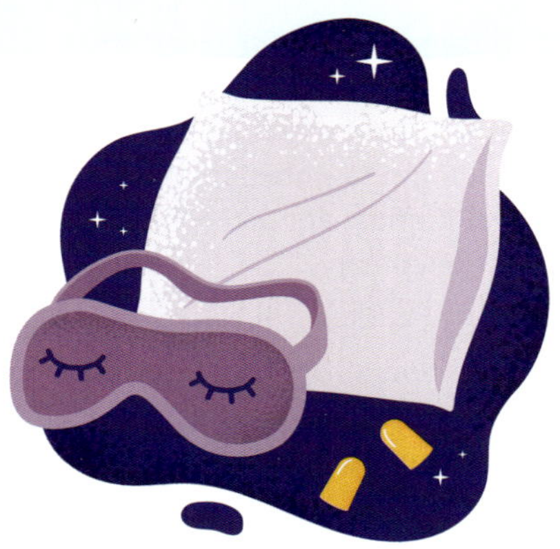

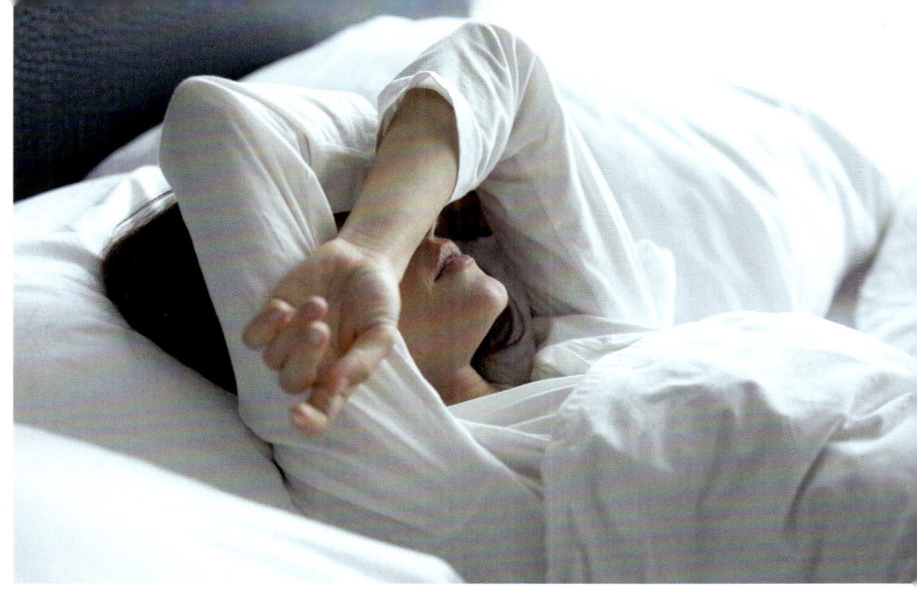

Könnten nächtliche Atemstörungen Ihre Schlafprobleme verursachen?

> *Atmen hat den größten Einfluss auf Ihren Schlaf.*
>
> – Dr. Barry Krakow, Schlafforscher

Ob Sie Schlafspezialisten oder Ärzte fragen, die meisten werden nach allen möglichen Ursachen suchen, aber nicht nach Ihrer Atmung während des Schlafs fragen. Angetrieben von eigenen, intensiven Schlafstörungen forschte Dr. Barry Krakow mehrere Jahrzehnte zum Thema Schlaf und Albträume. Was er herausfand, gilt nicht nur für traumabelastete oder depressive Menschen. Atemstörungen sind weitverbreitet und nehmen immer mehr zu, wohl auch als Reaktion auf die moderne, stressbelastete Lebensweise. Sie stören die zwei entscheidenden Schlafphasen, den Tiefschlaf und den REM-Schlaf, mit entsprechenden Folgen.

Der Fachbegriff für nächtliche Atemstörungen lautet Schlafapnoe. Bei der stärksten Variante kollabiert der Atem für eine längere Zeit, das heißt, der Atem setzt Sekunden, ja bis zu mehreren Minuten aus. Bei der schwächeren Form wacht der Körper auf, sobald der Atem aussetzt, und atmet dann wieder normal weiter. Diese Aussetzer können sich mehrere hundertmal pro Nacht ereignen, und sie sind nicht auf die leichte Schulter zu nehmen. Sie verhindern ein wirkliches Eintauchen in den Tief- und REM-Schlaf, die beide für Regeneration und Heilung dringend notwendig sind. »Nach jeder Nacht, in der Sie an OSA/UARS [den englischen Abkürzungen für beide Arten] leiden, können Sie am nächsten Tag weniger klar denken als Sie das normalerweise tun, noch können Sie gut mit belastenden Gefühlen umgehen«, erklärt Dr. Krakow in seinem Buch *Life Saving Sleep.* »Multiplizieren Sie diese Abfolge mit 100 Nächten oder 1000 Nächten oder 10 000 Nächten in Folge. Jeder würde bei

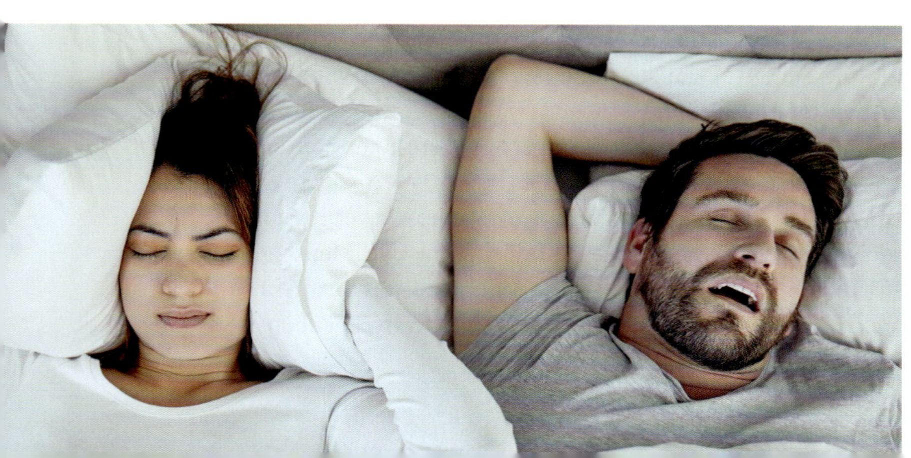

dieser Attacke auf seinen Schlaf ein Zombie werden.« Der Punkt ist, dass die meisten Menschen sich dieser Aussetzer nicht bewusst sind. Sie geschehen, während man schläft, werden aber auch dann nicht wahrgenommen, wenn man davon aufwacht, denn in diesem Augenblick atmet der Körper ja wieder.

Was können Sie tun, wenn Sie vermuten, Atemaussetzer könnten die Ursache für Ihre Schlafprobleme sein? Wenn Sie die genannten Tipps bereits ausprobiert haben und Ihr Blutbild keine Auffälligkeiten zeigt, können nächtliche Atemaussetzer die Ursache dafür sein, dass Sie am nächsten Tag müde, mit Konzentrationsproblemen, wattigem Kopf und geringer Körperenergie aufwachen. Natürlich kann das vorkommen, und Ihr Gehirn vermag in gewissem Umfang damit zurechtkommen. Wenn Ein- und Durchschlafstörungen sowie unerholtes Aufwachen über Monate oder gar Jahre hinweg andauern, wird es heikel. Schon einige Wochen wirken sich negativ aus. Dann ist es an der Zeit, einen Schlafspezialisten beziehungsweise ein Schlaflabor aufzusuchen. Dort wird getestet, wie Ihr Schlafrhythmus verläuft. Mit einem Vortest, bei dem Sie ein mobiles Gerät mit nach Hause nehmen können, wird festgestellt, ob ein umfangreicher Test im Schlaflabor notwendig ist. In diesem Fall bekommen Sie zwei Termine, an denen Sie jeweils zwei Nächte im Schlaflabor an Testgeräten verbringen. Danach werden Sie über die für Sie geeigneten Maßnahmen informiert. Für eine mittelschwere bis schwere Schlafapnoe gibt es spezielle Masken, die in der Nacht getragen werden und die den Atemfluss aufrechterhalten. Bei leichten Atemaussetzern können Atemübungen helfen, die Muskulatur und den Atemfluss zu verbessern.

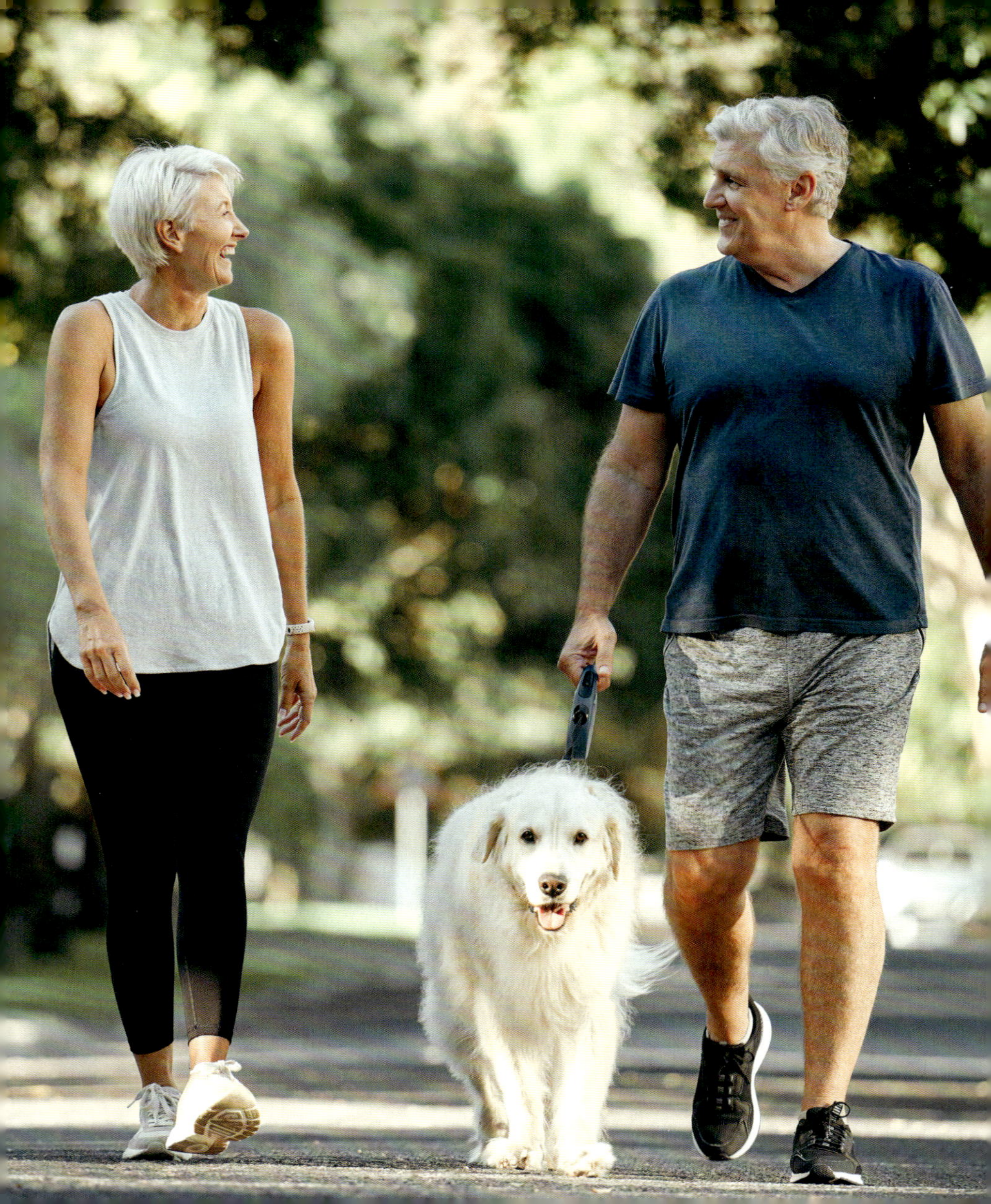

Was regt die Neurogenese an? Die besten Tipps

Wenn Sie das Grundprinzip verstehen, nach dem wir lebenslang eine aktive Neurogenese und ein fittes Gehirn erhalten können, wird es Ihnen leichtfallen, selbst herauszufinden, welche Art von Sport, geistigem Training, Sozialkontakten usw. Ihnen am meisten liegen, und Sie werden weitere, in diesem Buch nicht aufgeführte Möglichkeiten entdecken.

So aktivieren Sie die Neurogenese

- Sorgen Sie für guten Schlaf.
- Bewegen Sie sich, gehen Sie spazieren, wandern oder ins Fitnessstudio, machen Sie Sport oder probieren Sie es mit Tanzen – das geht auch allein.
- Machen Sie Atemübungen, zum Beispiel Pranayama.
- Singen oder summen Sie, zum Beispiel das »OM« oder auch »AUM«. Dabei wird Ihr Körper in Vibration versetzt und der Vagusnerv aktiviert, der Sie in einen entspannten, ruhigen und erholsamen Zustand versetzt.

- Hören Sie bewusst Musik.
- Trainieren Sie Ihren Geist. Das Angebot an mentalen Trainingsmethoden ist groß.
- Pflegen Sie vielseitige Interessen, nehmen Sie sich Projekte vor. Nicht nur berufliche zählen, auch das Haus entrümpeln ist ein Projekt.
- Seien Sie erkundungsfreudig.
- Kultivieren Sie positive Gedanken und angenehme zwischenmenschliche Kontakte.
- Werden Sie Vorlese-Oma oder Vorlese-Opa.
- Leben Sie liebevolle Zuwendung, Berührung und Zärtlichkeit.

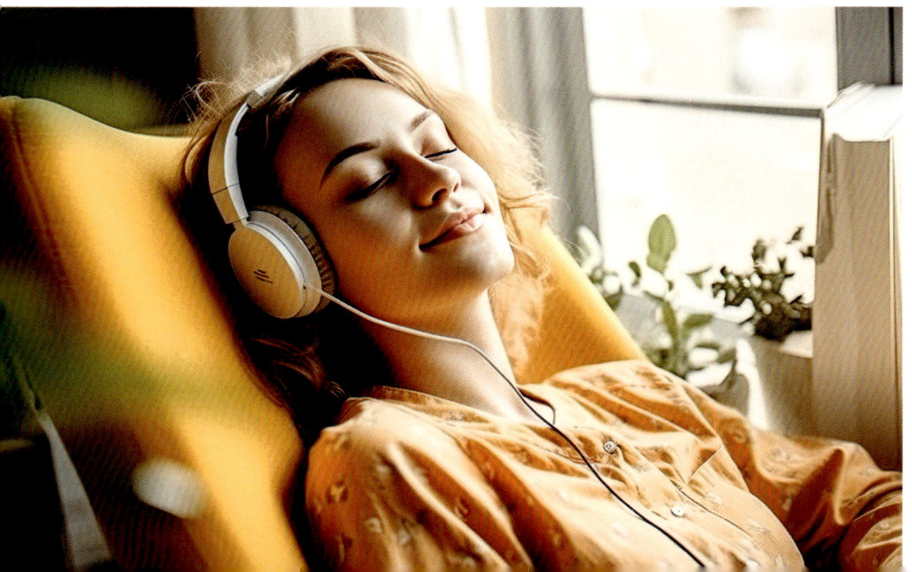

- Genießen Sie Sexualität.
- Üben Sie, besser mit Stress umzugehen.
- Ernähren Sie sich gehirngerecht.
- Nehmen Sie ausgewählte Nahrungsergänzungsmittel zu sich.
- Reduzieren Sie Ihre Kalorienaufnahme – essen Sie weniger.
- Probieren Sie Intervallfasten oder eine Fastenkur.
- Eine Phase, in der Sie sich ketogen ernähren, steigert die Stoffwechselrate und die Energie im Gehirn.
- Nehmen Sie MCT-Öl zu sich, zum Beispiel im Kaffee, als kleinen Ersatz für eine ketogene Ernährung (siehe Kapitel »MCT-Öl: kurzkettige Fettsäuren liefern Kraft für das Gehirn«, siehe Seite 169).
- Trinken Sie keinen oder wenig Alkohol. Das Ergebnis einer Studie von 2012 ist ernüchternd: 3–4 alkoholische Getränke pro Tag verringern die Neurogenese um fast 40 Prozent, ebenso ein Blutalkoholspiegel von 0,8 Promille bei Männern und Frauen. Das entspricht der Promillegrenze für Autofahrer. Sinnesempfindungen, Bewegungsfähigkeit und Lernfähigkeit sind stark vermindert.[37] Alkohol schädigt die neuronalen Stammzellen und damit die Neurogenese. Gesunde neuronale Stammzellen teilen sich während des gesamten Lebens und lassen frische Neuronen entstehen. Wenn neue Zellen geboren werden, wachsen und sich entwickeln, sind sie besonders anfällig für den Einfluss von Alkohol, das zeigte eine Meta-Analyse wichtiger Studien von 2019.[38]

- Hören Sie auf zu rauchen.[39]
- Infrarotanwendungen (Lampen, Matten) oder eine Rotlichtsauna wirken heilend und regenerierend, sie aktivieren die Bildung neuer Gehirnzellen.
- Gehen Sie ab und zu rückwärts, das regt das Gedächtnis an.
- Üben Sie, die Dinge einmal einfach nur auf sich wirken zu lassen.
- Genießen Sie Stille und Meditation.
- Beschäftigen Sie sich mit der Natur. Nehmen Sie eine Pflanze, einen Baum, ein Feld oder einen Park in seiner besonderen Schönheit wahr, so wie es gerade ist, blühend oder im abgeblühten Zustand.
- Beschäftigen Sie sich mit religiösen, spirituellen oder philosophischen Themen.

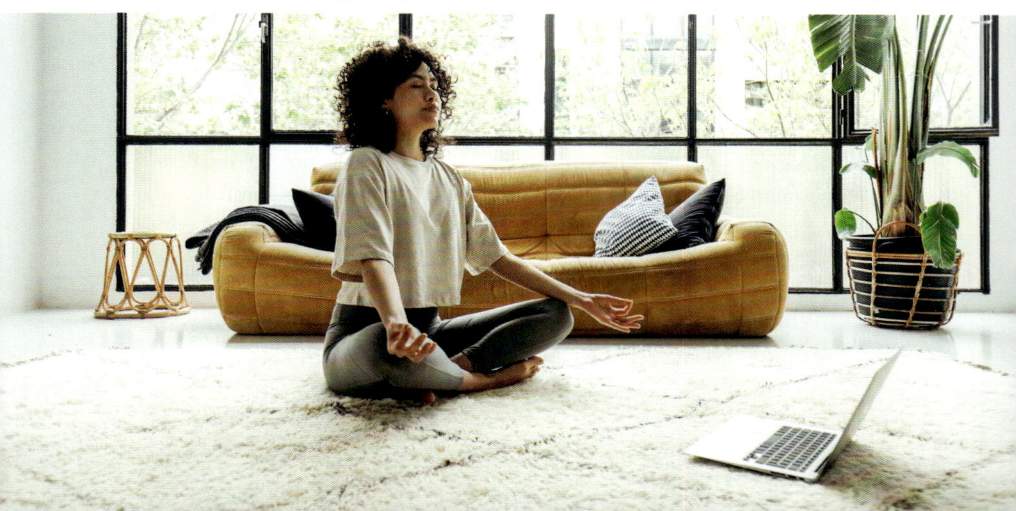

Lebenseinstellung und Lebensstil

Unsere Art zu leben macht den großen Unterschied. Unsere genetische Prägung ist eines, aber unser Lebensstil übt einen entscheidenden Einfluss darauf aus, wie sich diese Prägung im Laufe unseres Lebens auswirkt. 2020 erschien eine niederländische Studie mit dem Titel »Das schlafende Gehirn: Nutzung der Kraft des glymphatischen Systems durch die Wahl des Lebensstils«.[40] Die Wissenschaftler fassen zusammen, welche derzeit getesteten Lebensstilmaßnahmen helfen können, das Fortschreiten der Alzheimerkrankheit durch eine intensivere Reinigung des Gehirns zu verhindern oder zu verlangsamen. Alle in dieser Studie beschriebenen Maßnahmen entsprechen dem, was auch Gesunde beachten sollten, um Alzheimer und Demenz vorzubeugen und sich in jedem Alter ein leistungsfähiges Gehirn zu bewahren.

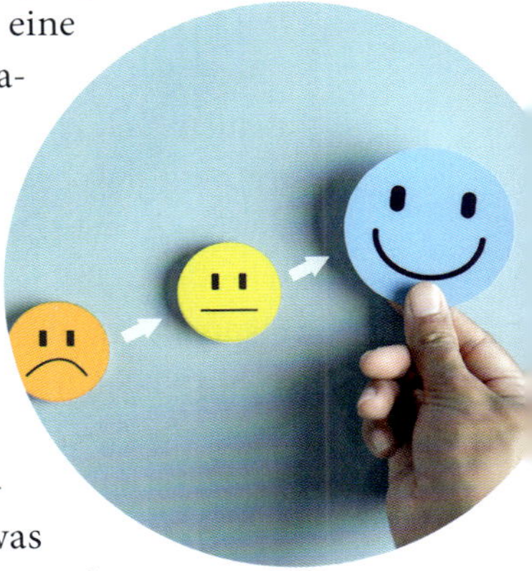

Bei neurodegenerativen Erkrankungen wie Alzheimer häufen sich fehlgefaltete Proteine wie die Beta-Amyloid-Peptide und die Tau-Proteine, die eine Entzündung des Nervengewebes auslösen, an nächtliche Reinigung spült diese Verbindungen aus, sodass neurodegenerative Prozesse verringert werden beziehungsweise erst gar nicht entstehen können. Studien an Mäusen zeigen, dass das glymphatische System mit den Jahren sehr viel schwächer wird,[41]

belegen aber auch, dass es zum Beispiel durch Training – eine Lebensstilentscheidung – wieder angeregt werden kann.[42]

Welcher Lebensstil fördert die Reinigung des Gehirns und kurbelt die Neurogenese an? Einige Lebensstilformen sind relativ leicht zu verändern: Verzichten Sie weitgehend auf Alkohol, nehmen Sie mehr Omega-3-Fettsäuren zu sich, bewegen Sie sich mehr – laut WHO 150 Minuten pro Woche mäßig oder 75 Minuten kräftig.[43] Schwieriger, aber extrem wichtig ist es, chronischen Stress abzubauen. Intermittierendes Fasten kann helfen, muss aber sehr sorgfältig durchgeführt werden, da es wie die ketogene Diät auch negative Auswirkungen haben kann. Training regt den glymphatischen Lymphfluss an. Jede kleine körperliche Bewegung hat ihre Entsprechung im Gehirn, ebenso jeder Gedanke, der Ihnen durch den Sinn geht, und jedes Gefühl.

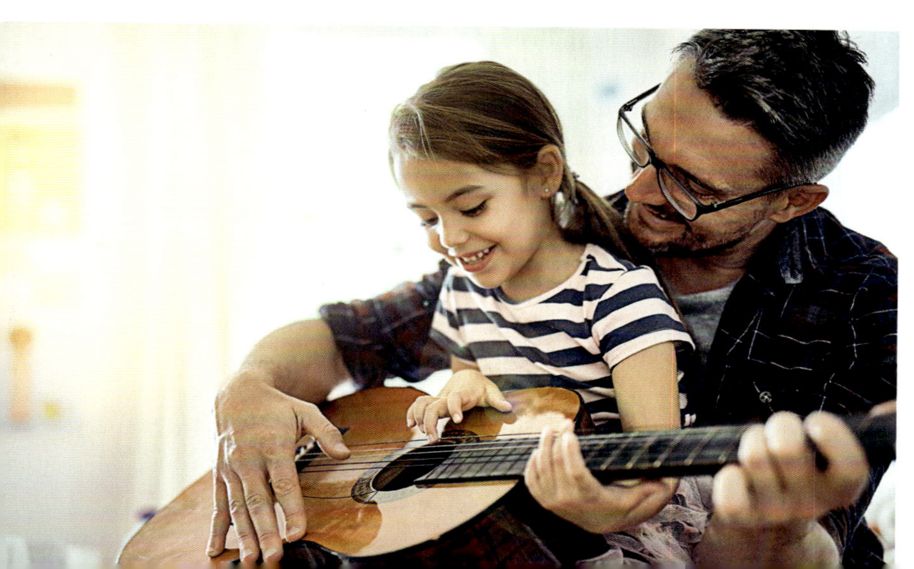

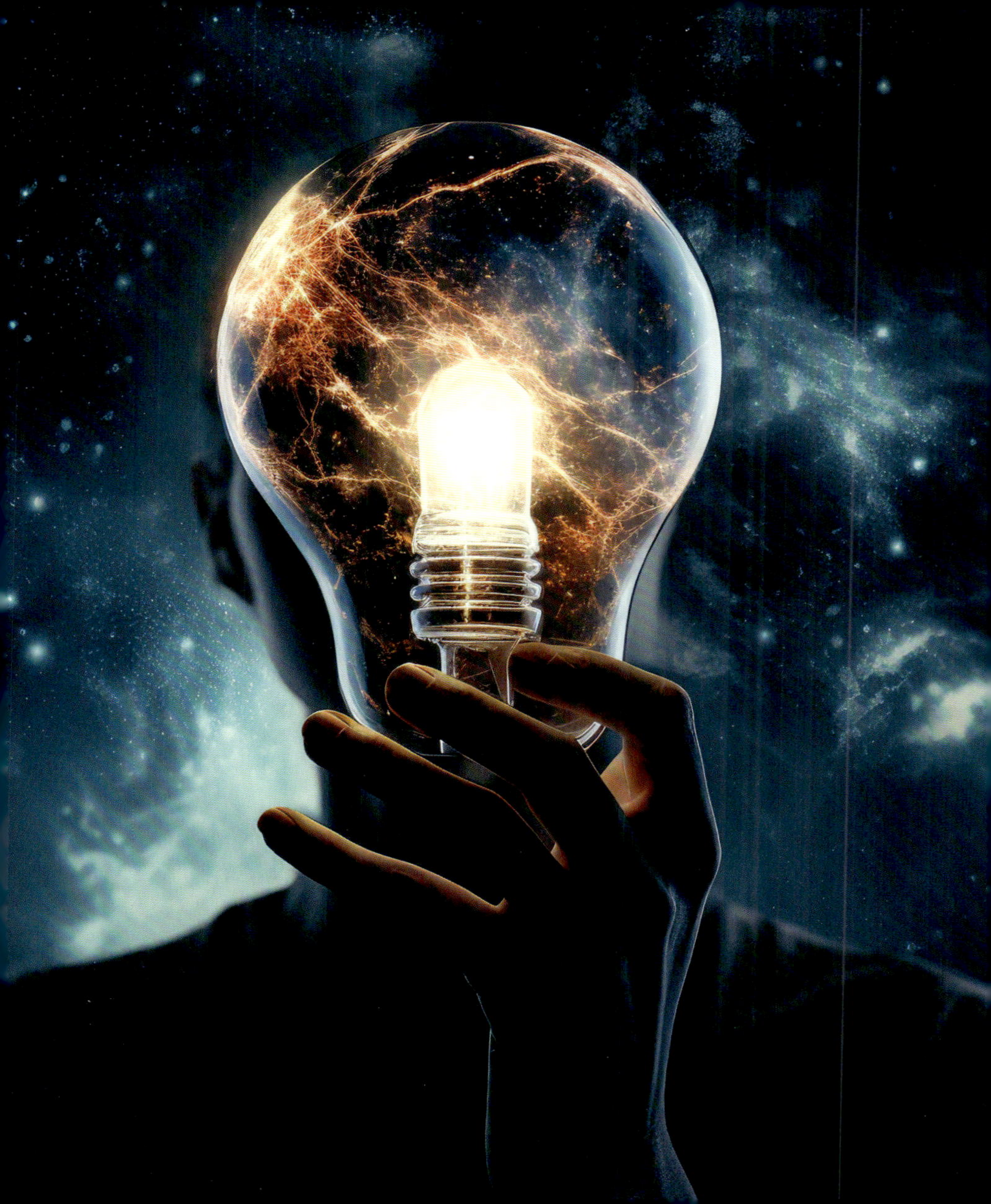

Wer rastet, der rostet

> *Wenn Sie lange an einem Ort leben,*
> *werden Sie blind, weil Sie nichts mehr beobachten.*
> *Ich reise, um nicht blind zu werden.*
>
> – Josef Koudelka

Machen Sie eine Bestandsaufnahme als ersten Schritt auf Ihrem Weg zu einem fitteren Gehirn: Wann haben Sie das letzte Mal etwas Neues gelernt? Wie viele Routineaufgaben erledigen Sie täglich und wie viel Raum bleibt für Kreatives? Seit wie vielen Jahren machen Sie den gleichen Job? Bietet Ihre Arbeit noch Herausforderungen, an denen Sie wachsen können? Haben Sie ein Hobby, das Sie immer wieder anregt und herausfordert? Was tun Sie für Ihren Körper, Ihre Seele und Ihren Geist? Wie sieht es mit Bewegung und sportlichen Aktivitäten aus? Wie viel Zeit verbringen Sie sitzend, wie viel im Stehen oder Laufen? Nutzen Sie Ihre Hände und Finger immer auf die gleiche Weise? Haben Sie Lust, neue Abläufe zu trainieren, zum Beispiel, indem Sie ein Instrument lernen, Tennis oder Ball spielen? Lesen Sie viel, wenig oder gar nicht? Mögen Sie Sprachen und haben Sie Lust, Ihre Kenntnisse zu erweitern? Lösen Sie gern knifflige Aufgaben? Meditieren Sie, machen Sie Yoga oder beschäftigen Sie sich mit Psychologie?

Was zählt, ist weniger, *was* Sie tun, sondern *wie* Sie es tun – mit Freude und Hingabe oder als Pflichtübung. Wichtig ist nicht, ob Sie große Leistungen vollbringen wie etwa ein Marathonläufer

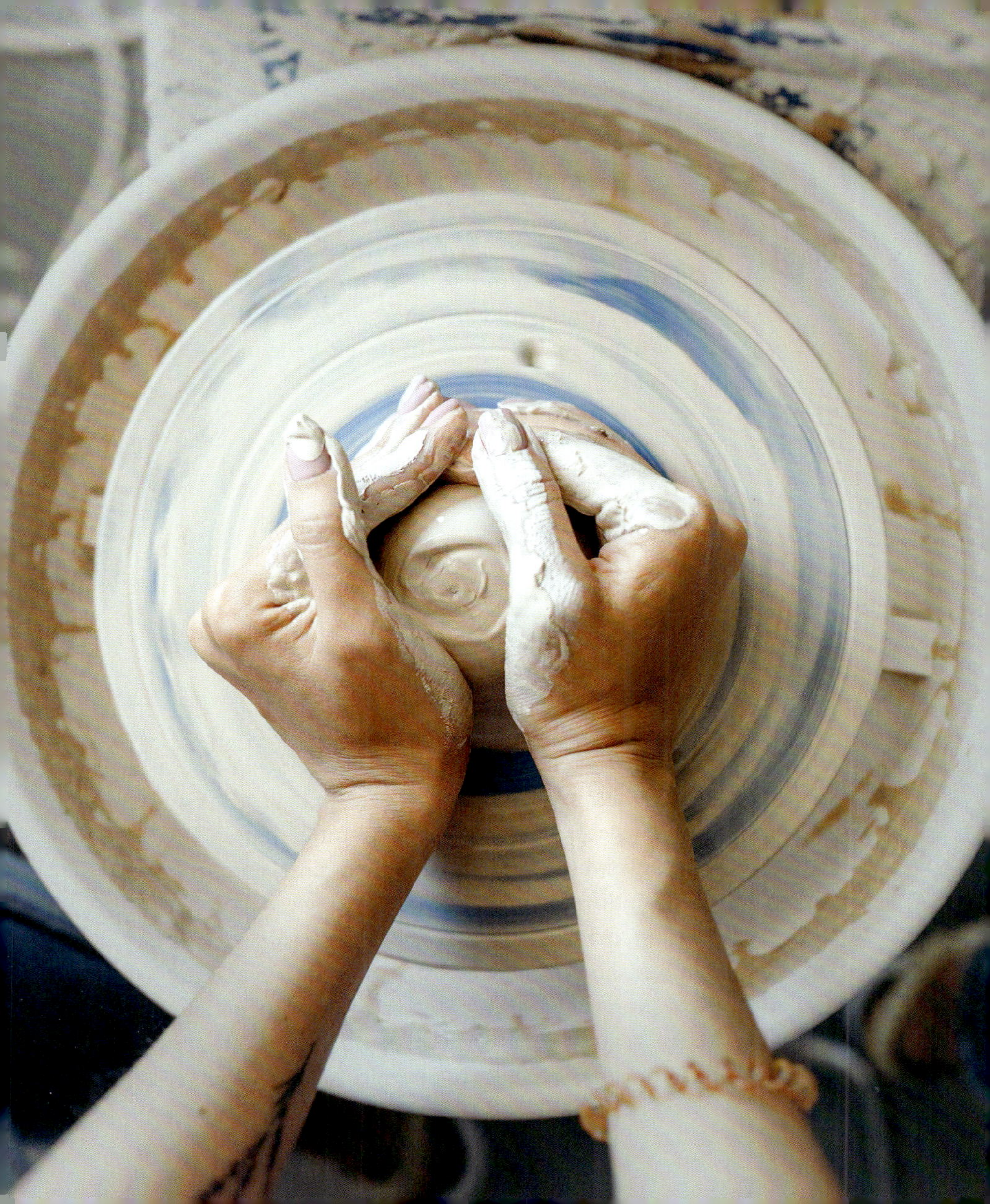

oder ein Radrennfahrer. Ihr Gehirn freut sich ebenso über einen normalen Spaziergang, besonders wenn Sie auch mal unbekannte oder selten genutzte Wege gehen. »Einrosten« kann man körperlich, geistig und seelisch. Zum aktiven Tun muss sich ein gutes Maß an Ruhe, Entspannung und Schlaf gesellen. Leben ist wie aus- und einatmen. Einatmen ist aktiv, ausatmen bedeutet loslassen, leer werden, Platz schaffen, sich erholen.

Definieren Sie Ihren Lebenssinn

> *Das Universum wird in seiner gesamten Geschichte niemanden mehr erleben, der so ist wie Sie.*
>
> – Vartan Gregorian

Alle Menschen wünschen sich bewusst oder unterbewusst das Gefühl, dass ihr Leben einen Sinn hat. Das gilt auch für diejenigen, die der Sinnhaftigkeit abgeschworen haben. Schaut man bei Menschen, die die Meinung vertreten, das Leben habe keinen Sinn, etwas tiefer, finden sich so gut wie immer schmerzhafte Erlebnisse, die mit der Abwendung von dieser elementaren menschlichen Sehnsucht in Verbindung stehen.

Das Problem mit dem Lebenssinn hängt oft damit zusammen, dass die Messlatte zu hoch gesteckt wird, so als müsse man die größten Leistungen vollbringen und enorme Erfolge verbuchen, um ein sinnhaftes Leben zu führen. Der Lebenssinn im konkret-praktischen Sinn bedeutet aber auch, kleine wie große Dinge zum Leben

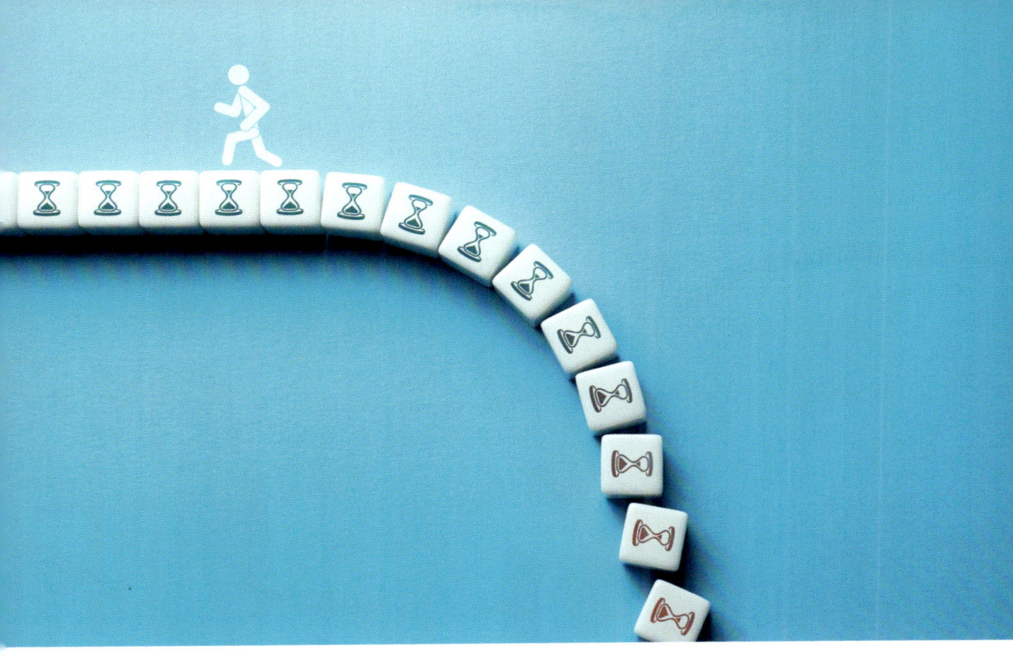

beizutragen, und oft sind es die persönliche Energie und Ausstrahlung, die anderen viel bedeuten und die deshalb bedeutsam sind. Jeder Mensch kann etwas finden, was er beitragen kann, um seine Existenz als sinnvoll zu erleben. Wir sind nicht zufällig hier.

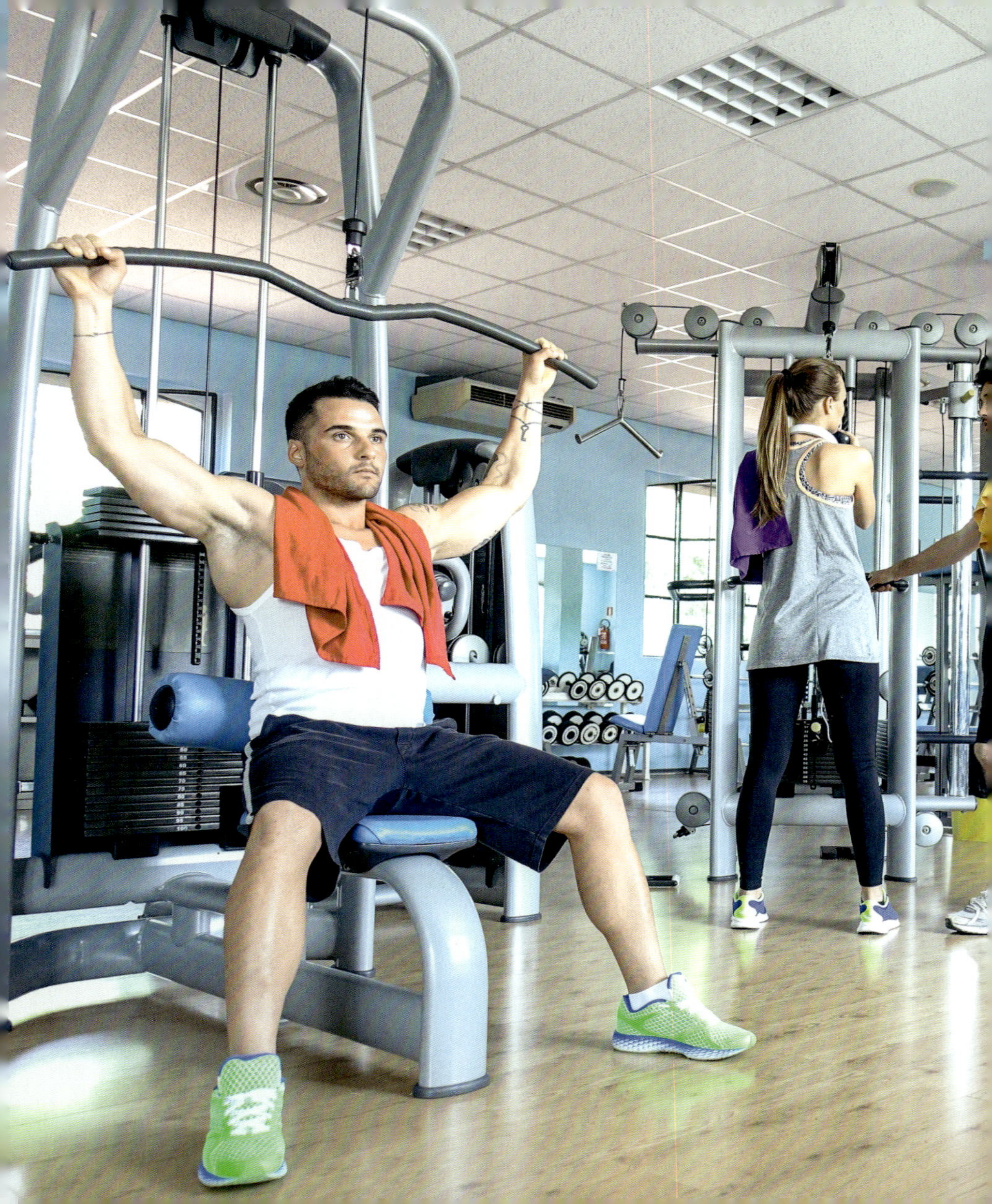

Neurogenese-Tipps für den Körper

Bewegen Sie sich!

Unser Körper will genutzt werden, und das auf möglichst vielfältige Weise. Fordern Sie Ihr Gehirn heraus, indem Sie unterschiedlichste Dinge tun. Forschungsergebnisse haben gezeigt, dass jede Art von körperlicher Betätigung das Gehirn anregt, neue Nervenzellen zu bilden. Je weniger Routine im Spiel ist, desto intensiver ist der Prozess. Alle Arten von Sport, Wandern, Spazierengehen, Joggen, Radfahren, Schwimmen usw. regen die Neurogenese an. Die gute Nachricht ist, Sie müssen keine Sportskanone sein oder viele Stunden laufen. Auch ein kleiner Spaziergang, bei dem Sie Ihrer Umgebung und Ihrem Körper Aufmerksamkeit schenken, erfrischt Ihr Gehirn. Schon 3–4 Minuten intensive Aktivität am Tag senkt das Krebsrisiko um etwa 18 Prozent. Das ergab eine groß angelegte Beobachtungsstudie mit 22 398 Erwachsenen, die nach eigenen Angaben keinen Sport treiben. Bei 4,5 Minuten waren es rund 32 Prozent. Als geeignete Tätigkeiten nennt die im Juli 2023 publizierte Studie: Hausarbeit, die Kraft verlangt, schwere Einkaufstüten tragen, Spiele mit Kindern, die Energie verlangen, und Spaziergänge mit Phasen von Power Walking. Also steigen Sie Treppen, saugen

Sie den Boden, wechseln Sie zwischen gemütlichem und schnellem Gehen ab. Das senkt nicht nur das Krebsrisiko, sondern kommt auch dem Gehirn zugute.[44]

Wer regelmäßig im Fitnessstudio trainiert, wird feststellen, dass das Training sich auch positiv auf das Gehirn auswirkt. Intensive körperliche Betätigung erhöht die Herzfrequenz, verbessert die Durchblutung des Gehirns und löst die Freisetzung von Botenstoffen und Hormonen aus. Der stärkere Blutfluss liefert Sauerstoff und Nährstoffe, zudem transportiert er Abfallprodukte und Giftstoffe ab. All das verbessert die Leistung des Gehirns und die kognitiven Fähigkeiten. Von Nordic Walking über Bergwandern und Bergsteigen bis hin zu Skilaufen und Aerobic ist für jeden etwas dabei, der intensiver trainieren möchte. Sport, der die Herz- und Atemfrequenz erhöht (Kardiotraining), ist besonders effektiv, so zum Beispiel Joggen, Walken, Radfahren, Tanzen, Schwimmen, aber auch

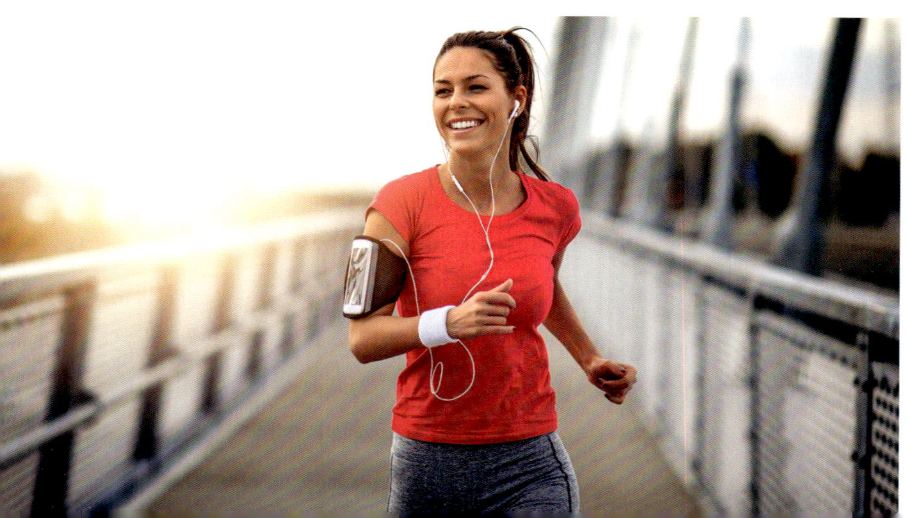

das Training auf dem Crosstrainer, dem Laufband und dem Rudergerät im Fitnessstudio sowie das HIIT-Trainingsprogramm (High Intensity Interval Training). Auch progressives Muskeltraining, bei dem die Gewichte erhöht werden, sobald die bisherige Belastung leichtgängig wird, wirkt sich positiv auf die Gehirnleistung aus. Sport kann sogar die negativen Auswirkungen von schlechten Ölen und Transfetten rückgängig machen.[45] Eine groß angelegte Studie mit 1,44 Millionen Amerikanern und Europäern zeigte, dass ein hohes Maß an körperlicher Aktivität das Risiko für dreizehn verschiedene Krebsarten wie Brust-, Dickdarm-, Lungen- und Leberkrebs senkt.[46] Weniger Bewegung erhöht dagegen das Risiko einer Herz-Kreislauf-Erkrankung und die Sterblichkeit.[47]

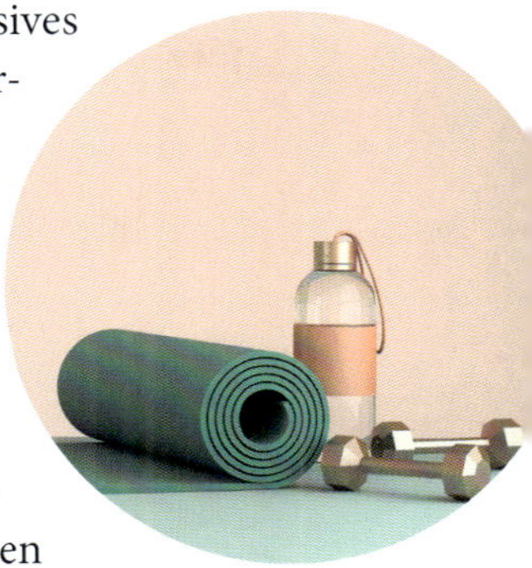

Für alle, die solche Trainingsformen nicht durchführen können oder wollen: Auch ruhigere Tätigkeiten regen das Gehirn an, solange Sie nicht im Autopilotmodus sind. Nähen, Stricken, Häkeln und Sticken aktivieren die Areale im Gehirn, die für die Feinmotorik zuständig sind. Life-Kinetik© ist ein Bewegungstraining, das auf spielerische Art und Weise sowie mit einfachen bis schwierigen Übungen die Leistungsfähigkeit des Gehirns steigert. Yoga ist ein sehr altes, ganzheitliches Übungssystem aus Indien, das auf allen Ebenen wirkt. Yogaübungen bringen Körper, Geist und Seele ins Gleichgewicht und stellen innere Harmonie her. Sie können Yoga als Morgengymnastik nutzen, um Verspannungen und Fehlhaltungen zu korrigieren, hochaktives Power Yoga machen oder mit

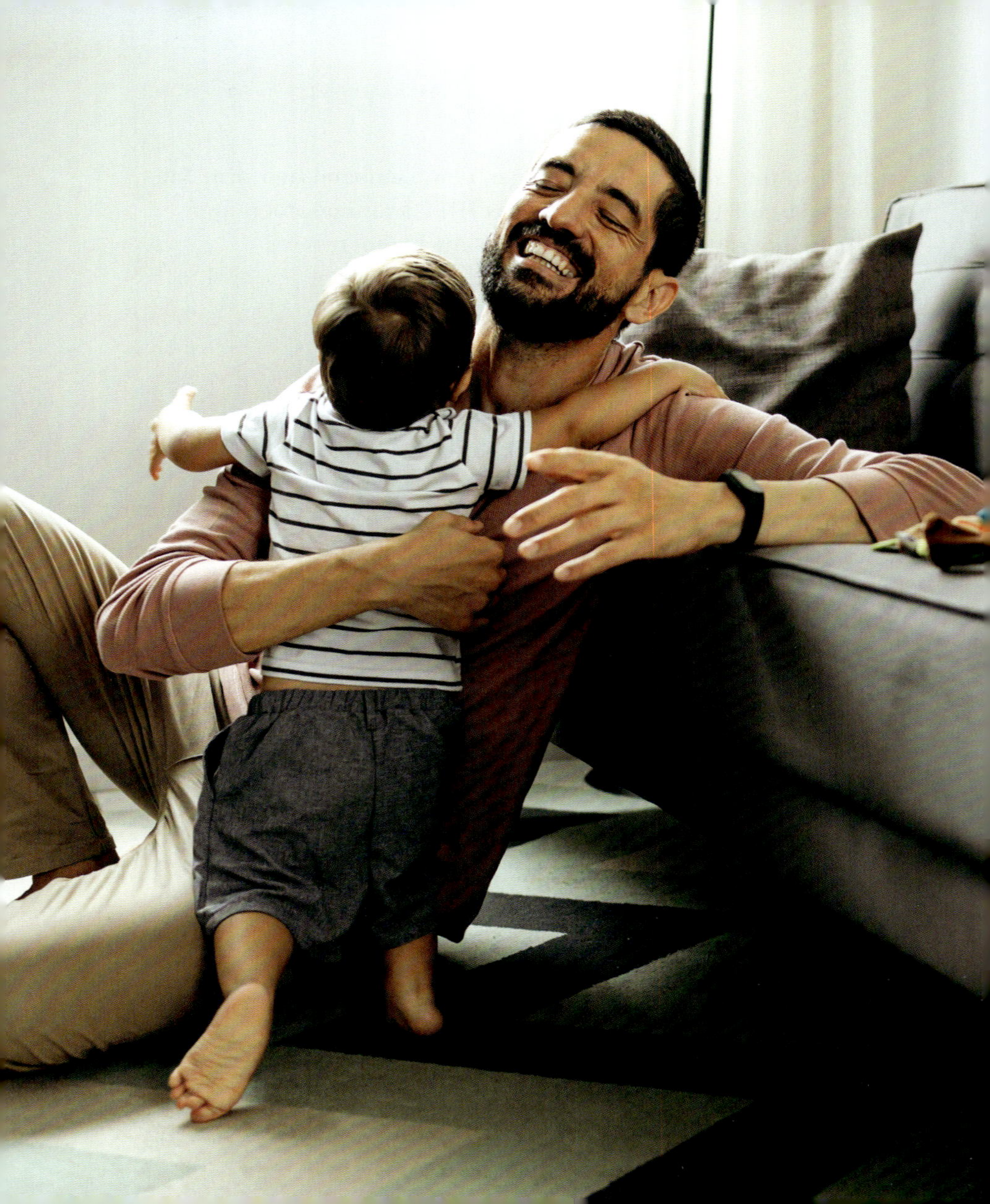

Yoga zu innerer Ruhe und einer Verbindung zu sich selbst finden, wie das im Yin Yoga der Fall ist – je nachdem welcher der zahlreichen Yogarichtungen Sie folgen.

Studien haben gezeigt, dass regelmäßige Bewegung ein wichtiger Baustein für ein leistungsfähiges Gehirn ist, auch im Alter, und das Risiko neurodegenerativer Krankheiten wie Alzheimer und Parkinson verringert. Wählen Sie das, was Ihnen Freude macht, aber machen Sie es sich auch nicht zu leicht. Dehnen Sie die Dauer Ihrer Spaziergänge aus, wann immer Sie Zeit dazu haben, und nehmen Sie die Treppe statt den Aufzug. Probieren Sie einmal einen Tanz zu Ihrem Lieblingssong – das geht auch ohne Partner. Bringen Sie Abwechslung in Ihren Tag.

Positive Gedanken und zwischenmenschliche Erlebnisse fördern die Neurogenese

Auch wenn »Denken Sie positiv!« nicht zum Zwang werden darf, schenken gute Gedanken und Zuversicht Wohlbefinden, stärken das Selbstwertgefühl und die seelische Resilienz. Sie regen die Neurogenese an, und zwar auch dann, wenn Sie einmal nicht positiv, sondern einfach nur objektiv auf die Dinge schauen oder gerade unglücklich sind. Wichtig ist, sich mit Menschen zu umgeben, die Ihnen guttun oder mit denen Sie eine echte Interessenverbindung spüren, und Ihre Umgebung so weit wie möglich darauf auszurichten.[48]

Liebe und Sex regen die Neurogenese an und verbessern das Gedächtnis

Streicheln, Kuscheln, Küssen und Sexualität schütten den Botenstoff Oxytocin aus. Das Bindungshormon stärkt zwischenmenschliche Beziehungen, löst Vertrauen aus, steigert das Wohlbefinden und hilft, Stress zu bewältigen. Bei der Geburt löst Oxytocin die Wehen aus und verstärkt die Bindung zwischen Mutter und Kind.[49]

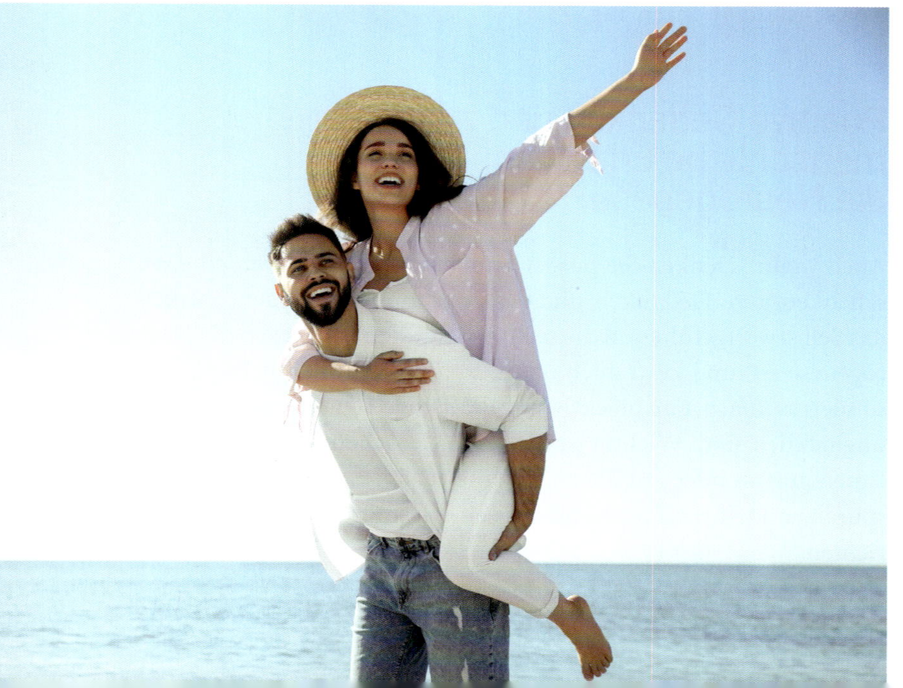

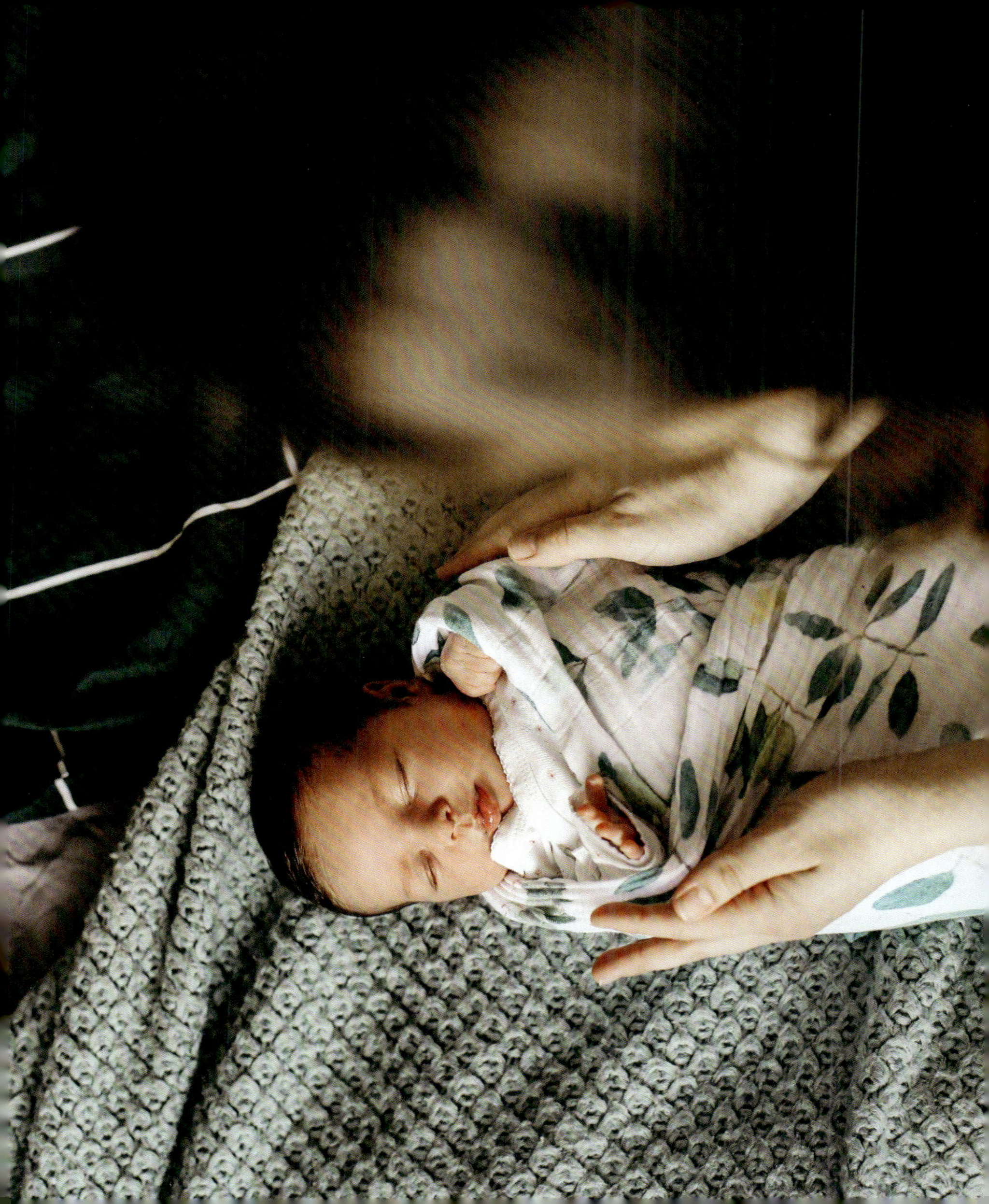

Rotlichttherapie und Infrarotsauna

Die Rotlichttherapie – eine Behandlung mit rotem bis nahinfrarotem Licht – wird bei einer Vielzahl neurologischer und psychologischer Erkrankungen wie etwa Depressionen eingesetzt.[50] Rotlicht regt die Heilung des Gehirns an, steigert die Bildung von BDNF (siehe Seite 176 f.) und Synapsen, über die Neuronen miteinander kommunizieren. Für den persönlichen Gebrauch werden Infrarotlampen (auch speziell für die Augen), Infrarotmatten oder eine Infrarotsauna angeboten.

Atemübungen bringen die Neurogenese in Schwung

»Atem ist Leben« – in diesem Satz ist eine große, alte Weisheit zusammengefasst. Jede Zelle unseres Körpers braucht Sauerstoff, besonders das leistungsstarke Gehirn. Wenn Sie sich mit Atemübungen befassen, werden Sie erstaunt sein, wie viele unterschiedliche Übungen es gibt. Wissenschaftliche Untersuchungen, zum Beispiel zu den Yoga-Atemtechniken des Pranayama, belegen die wertvolle Unterstützung sämtlicher neuronaler Vorgänge bis hin zur Neurogenese.[51] Empfehlenswert sind zum Beispiel Bücher und Audio-CDs von Dr. Ralph Skuban wie *Pranayama* –

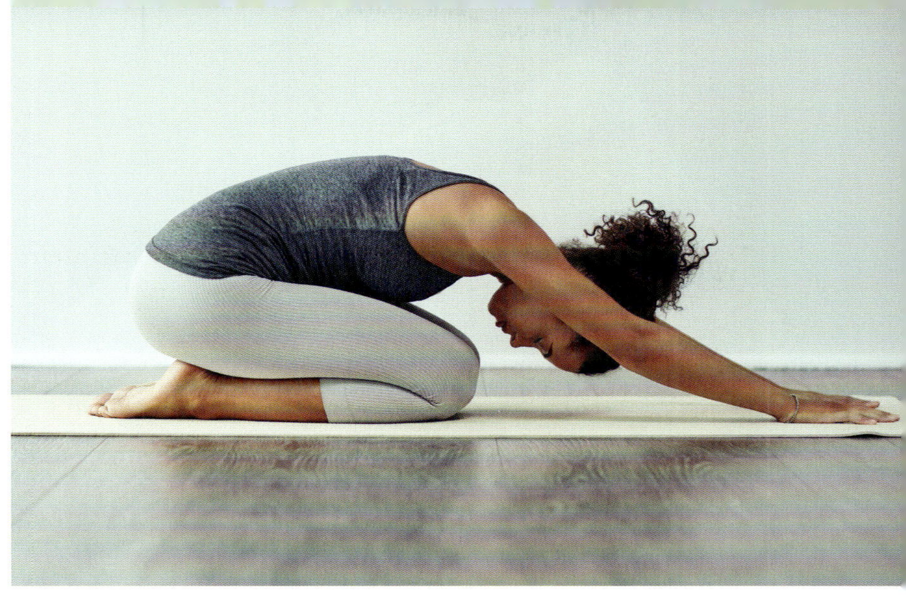

Heilendes Atmen nach der Tradition des Ostens: Einfache Atemübungen zur Entspannung und Sanftes Atmen – für mehr Resilienz und ein starkes Immunsystem oder *Verjüngende Atemübungen vom Dach der Welt* von Inka Jochum. Auch im Internet finden Sie zahlreiche Videos.

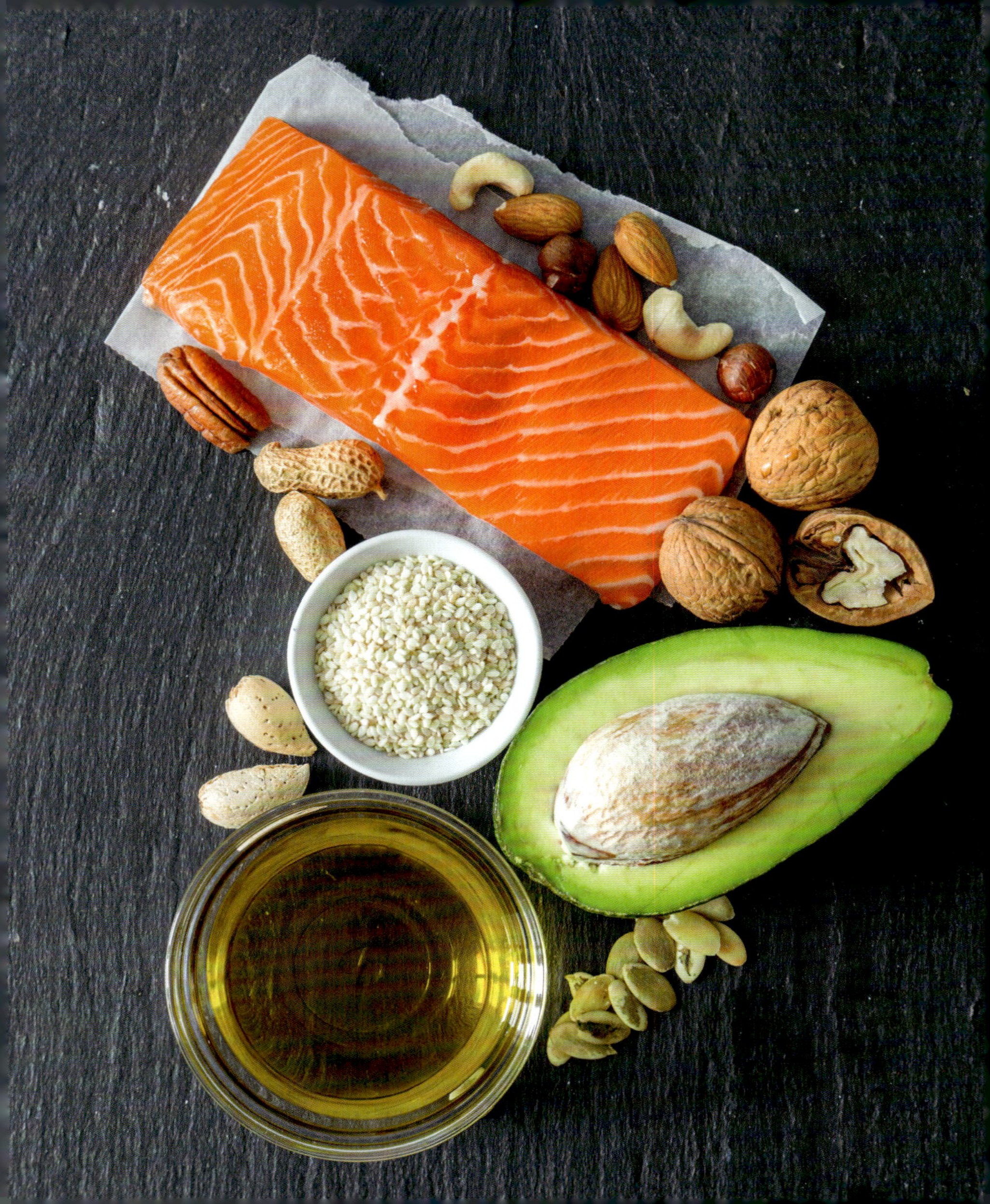

Die Neurogenese über die Ernährung anregen

Ernährung
– die gute und die schlechte Seite

Ernährung kann heilen oder schaden. Eine der größten Gefahren für die Gesundheit sind Entzündungen, die oft lange nicht erkannt werden, sogenannte *Silent Inflammations*, die einen wichtigen Anteil an neurologischen Störungen haben. Je weniger entzündungsfördernd die Ernährung ist, desto gesünder ist der Mensch. Industriezucker, Pflanzenöle und Transfette, wie sie in Fast Food und vielen verarbeiteten Lebensmitteln wie Wurst und Fertiggerichten vorkommen, schaden der Neurogenese, der Lernfähigkeit und dem Gedächtnis.[52] Während Omega-3-Fettsäuren wichtige Bausteine für das Gehirn sind, stellt das Übermaß an Omega-6-Fettsäuren, das in Wurstwaren, zu hohem Fleischkonsum und Omega-6-reichen Pflanzenölen wie Sonnenblumen- oder Maiskeimöl steckt, ein Risiko für Entzündungen dar. Aus Omega-6-Fettsäuren entstehen Zytokine, die in großen Mengen Autoimmunreaktionen auslösen.

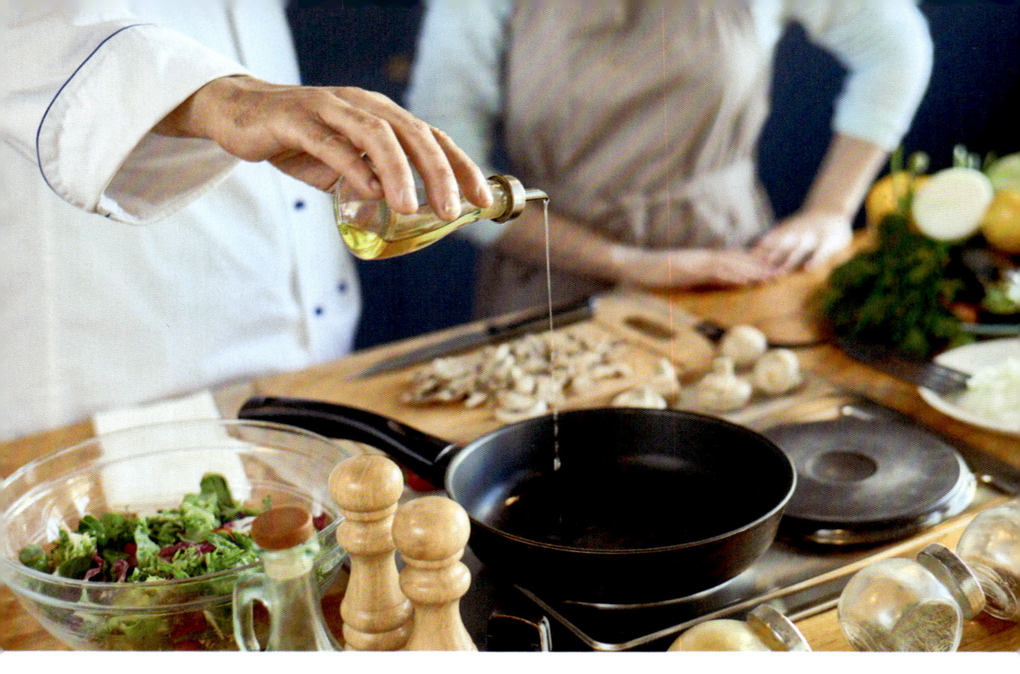

Meiden Sie gehärtete Fette, wählen Sie naturbelassene statt raffinierte Öle und achten Sie beim Braten darauf, das Fett nicht so stark zu erhitzen, dass es oxidiert, also überhitzt wird. Rauchendes Fett in der Pfanne sollte entfernt werden. Falsche oder falsch zubereitete Nahrung übersäuert den Körper und enthält außerdem zu wenig Vitamine und Mineralstoffe. Wer nicht sorgfältig wählt, was er isst und was zu seinem Körpertyp passt, überflutet seinen Körper mit unverdaulichen oder nur schwer verdaulichen Eiweißen, Phosphaten, Glutamat, Gluten, Fruktose und Purinen, und meist kommen Schwermetalle, weitere Schadstoffe und Zusatzstoffe in Lebensmitteln dazu. Komplexe Zucker statt Industriezucker, Fette, die die Gesundheit fördern, und eine ballaststoffreiche Kost aus Vollkornprodukten sind eine gute Lebensgrundlage. Widmen Sie den folgenden Fragen Zeit und Geduld: »Wie gesund ernähre ich mich?« »Welcher Zusammenhang könnte zwischen meiner Ernährungsweise und Erkrankungen oder Symptomen bestehen?« »Wie gut vertrage ich das, was ich esse und trinke wirklich und was könnte ich verbessern?« Befassen Sie sich mit gesunder Ernährung, es lohnt sich, sprengt aber den Rahmen dieses Buches.

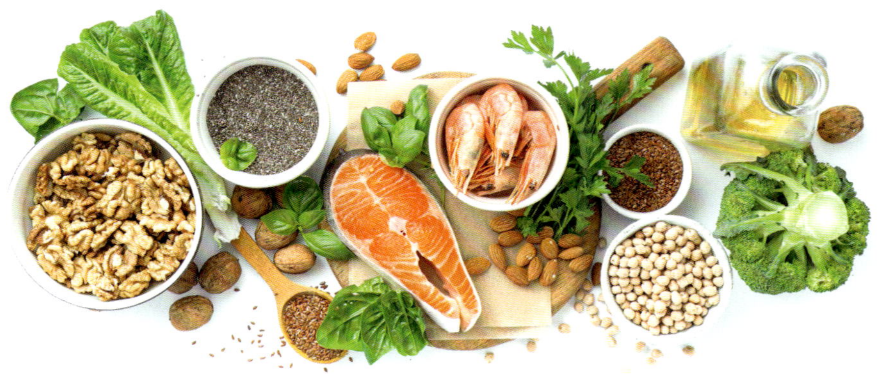

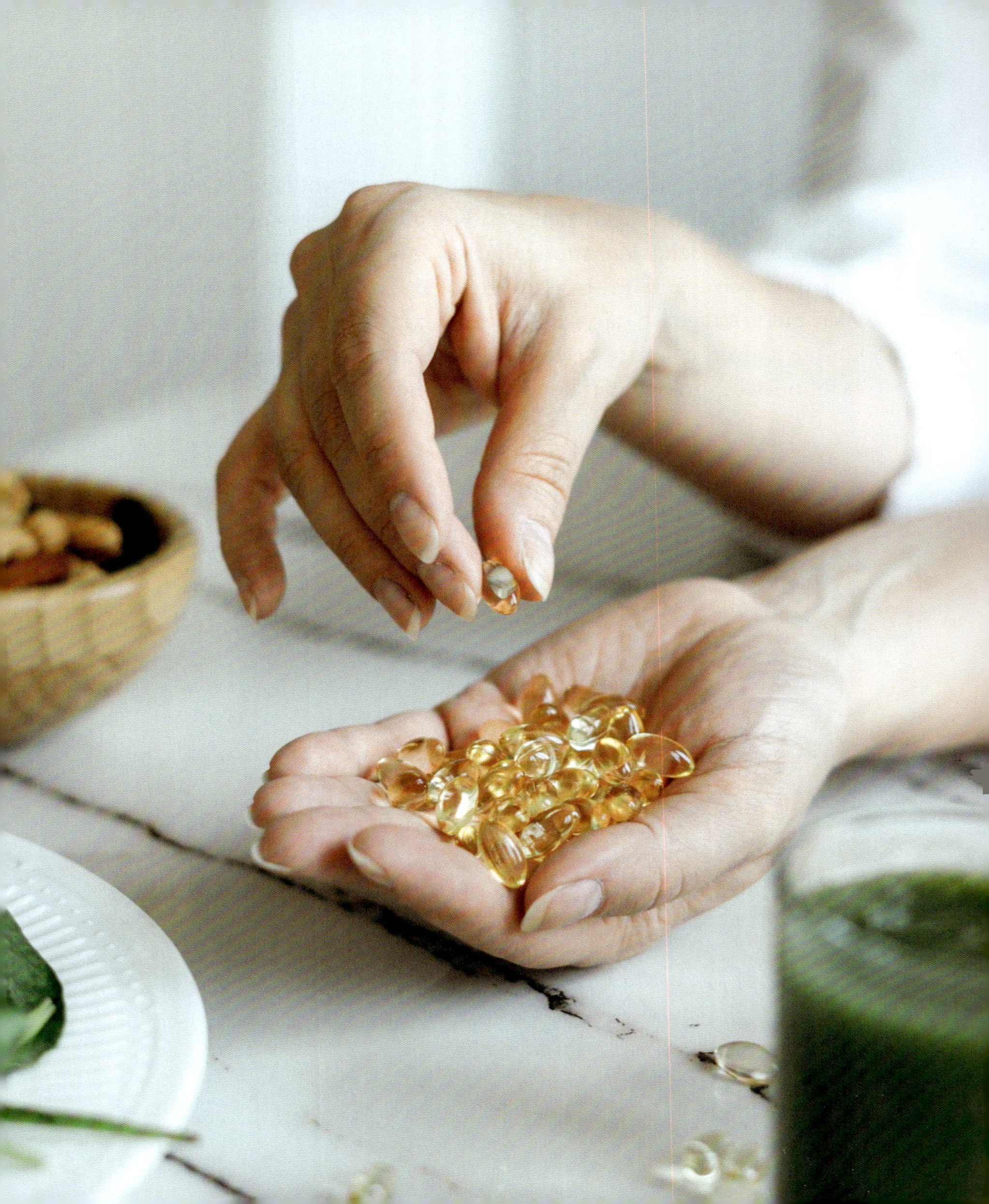

Brainfood – die besten Nährstoffe für das Gehirn

> ***Geld allein macht nicht glücklich. Es gehören auch noch Aktien, Gold und Grundstücke dazu.***
>
> – Danny Kaye

Mit ein bisschen Humor lässt sich Danny Kayes Zitat umformulieren: Pillen allein machen das Gehirn nicht glücklich, es gehören auch noch Bewegung, Sport, geistige Herausforderungen und zwischenmenschliche Erlebnisse dazu. Die Hoffnung, dass eine Zauberpille allein das Gehirn auf Vordermann bringt, trügt. Nichtsdestoweniger sind bestimmte Nahrungsergänzungsmittel ein Jungbrunnen für das Gehirn. Manche dieser Nahrungsergänzungsmittel sind sogar unerlässlich, so zum Beispiel die Omega-3-Fette, die wir in der Regel nur ungenügend über die Nahrung und meist in einem Missverhältnis zu Omega-6 aufnehmen.

Omega-3-Fettsäuren
– warum wir zu wenig bekommen, obwohl wir sie unbedingt brauchen

Auf manches können wir eventuell verzichten, aber nicht auf die Omega-3-Fettsäuren. Eine umfangreiche Studienlage belegt, dass sie lebenswichtig sind – besonders für das Gehirn, in dem unaufhörlich Umbauprozesse stattfinden, für die hochwertige Baustoffe und Energielieferanten gebraucht werden. Fett macht nicht dick, wenn man die richtigen Fette konsumiert, und Omega-3-Fette sind die Spitzenreiter. Die Frage, welche Fette gesund und welche ungesund sind, ist jedoch so umfangreich, dass ich Ihnen empfehlen würde, ein Buch dazu zu lesen oder sich im Internet zu informieren.

Für die Hirnfunktion sind die beiden langkettigen Omega-3-Fette DHA (Docosahexaensäure) und EPA (Eicosapentaensäure) entscheidend.[53] Sie werden unter anderem für einen gesunden Cholesterinspiegel gebraucht. Bei einem Mangel an Cholesterin leidet das Gehirn. Cholesterin wird für die Bildung von Synapsen und Myelinscheiden benötigt, die die Neuronen einhüllen und schützen. Es ist an der Kommunikation zwischen den Neuronen, der Regulierung des Blutzuckerspiegels und der Ausschüttung des Sexualhormons DHEA (Dehydroepiandrosteron) beteiligt, wird für die Bildung von Vitamin

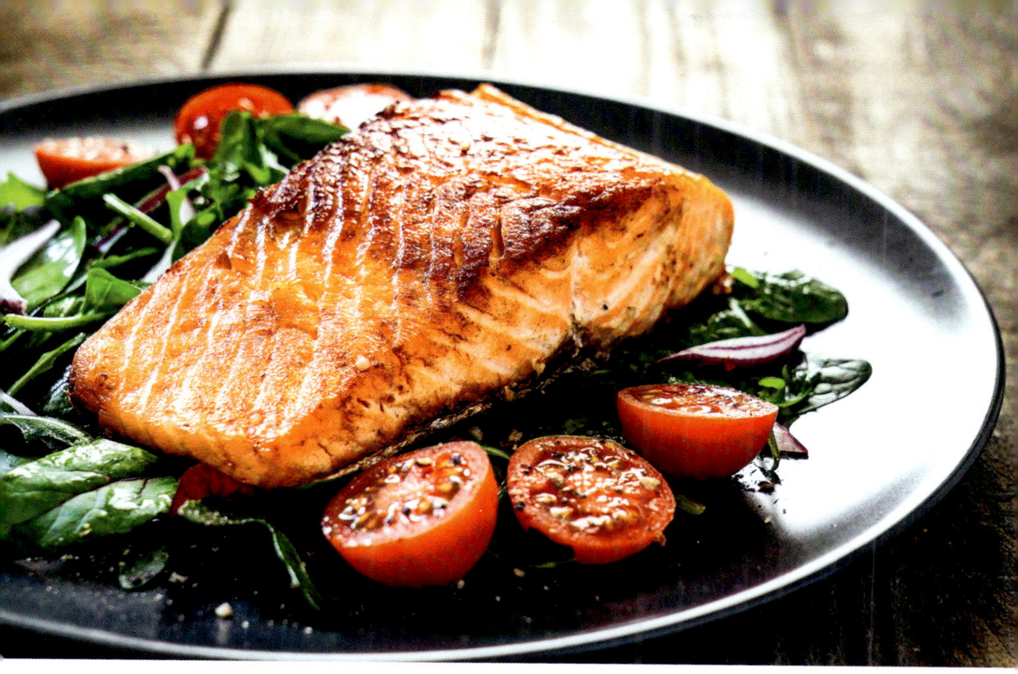

D gebraucht und liefert Energie. Seien Sie deshalb skeptisch gegenüber den gängigen Cholesterinmythen und informieren Sie sich genau, bevor Sie sich für die Einnahme von Statinen (Cholesterinsenkern) entscheiden.

Die mehrfach ungesättigten Omega-3-Fettsäuren EPA und DHA gehören zu den essenziellen Fettsäuren, die wir mit der Nahrung oder über Nahrungsergänzungsmittel aufnehmen müssen. Die meisten Europäer nehmen nicht genügend EPA und DHA zu sich, stattdessen überwiegen die Omega-6-Fettsäuren. Das Verhältnis in der Ernährung liegt zwischen 10:1 bis 20:1 zuungunsten von Omega-3. Die Deutsche Gesellschaft für Ernährung empfiehlt ein Verhältnis von unter 5:1.

Omega-3-Fettsäuren …

- fördern die Neurogenese;
- liefern Baumaterial für die Bildung neuer Nervenzellen im Gehirn;
- sind unverzichtbar für einen gesunden Cholesterinspiegel und können die Blutfettwerte senken;
- werden dringend für ein leistungsfähiges Gehirn bis ins hohe Alter gebraucht;
- können Neurodegeneration und Demenz vorbeugen;
- sind eine wichtige Energiequelle für das Gehirn und den gesamten Körper;
- helfen Kindern mit ADHS und Konzentrations- beziehungsweise Lernstörungen;
- werden für den Aufbau der Zellmembranen benötigt;
- sind am Zellstoffwechsel beteiligt;
- sind an der Produktion von Hormonen wie DHEA beteiligt;
- werden für die Proteinsynthese gebraucht;
- können helfen, den Blutzuckerspiegel und den Blutdruck zu senken;
- erhalten die Gesundheit der Augen und die Sehkraft;
- sind am Aufbau von körpereigenen Immunzellen beteiligt;

- wirken durch den Aufbau an Eicosanoiden entzündungshemmend;
- erhöhen die Stressresistenz;
- lindern Depressionen;[54]
- konnten durch Langzeitgabe verletztes Hirngewebe und die Hirnleistung verbessern;[55]
- erhöhen den BDNF-Spiegel.[56]

Krillöl, der Superstar unter den Omega-3-Lieferanten

Der Krill, eine kleine Krebsart, die als Hauptnahrung für eine Vielzahl von Tieren im Südpolarmeer dient, ist ein Überlebenskünstler. Seine beeindruckende Kraft und Anpassungsfähigkeit helfen ihm, Nahrungsmangel und extreme Kälte zu überstehen. Seine Nahrungsquelle ist Phytoplankton, ein Powerpaket an wertvollen Nährstoffen: Mineralstoffe, Spurenelemente, Kohlenhydrate, ungesättigte Fettsäuren, Vitamine, Ballaststoffe und mehr. Da der Krill ganz am Anfang der Nahrungskette steht, ist er weder mit Schadstoffen noch mit Schwermetallen belastet. Das aus dem Krill gewonnene Krillöl steht somit für Kraft und Reinheit. Die Kommission zur Erhaltung der lebenden Meeresschätze der Antarktis (Commission for the Conservation of Antarctic Marine Living Resources, CCAMLR) überwacht die Menge an Krill, die jährlich gefischt werden darf, und sorgt für das Überleben des Krills.

Krillöl enthält eine einzigartige Kombination von Wirkstoffen, die besonders dem Gehirn zugutekommen:

- Omega-3-Phospholipide (EPA und DHA gebunden an Phospholipide),
- den hocheffektiven Radikalfänger Astaxanthin und
- den essenziellen Nährstoff Cholin.

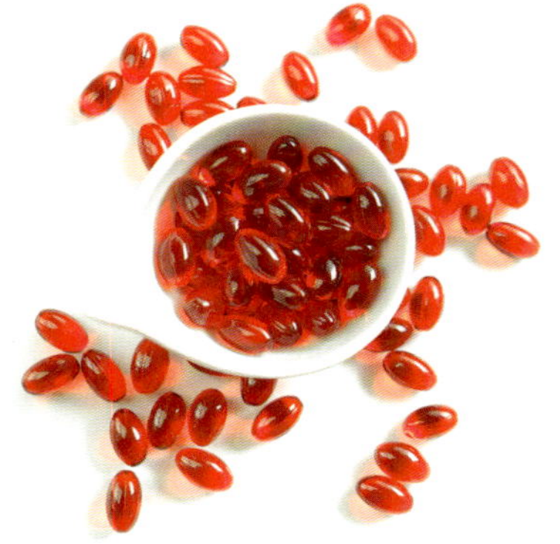

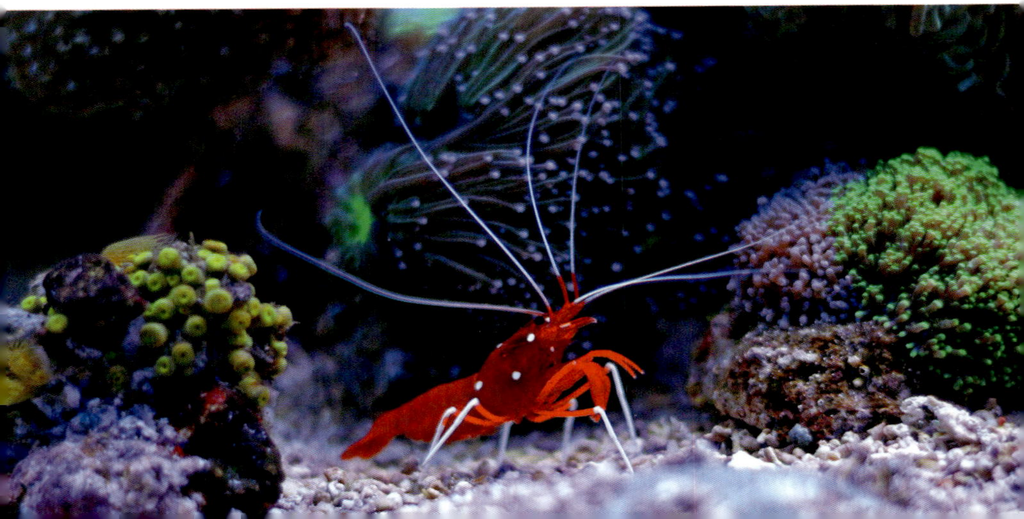

Wie sich Krillöl und Fischöl unterscheiden und warum Krillöl die bessere Wahl ist

Das hochwertige Krillöl hat seinen Preis. Könnte man nicht einfach ein billigeres Fischöl verwenden, um sich mit Omega-3-Fettsäuren zu versorgen? Zum Beispiel Lachsöl oder Öl von anderen fetten Fischen wie Makrele, Hering und Thunfisch? Die Antwort lautet: Nein! Vergleicht man Fischöle mit Krillöl, die ebenfalls EPA und DHA enthalten, ist Krillöl deutlich überlegen,[57] denn in ihm sind die lebenswichtigen Fettsäuren an Phospholipide gebunden.

Phospholipide
– das große Krillöl-Plus

Diese Bindung der Fettsäuren an Phospholipide ist einzigartig in der Natur. Sie verleiht dem Krillöl seine ungewöhnlich hohe Bioverfügbarkeit und damit seine Wirksamkeit. Die wasserlöslichen Phospholipide sorgen dafür, dass auch die Omega-3-Fettsäuren leichter gelöst und so besser im Darm und in den Zellen aufgenommen werden können. Phospholipide bestehen hauptsächlich aus Fettsäuren, von denen ein hoher Anteil mehrfach ungesättigte Fettsäuren sind. Sie bilden einen wichtigen Teil der Zellmembranen, wo sie für elastische, stabile Zellen sorgen. Dank dieser Elastizität können die Zellen die lebensnotwendigen Nährstoffe aufnehmen, sich reinigen und entgiften. Darüber hinaus bilden sie einen der wichtigsten Bausteine des »guten« HDL-Cholesterins.

Die Phospholipide in Krillöl ähneln denen des menschlichen Gehirns. Die Zellmembranen des Gehirns enthalten besonders viele Phospholipide und profitieren von einer reichlichen Zufuhr von außen. Krillöl kann etwas, was wenige Substanzen können: die Blut-Hirn-Schranke überwinden. Es ist daher besonders gut geeignet, die Zellen des Gehirns zu nähren. Omega-3-Phospholipide bewirken einen leichteren und schnelleren Informationsaustausch zwischen allen Zellen im Körper und besonders zwischen denen des Gehirns. So entstehen geistige Klarheit und ein leichtgängiges Denken. Während Fischöl schnell ranzig wird, also oxidiert, hat Krillöl sein eigenes Antioxidans dabei: Astaxanthin. Deshalb ist es vor Oxidation geschützt. Ranziges Fischöl erhöht im Körper die Menge an freien Radikalen.

Unterschiedliche Stoffwechselwege

Krillöl und Fischöle werden unterschiedlich verstoffwechselt. Das beginnt bereits im Darm, wo die Omega-3-Phospholipide des Krillöls besser aufgenommen werden als die Omega-3-Triglyceride des Fischöls.[58] Die nicht wasserlöslichen Omega-3-Triglyceride sind reine Fettmoleküle und müssen im Darm erst in die Fettsäuren EPA und DHA aufgespalten werden. Bis zu 85 Prozent werden dabei einfach ausgeschieden. Der Rest wird über das Blut in die Zellen transportiert, wo er in den Mitochondrien verbrannt wird. Ein Überschuss wird in den Fettzellen gespeichert.

Die Omega-3-Phospholipide werden dagegen in die Zellmembranen aufgenommen. Das bedeutet, dass Organe – wie auch das Gehirn – die Omega-3-Phospholipide nutzen können, um ihre Zellmembranen aufzubauen, sie geschmeidig zu machen und die Aufnahmefähigkeit der Zellen und ihre Entgiftung zu erhöhen.

Cholin

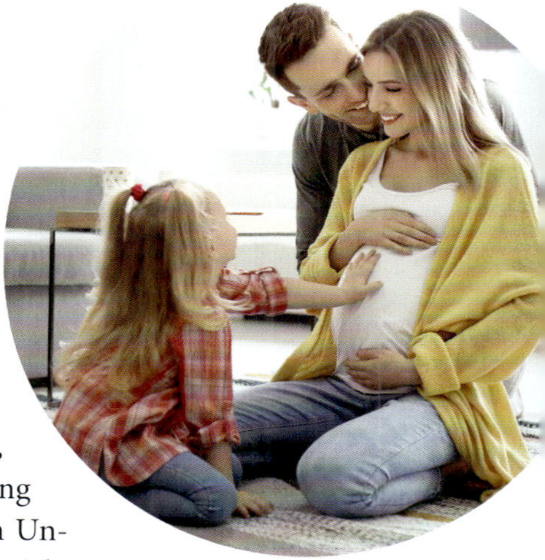

Obwohl Cholin eigentlich kein Vitamin ist, weil der menschliche Körper kleine Mengen davon selbst herstellen kann, wird es zur Gruppe der B-Vitamine gezählt. Cholin hat viele Aufgaben, beispielsweise beim Fettstoffwechsel, bei der Verdauung, der Herz-Kreislauf-Gesundheit und der Entgiftung. Für die Hirnentwicklung, das Lernen und die Gedächtnisleistung brauchen wir Cholin. Die Gehirne von Ungeborenen und Kleinkindern können sich nur mit Cholin gut entwickeln, deshalb ist der Stoff besonders wichtig für Schwangere und Stillende. Der größte Teil des mit der Nahrung aufgenommenen Cholins wird im Körper zu Phosphatidylcholin umgewandelt, auch als Lecithin bekannt. Es kommt in allen Zellen mit Zellkern vor und bildet als Teil der Phospholipide den Hauptbestandteil der Zellmembran. Krillöl enthält bereits Phosphatidylcholin. Daraus wird der lebenswichtige Neurotransmitter Acetylcholin gebildet, der die Reaktion von neuronalen Netzwerken in vielen Hirnregionen koordiniert.[59] Auch ein die Leber schützender Stoff wird aus Acetylcholin im Körper hergestellt. Und nicht zuletzt ist Cholin für einen gesunden Homocysteinstoffwechsel nötig, der für die Herz-Kreislauf-Gesundheit wichtig ist.

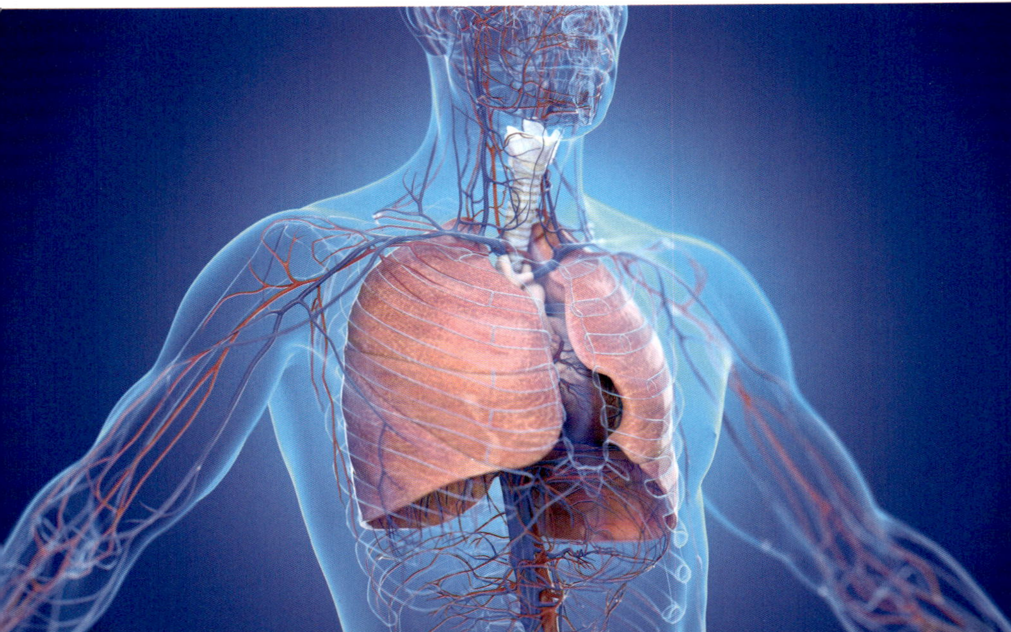

Astaxanthin

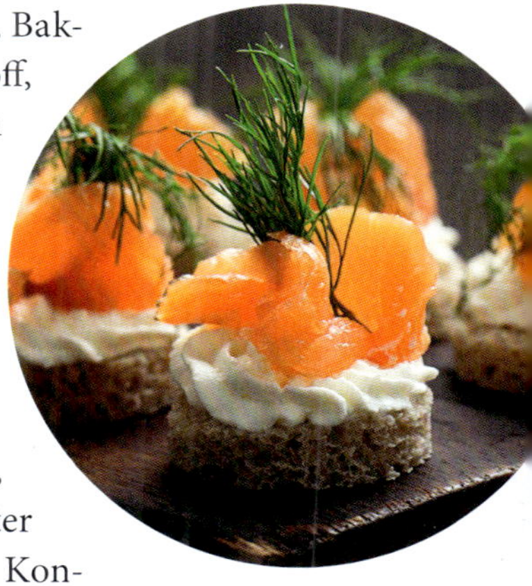

Astaxanthin ist eines der stärksten Antioxidantien, die wir kennen. Algen, Plankton, einige Pflanzen, Bakterien und Schimmelpilze bilden den roten Stoff, um sich vor schwierigen Umweltbedingungen wie schädliche UV-Strahlung, starke Hitze und Kälte zu schützen. Aber auch Obst und Gemüse, zum Beispiel Karotten, enthalten das Carotinoid. Tiere, die sich von Algen und Phytoplankton ernähren, nehmen den Farbstoff auf und färben so ihr Gewebe: Krill, Lachse, rosa Lachsforellen, Hummer, Shrimps, Krabben und Flamingos, die unter anderem kleine Krebse fressen. Die höchste Konzentration an Astaxanthin ist in Lachsen enthalten. Das verleiht ihnen nicht nur die schöne Farbe, sondern macht auch ihre Muskeln fit, sodass sie problemlos stromaufwärts schwimmen können. Bedenken Sie bei der Auswahl einer Lachsmahlzeit, dass sich Wildlachs natürlich von Algen ernährt, während Zuchtlachs mit genetisch verändertem Korn, Fischmehl und Zusätzen gefüttert wird. Das Ergebnis ist ein ungesunder Fisch, dessen schale Farbe durch die Gabe von künstlichem, aus fragwürdigen Quellen stammendem Astaxanthin aufgebessert wird.

Astaxanthin zählt zwar zu den Carotinoiden, aber ein kleiner chemischer Unterschied macht es zum Star unter ihnen: Es kann die Blut-Hirn-Schranke überwinden und seine zellschützenden

Eigenschaften direkt im Gehirn entfalten. Forscher fassten im Jahr 2022 die positiven Studienergebnisse zur Wirkung von Astaxanthin bei neurologischen Erkrankungen wie Alzheimer, Parkinson, der amyotrophen Lateralsklerose (ALS), der zerebralen Ischämie, traumatischen Hirnverletzungen, Rückenmarksverletzungen, kognitiven Beeinträchtigungen und neuropathischen Schmerzen zusammen.[60] Auch die Schutzbarriere der Augen, die Blut-Augen-Schranke, kann Astaxanthin leicht überwinden, die Augengesundheit erhalten und grauen Star und andere Augenerkrankungen verbessern, die mit Oxidationsprozessen in Verbindung gebracht werden.[61]

Drei Studien zu den herausragenden Wirkungen von Krillöl

Eine 2013 publizierte Studie belegt, dass die mehrfach ungesättigten Fettsäuren in Krillöl die kognitiven Fähigkeiten der Testpersonen aufgrund des Anteils an Phospholipiden weitaus stärker erhöhen als beispielsweise Sardinenöl, in dem die Fettsäuren in Form von Triglyceriden vorliegen.[62] 2020 erschien eine Studie, die die entzündungshemmende Wirkung von Krillöl bestätigte, die unter anderem auf den Astaxanthingehalt zurückgeht.[63] Im Tierversuch mit Ratten, deren Gehirnleistung stark zurückgegangen war, verringerte Krillöl die oxidative Stressbelastung und das Absterben von Neuronen, welche die Wissenschaftler bei den Tieren ausgelöst hatten, in dem sie Beta-Amyloid künstlich erhöhten.[64]

Algenöl
– pflanzliches, maritimes Omega-3

Für einen gesunden Omega-3-Status muss ein Erwachsener täglich etwa 2 Gramm an aquatischen – aus Meer, Flüssen und Seen stammenden – Omega-3-Fettsäuren aufnehmen. Bei einem fetten Seefisch wären dafür etwa 150–300 Gramm nötig, und zwar täglich.[65] So viel Fisch isst kaum jemand, ganz abgesehen davon, dass die Verschmutzung der Meere einen sehr vorsichtigen Umgang mit Fisch und Meeresfrüchten nahelegt und auch Süßwasser häufig mit Plastik verunreinigt ist. In seinem Buch *Die Algenöl-Revolution* zeigt Dr. Michael Nehls einen Ausweg: Algenöl – aquatische Omega-3-Fettsäuren aus Mikroalgen gewonnen. Algenöl ist vegan, frei von Schadstoffen und kann einfach und unbegrenzt produziert werden. Die Algen kommen nicht aus dem Meer, sondern werden in großen Tankanlagen an Land gezüchtet, in denen Algenkulturen angesetzt werden, und wachsen in künstlichem Meerwasser. Nach der Ernte werden die Algen fermentiert und die Biomasse entwässert. Mithilfe von Zentrifugen wird das Öl gewonnen, gereinigt und

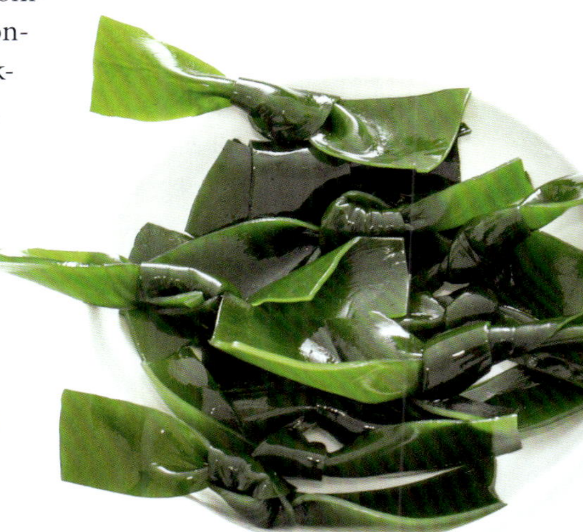

in Kapseln oder Flaschen gefüllt. Wenn Sie Krillöl und Algenöl kombinieren, gewinnen Sie eine optimale Versorgung, da Krillöl außer DHA und EPA weitere wertvolle Stoffe enthält.

Curcuma – das Allroundtalent mit Extrabonus fürs Gehirn

Die heilige Pflanze Indiens ist eine der am besten untersuchten Pflanzen der Welt. Ihre Wirkungen reichen von intensivem Zellschutz, Regeneration der Leber, Anregung der Durchblutung und des Gallenflusses, Entgiftung, Ausleitung von Quecksilber, Stärkung des Immunsystems, Linderung von Gelenkschmerzen und Symptomen bei Multipler Sklerose (MS), Vorbeugung gegen Thrombosen, Zellentartung (Krebs) bis hin zum Schutz des Herz-Kreislauf-Systems. Zudem hat Curcuma eine geradezu erstaunliche Wirkung auf das Gehirn. Auch der Darm liebt Curcuma und seine entzündungshemmende Wirkung. Curcuma hat mehr als 800 gesundheitliche Vorteile[66] und ist genauso wirksam wie vierzehn verschiedene Arten von Medikamenten, jedoch ohne deren unerwünschte Nebenwirkungen.[67] Curcuma beeinflusst die Expression von mehr als 700 Genen und kann genetische Anlagen positiv beeinflussen.

Curcuma longa – die lange Wurzel

Mehr als hundert Wirkstoffe wurden aus Curcuma (botanischer Name: *Curcuma longa)* isoliert. Unter diesen Wirkstoffen wurden zwei besonders gut untersucht: das Antioxidans Curcumin und die Turmerone, eine Gruppe der Stoffe, die das pflanzentypische Aroma hervorbringen.

Curcuma für das Gehirn

Curcuma schafft, was nur wenige Stoffe können: Es durchschreitet die Blut-Hirn-Schranke und kann das Gehirn vor freien Radikalen und Entzündungen schützen sowie Heilung bei neurodegenerativen Erkrankungen wie Alzheimer und Multipler Sklerose (MS) anregen.

Eine 2012 in *PLOS One* publizierte Studie belegt, dass Curcumin, der am häufigsten untersuchte Curcumawirkstoff, die Neurogenese, die kognitiven Fähigkeiten und die Plastizität des Gehirns erhöht.[68] 2014 fanden Forscher heraus, dass Curcumin sich günstig auf das Arbeitsgedächtnis, die Leistungsfähigkeit, die Konzentration sowie die Stimmung von älteren Testpersonen auswirkt. Auch die Werte des Gesamt- und LDL-Cholesterins sowie die weiteren Blutwerte hatten sich verbessert.[69] Curcumin kann die Auswirkungen von chronischem Stress auf die Neurogenese nicht nur mildern, sondern sogar umkehren und die Neurogenese steigern. Die neuen Zellen reiften und wurden zu aktiven Neuronen, statt wieder abzusterben. Außerdem wirkte Curcumin der stressbedingten Abnahme der wichtigen Moleküle 5-HT1A-Rezeptor-mRNA und BDNF im Hippocampus entgegen.[70]

Lange Zeit ging die Forschung davon aus, dass Curcumin der entscheidende Faktor in Curcuma sei. 2014 belegte eine in *Stem Cell Research & Therapy* veröffentlichte Studie das Gegenteil. Deut-

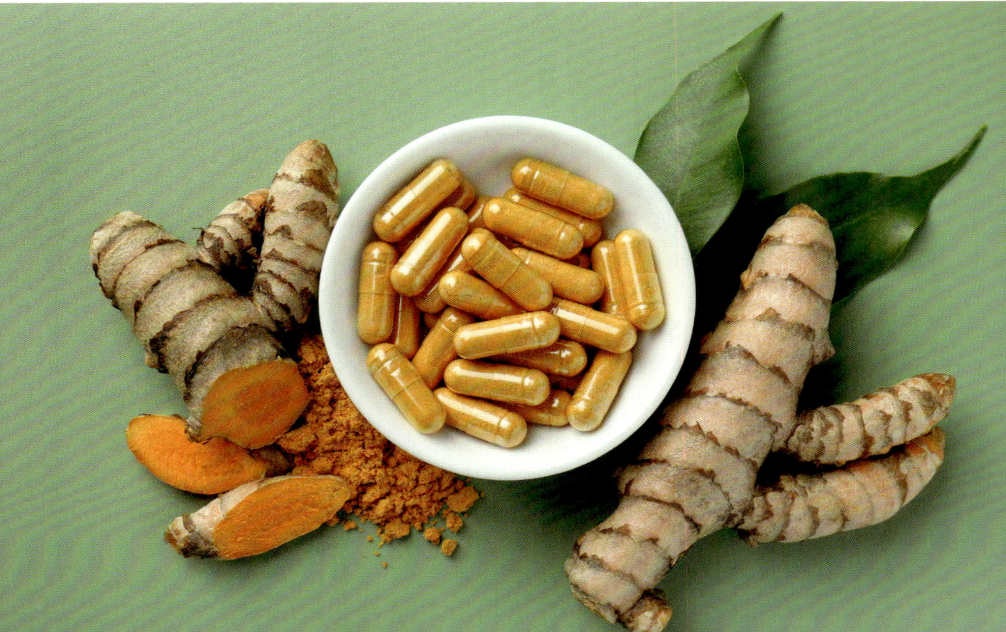

sche Forscher untersuchten, wie sich die aromatischen Turmerone (eine Gruppe der Aromastoffe in Curcuma) auf die Zunahme von neuronalen Stammzellen auswirken. Stammzellen können sich permanent selbst erneuern. Sie bilden Vorläuferzellen für Gehirnzellen, sind also die Matrix, aus der die Gehirnzellen hervorgehen, und werden für die Regeneration des Gehirns dringend benötigt. Aus den Vorläuferzellen wurden tatsächlich vollständig ausgebildete Neuronen, was zeigt, dass sich die aromatischen Turmerone heilend und leistungssteigernd auf das Gehirn auswirken.[71] Bei vielen Menschen erschlafft die Muskulatur der Blutgefäße im Alter. Die Folge ist eine geringere Durchblutung und Sauerstoffversorgung des Gehirns. Das muss nicht so sein. In einer placebokontrollierten Studie wiesen die Testpersonen, die Curcumawurzel-Extrakt eingenommen hatten, eine höhere Sauerstoff- und Blutversorgung im Gehirn auf als die Placebogruppe.[72] Wählen Sie vollständiges Curcuma (nicht nur Curcumin), wenn Sie ein Nahrungsergänzungsmittel kaufen wollen, denn der Synergieeffekt ist entscheidend.

Als weiteren großen Vorteil für das Gehirn steigert Curcumin die Synthese von DHA (Docosahexaensäure) aus der Vorstufe Alpha-Linolensäure, die sich häufiger in der Nahrung findet als DHA selbst.[73] Ein Mangel an den Omega-3-Fetten DHA und EPA hat enorme Auswirkungen auf sämtliche Zellen, besonders die des Gehirns. Für alle, die gern guten Wein und anderen Alkohol trinken: Curcumin half im Tierversuch, Gehirnschädigungen durch Alkoholmissbrauch zu reduzieren.[74] Das ist allerdings kein Freibrief für unkontrollierten Alkoholgenuss.

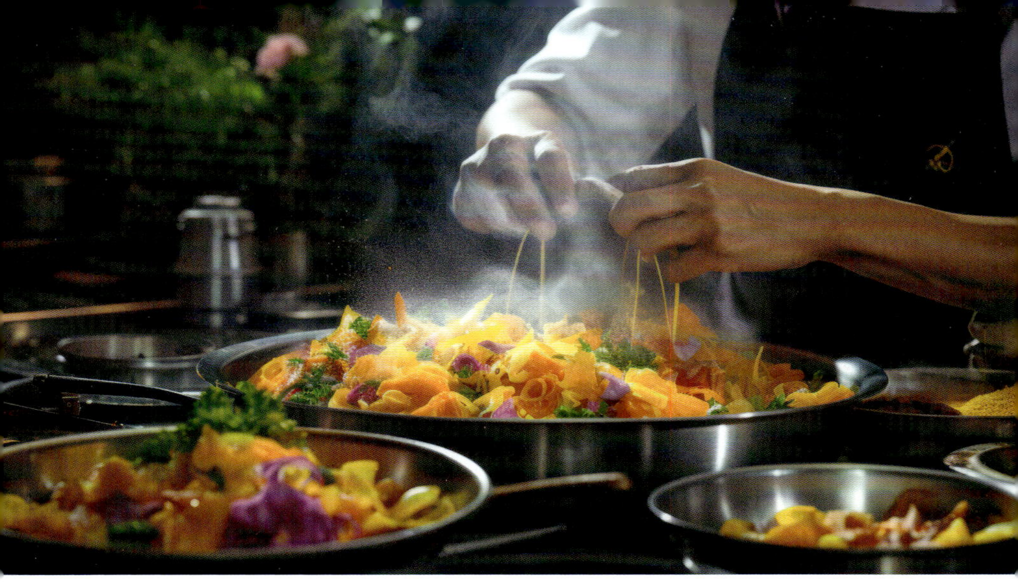

Wie Sie Curcuma am besten aufnehmen

Mit Curcuma als Gewürz sind medizinische Wirkungen kaum realisierbar: In allen aussagekräftigen Studien wurde eine Curcuminmenge verwendet, die mit normalem Curcumapulver nicht zu erreichen ist, da man täglich etwa 3–5 Esslöffel zu sich nehmen müsste. Das Pulver muss außerdem über den Tag verteilt eingenommen werden, da Curcuma vom Körper sehr schnell wieder ausgeschieden wird. Curcuma wird vor allem im Trockenzustand nur schwer vom Körper aufgenommen. Deshalb fügen viele Hersteller Piperin hinzu, das jedoch den Darm reizen kann. Die bessere Wahl ist fermentiertes Curcuma, das mit einer deutlich höheren Bioverfügbarkeit zu einer verbesserten Aufnahme beiträgt. Wenn ein qualitativ hochwertiges Vollspektrum-Curcuma fermentiert wird, erhöht sich die Zahl der wirksamen 84 Curcuminoide auf 115 – ein stattlicher Zuwachs. Fermentiertes Curcuma bietet außerdem den Vorteil, dass sich sowohl Curcuma als auch die Mikroorganismen aus der Fermentation positiv auf das Darm-Mikrobiom auswirken. Untersuchungen zeigen, dass fermentiertes Curcuma eine stärkere antioxidative[75] und entzündungshemmende[76] Kraft hat und verschiedene Krankheitserreger[77] bekämpfen kann.

Höchste Bioverfügbarkeit durch Fermentation

Fermentation ist eine uralte Methode, um Lebensmittel durch Milchsäuregärung haltbar zu machen. Von Milchprodukten über Sauerkraut bis hin zu Brot werden Nahrungsmittel durch Mikroorganismen vorverdaut, sodass sie leichter im Körper aufgenommen werden. Fermentierte Lebensmittel enthalten vor allem Milchsäurebakterien, die eine positive Wirkung auf verschiedenste Erkrankungen wie Bluthochdruck,[78] Diabetes[79] und Allergien[80] haben. Das gleiche Prinzip kann für Nahrungsergänzungsmittel angewandt werden, die aus natürlichen, fermentierbaren Substanzen bestehen.

Hinweis für die Einnahme von Curcuma

Da Curcuma den Blutfluss anregt, sollten Sie darauf verzichten oder die Einnahme mit Ihrem Mediziner absprechen, wenn Sie blutverdünnende Medikamente wie Marcumar oder Warfarin einnehmen, wenn Sie schwanger sind oder stillen. Bei Gallensteinen sollte Curcuma nur nach Rücksprache mit einem Arzt angewendet werden, da es die Kontraktion der Gallenblase anregt.

Wilde Heidelbeeren
– ein blaues Wunder fürs Gehirn

In den letzten Jahren hat sich die Forschung der wilden Heidelbeere zugewandt. Sie wächst im hohen Norden, an der Ostküste Kanadas, in Finnland, dem angrenzenden Estland und in den östlichsten Bundesstaaten der USA, in Regionen voll unberührter und fruchtbarer Wälder, weitab von den Quellen der Umweltverschmutzung. Sie sind weitaus wirksamer als die Heidelbeeren, die in unseren Gärten und Wäldern wachsen. Im Vergleich haben wilde Heidelbeeren 33 Prozent mehr Anthocyane, eine doppelt so hohe Antioxidationskraft, mehr Ballaststoffe und insgesamt sehr viel mehr gesundheitliche Wirkungen als handelsübliche Heidelbeeren.

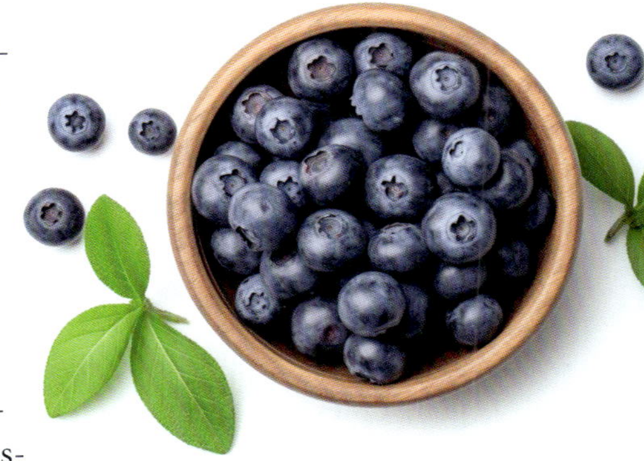

Die wilde Heilbeere ist ein besonderes Geschenk der Natur an den Menschen. Über Jahrtausende hat sie die Fähigkeit zur Anpassung an Umweltbedingungen bis zur Vollkommenheit entwickelt. Wilde Heidelbeeren zählen zu den Adaptogenen, das sind Pflanzen mit einer besonderen Überlebens- und Anpassungsintelligenz. Ihre Widerstandskraft gegen Stress und schädliche Umwelteinflüsse verleihen die Adaptogene auch dem Menschen, der sie zu sich nimmt. Die wilde Heidelbeere zeichnet sich durch ihren hohen Gehalt an Anthocyanen aus. Wie kein anderes Antioxidans schützen Anthocyane die Zellen. Neben anderen wertvollen Inhaltstoffen wie Quercetin, den B-Vitaminen, den Vitaminen A und C sowie Magnesium hat die wilde Heidelbeere einen hohen Gehalt an Pterostilbenen, einer kaum bekannten Variante von Resveratrol, die um ein Vielfaches zellschützender wirkt. Mit etwa 80 Prozent Bioverfügbarkeit liegen Pterostilbene klar vor Resveratrol mit 20 Prozent, und sie gelangen viel leichter in das Zellinnere. Zahlreiche Studien zeigen, dass Pterostilbene die Herz-Kreislauf-Gesundheit unterstützen und vor Arteriosklerose schützen. Sie haben einen positiven Einfluss auf das Gehirn, reduzieren Stress und helfen, den Blutzucker zu regulieren. Ihre antioxidative Kraft bewirkt natürliches Anti-Aging und kann Krebs entgegenwirken.

Studien zeigen:
Heidelbeeren regen die Neurogenese an

Zahlreiche Studien, für die Menschen aller Altersklassen, von Schulkindern bis zu Menschen im hohen Alter, zur Verfügung standen, zeigen, dass Heidelbeeren die Neurogenese im Hippocampus anregen[81] und das räumliche Gedächtnis verbessern.[82,83] Zwei in *Food & Function* veröffentlichte Studien prüften die Heidelbeerwirkung auf die geistige Leistung von 7- bis 10-Jährigen. Die Kinder, die 30 Gramm gefriergetrocknetes Heidelbeerpulver erhalten hatten, lösten kognitiv anspruchsvolle Aufgaben deutlich schneller als diejenigen in der Placebogruppe.[84,85] Diese und weitere Studien zeigen, dass Heidelbeer-Extrakt genauso wirksam ist wie frische Heidelbeeren.

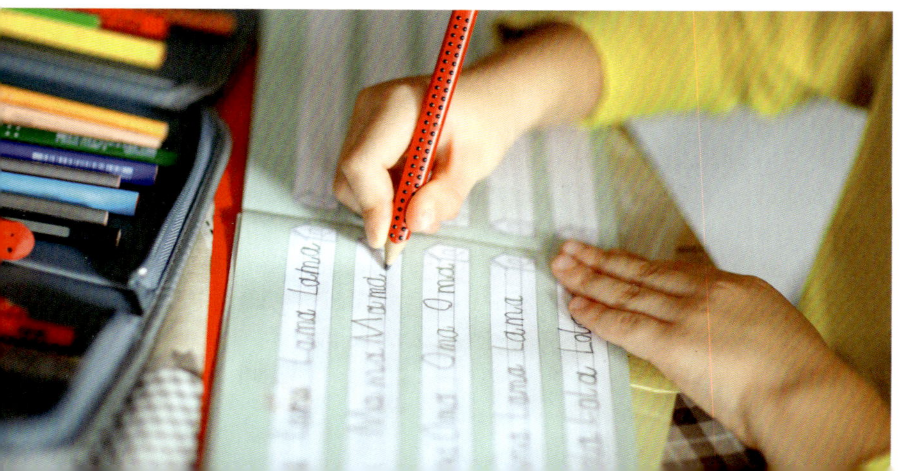

2022 untersuchten Forscher Testpersonen mittleren Alters mit Insulinresistenz und einem erhöhten Risiko für Demenz. Sie fanden heraus, dass eine Heidelbeer-Nahrungsergänzung gefährdete Personen vor geistigem Abbau schützen kann.[86] Eine Studie von 2023 ergab, dass die tägliche Einnahme eines Pulvers aus wilden Heidelbeeren die Gehirndurchblutung und die Gehirnfunktion älterer Menschen verbessert sowie den 24-Stunden-Blutdruck und damit das Risiko für Herz-Kreislauf-Erkrankungen senkt.[87] Wilde Heidelbeeren regen nicht nur die Neurogenese, sondern auch den BDNF-Spiegel an,[88] der bereits existierende Neuronen und Synapsen schützt und die Bildung und Entwicklung neuer Nervenzellen und Synapsen stimuliert.

Melatonin für Schlaf, Regeneration und Wohlgefühl

Melatonin ist das Hormon der Nacht. Es wird in der Zirbeldrüse produziert, die ein Teil des Zwischenhirns ist. Diese besondere Lage im Gehirn bewirkt, dass die Zirbeldrüse ihr Melatonin direkt in den Blutstrom und das Hirnwasser freisetzen kann, weil sie nicht hinter der Blut-Hirn-Schranke liegt. Von dort aus erreicht Melatonin den gesamten Körper, wo es als Hormon wie auch als Botenstoff wirkt. Melatonin ist so wichtig, dass es auch an weiteren Stellen im Körper gebildet wird, und sogar in größeren Mengen als in der Zirbeldrüse, aber nur das Melatonin der Zirbeldrüse kommt dem gesamten Körper und vor allem dem Gehirn selbst zugute.

Alle anderen Stellen, zum Beispiel die Mitochondrien, die Immunzellen, der Magen-Darm-Trakt, die Retina der Augen, die Haut und das Knochenmark nutzen das von ihnen produzierte Melatonin ausschließlich für den eigenen Bedarf. Die meisten Aufgaben dieses wunderbaren Stoffes sind mit seiner intensiv zellschützenden Kraft verbunden.[89] Melatonin bietet einen wirksamen Schutz vor neurodegenerativen Erkrankungen, Mitochondrienschwäche, Leistungsabfall, früher Alterung und Stoffwechselentgleisungen. Zudem reguliert es wichtige Teile des Hormonsystems wie die Absenkung des Cortisolspiegels in der Nacht. Durch die Wirkung im Immunsystem kann Melatonin fehlgeleiteten Entzündungen und Immunreaktionen vorbeugen oder sie reduzieren. Die Liste der Wirkungen ist lang und es lohnt, sich ausführlicher damit zu befassen.

Melatonin für das Gehirn

Melatonin ist an zahlreichen neurologischen Vorgängen beteiligt und verstärkt die Neurogenese, und zwar auch bei älteren Gehirnen,[90] bei geschwächter Neurogenese und neurologischen Störungen.[91] Da Melatonin sowohl die Neurogenese als auch die Bildung des BDNF-Wachstumsfaktors anregt, ist es ein unverzichtbarer Stoff für ein leistungsfähiges Gehirn und muss zugeführt werden, wenn die körpereigene Produktion nicht mehr ausreicht.[92] Außerdem ist Melatonin ein wichtiges Mittel zur Behandlung von Schlafstörungen, einem gestörten Tag-Nacht-Rhythmus und Jetlag.[93]

Ein intelligentes Molekül

Eine weitere herausragende Fähigkeit von Melatonin besteht darin, dass es unterscheiden kann, wo und wann es gebraucht wird. Melatonin ist eine adaptogene Substanz, die in der Lage ist, sich auf die körperlichen Gegebenheiten einzustellen und optimal zu reagieren. Aus diesem Grund ist Melatonin auch nicht schädlich. Nur ein unsachgemäßer Umgang mit sehr hohen Dosen oder die Einnahme zur falschen Tageszeit kann Nebenwirkungen wie Müdigkeit, Reaktionsschwäche und Benommenheit mit sich bringen.

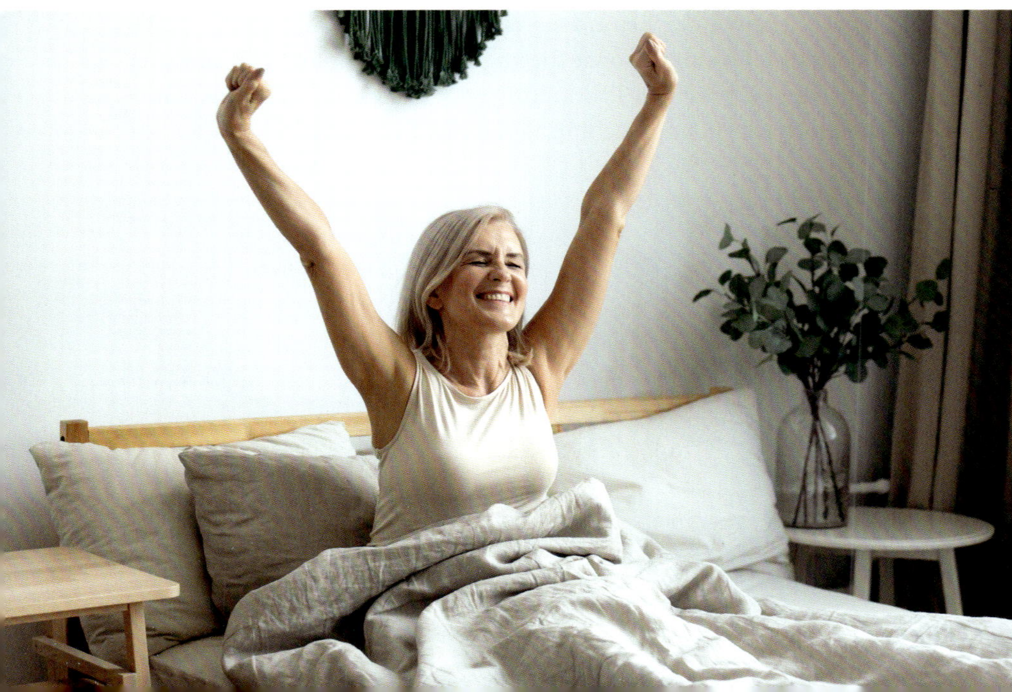

Botenstoffe: **Dopamin, Serotonin, GABA, Acetylcholin**

Botenstoffe, auch Neurotransmitter genannt, regulieren den Hirnstoffwechsel und beeinflussen unser Befinden. Sie belohnen oder beruhigen, aktivieren oder entspannen und sind eng mit der Neurogenese verbunden.

Dopamin ist ein Botenstoff, der Freude, Motivation und ein Hochgefühl wie bei der Erwartung einer Belohnung auslöst. Er erhöht die Aufmerksamkeit sowie die kognitive und motorische Leistung. Ein Mangel wird mit Erkrankungen wie Parkinson, Chorea Huntington, ADHS und Sucht in Verbindung gebracht.[94]

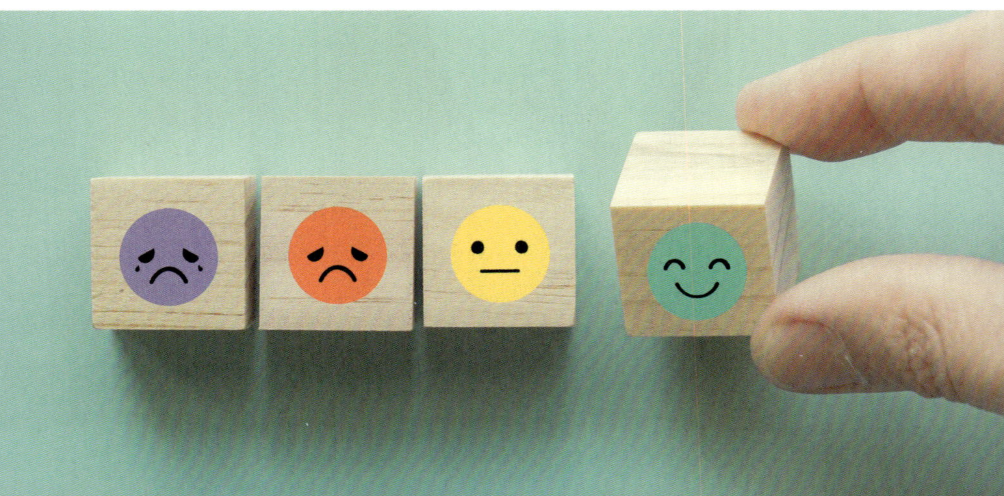

Serotonin ist als Glückshormon bekannt. Es wird aus Tryptophan gebildet und steht in Wechselwirkung mit der Ausschüttung von Melatonin. Serotonin beeinflusst das Lern-, Ess- und Sexualverhalten.[95]

GABA (Gamma Aminobuttersäure) ist ein Botenstoff, der als Gegenspieler zu den aktivierenden Neurotransmittern Dopamin und Serotonin beruhigt und entspannt. Das Zentralnervensystem, das sich in Gehirn und Rückenmark befindet, kann nur gut funktionieren, wenn seine erregenden und hemmenden Anteile ausgewogen sind. Die Studienlage zu Einzelwirkungen von GABA ist uneinheitlich, aber ein Mangel hat erwiesenermaßen erhebliche Folgen.[96]

Acetylcholin stärkt die Aufmerksamkeit,[97] die Konzentration, die kognitiven Fähigkeiten und hilft beim Lernen.[98] Mit Krillöl können Sie den lebenswichtigen Transmitter aufnehmen, denn es enthält Phosphatidylcholin, aus dem Acetylcholin gebildet wird.

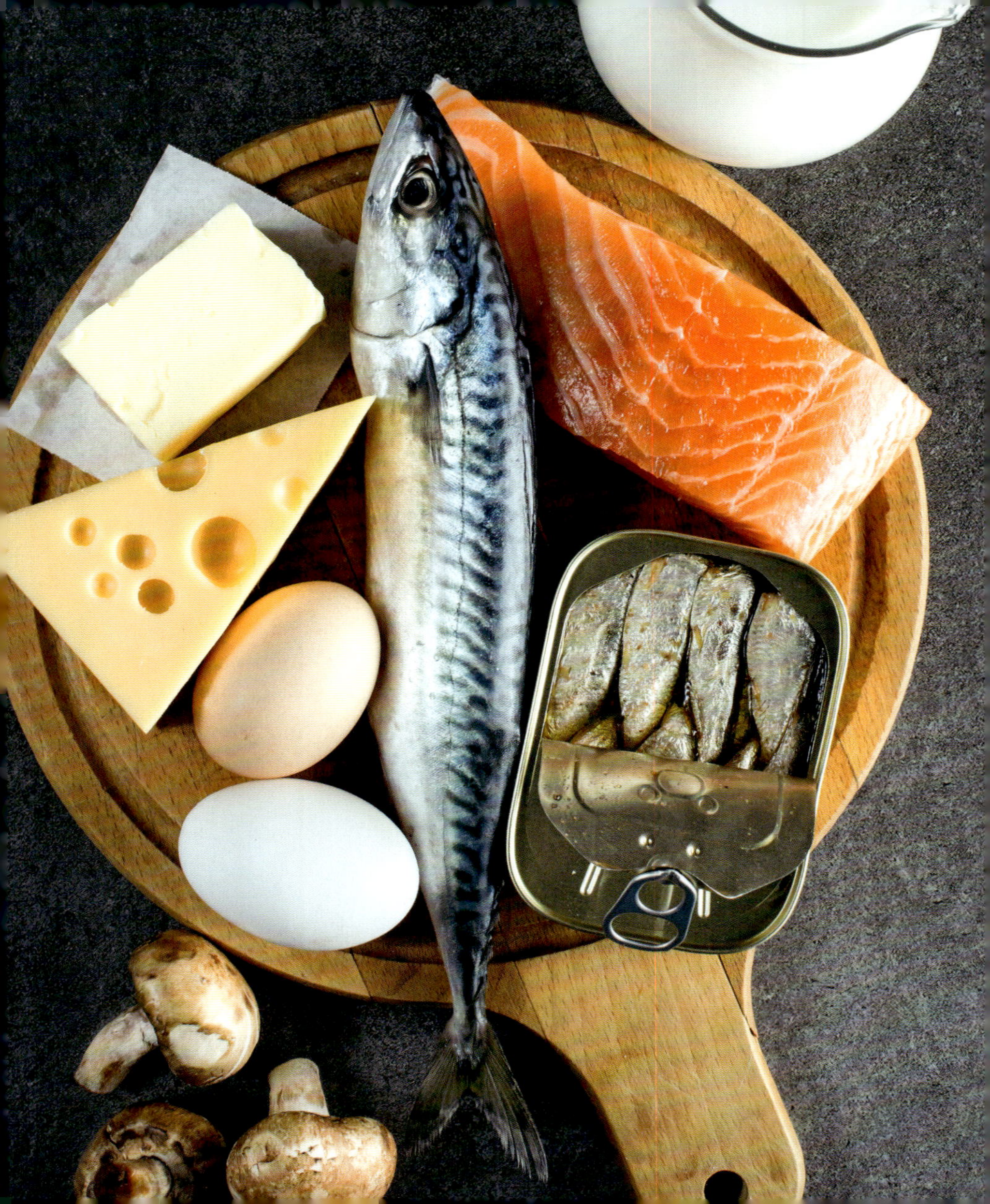

Die Vitamin-Fraktion: Vitamin D_3, Vitamin C und der Vitamin-B-Komplex

Vitamin D_3
– unerlässlich für die Neurogenese

Vitamine zählen zu den Mikronährstoffen, die wir fast überall im Körper dringend brauchen. Einige dieser Vitamine sind genau genommen keine Vitamine, denn Vitamine sind als Stoffe definiert, die der menschliche Körper nicht selbst herstellen kann, weshalb wir sie täglich mit der Nahrung zuführen müssen. Vitamin D ist ein Prohormon, das im Körper in das Hormon Calcitriol umgewandelt wird. Calcitriol ist die Form von Vitamin D, die gemeint ist, wenn wir von Vitamin D_3 sprechen. Da Vitamine und Hormone völlig unterschiedliche Aufgaben im Körper erfüllen, ist es von entscheidender Bedeutung, welcher Stoffklasse Vitamin D zuzuordnen ist.

Untersuchungen belegen, dass weltweit ein Mangel an Vitamin D_3 vorherrscht.[99] Das ist nicht nur für Kinder und Erwachsene ein Problem, sondern auch für die Gehirnentwicklung des Fötus.[100]

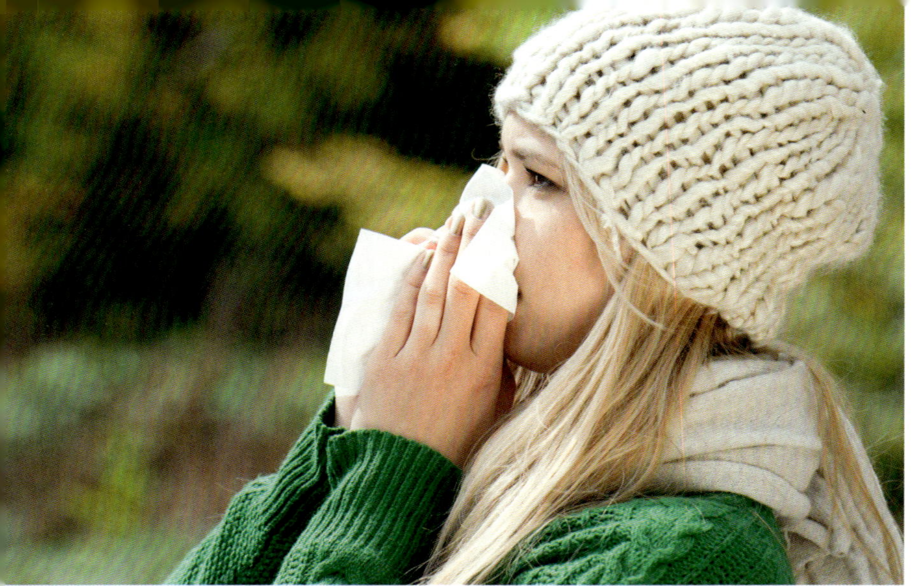

Zahlreiche Studien bestätigen, dass uns Vitamin D_3 nicht nur gesund erhält, sondern bei den meisten Erkrankungen ein Mangel besteht. Vitamin D_3 ist entscheidend im Immunsystem tätig, wird für die Knochen, zur Vorbeugung und Behandlung von Osteoporose benötigt und ist ebenso bei Multipler Sklerose (MS), Krebs, entzündlichen Darmerkrankungen und vielen weiteren Krankheiten von Nutzen. Aufschlussreiche Studien zu Breitengraden und Erkrankungen zeigen, dass eine Vielzahl von Erkrankungen durch einen Vitamin-D_3-Mangel ausgelöst wird.[101]

Vitamin D_3 ist so wichtig für ein gesundes Gehirn, dass ein gravierender Mangel sogar Schizophrenie auslösen kann.[102] Proteine wie der Nervenwachstumsfaktor NGF (engl.: *Nerve Growth Factor)*, der für die Entwicklung und das Überleben der Neuronen wichtig ist, können nur mit Vitamin D_3 gebildet werden.[103] Laut Studien zieht ein Mangel schnelleres Altern, eine geschwächte Neurogenese, einen kognitiven Verfall[104] sowie unterschiedliche neuropsychiatrische Störungen und neurodegenerative Erkrankungen[105] nach sich.

Die offiziellen Angaben für den notwendigen Vitamin-D_3-Spiegel sind meist zu niedrig. Vitamin-D_3-Experten gehen davon aus, dass der Laborwert 25-OH-D_3 eine Blutkonzentration von etwa 100 Nanomol/Liter (+/–30 Prozent) aufweisen muss, um die notwendigen gesundheitlichen Wirkungen zu erzielen. Das gilt auch für eine optimale Neurogenese, die Anregung des BDNF-Wachstumsfaktors sowie die Vorbeugung gegen Alzheimer.[106,107] **Vitamin D_3 muss immer zusammen mit seinen Co-Faktoren eingenommen werden: Vitamin K_2, Magnesium, Zink, Vitamin A (in Form von Beta-Carotin) und Bor.** Jeder dieser Co-Faktoren wird gebraucht, damit Vitamin D_3 ohne Nebenwirkungen auch in hohen Dosen wirken kann.[108]

Vitamin C
– das Supervitamin hat auch im Gehirn eine Schlüsselposition

Das enorme Aktionspotenzial dieses großartigen Vitamins reicht vom Schutz der Zellen, des Herz-Kreislauf-Systems und der Blutgefäße über die Bildung von Hormonen, Botenstoffen und Kollagen bis hin zur Entgiftung und vielem mehr. Vitamin C blockiert krebserregende Nitrosamine, senkt den Histaminspiegel, ist an mehr als 15 000 Stoffwechselvorgängen beteiligt und wird für die Produktion des starken Radikalfängers Glutathion gebraucht. Eine Übersichtsstudie vom Juni 2023 fasst den Forschungsstand zusammen: Vitamin C regt die Bildung von Neuronen an, was im Tierversuch bei an Skorbut erkrankten Tieren praktisch unmöglich war.[109] Darüber hinaus wirkt Vitamin C stark epigenetisch, was bedeutet, dass es die Art und Weise beeinflusst, wie sich Gene im Verlauf des Lebens manifestieren. Vitamin C wirkt auf Gene ein, die an der Neurogenese, Differenzierung und der Kommunikation zwischen Neuronen über Synapsen beteiligt sind.[110] Es steht also außer Frage: Wir brauchen Vitamin C für ein leistungsfähiges Gehirn, und das nicht nur ein bisschen, sondern wirklich in ausreichender Menge.

Fast alle Tiere und Pflanzen können noch das, wozu der Mensch nicht mehr fähig ist: körpereigenes Vitamin C produzieren. Das tun sie je nach Bedarf in unterschiedlichen Mengen, und zwar abhängig vom jeweiligen Körpergewicht. Bei Krankheiten, Stress und Belastungen steigt ihre Produktion stark an. Auch der Mensch konnte das –, bis eine genetische Veränderung diese Fähigkeit buchstäblich abschaltete und das dafür erforderliche Enzym verschwand. Rechnet man die tägliche Produktion an Vitamin C von Tieren unterschiedlicher Größe auf das Körpergewicht eines Menschen um, ergibt sich eine Dosis von 1000 bis 20 000 Milligramm. Vielleicht geht das »biblische« Alter mancher unserer Vorfahren darauf zurück, dass sie noch körpereigenes Vitamin C herstellen konnten, und dass sie sich außerdem weitgehend von Vitamin-C-haltigen Pflanzen und Blattgrün ernährten.

Der Vitamin-B-Komplex

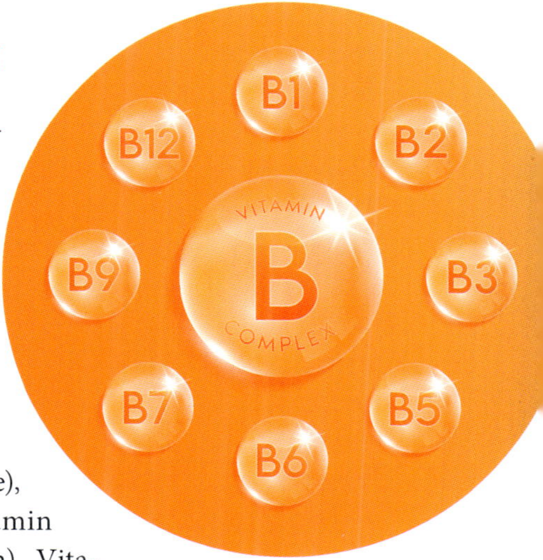

Die B-Vitamine umfassen acht Vitamine, die unter dem Begriff »Vitamin-B-Komplex« zusammengefasst werden. Bei ihren früheren Bezeichnungen wurden sie nummeriert, während man heute eher den Namen verwendet, der nachfolgend in Klammer steht: Vitamin B_1 (Thiamin), Vitamin B_2 (Riboflavin), Vitamin B_3 (Nicotinsäure), Vitamin B_5 (Pantothensäure), Vitamin B_6 (Pyridoxin), Vitamin B_7 (Biotin), Vitamin B_9 (Folsäure), Vitamin B_{12} (Cobalamin). Ihre chemische Struktur und gesundheitliche Wirkung unterscheiden sich an diversen Stellen. Alle sind am Energiestoffwechsel beteiligt und pflegen das Nervensystem, die Schleimhäute und die Haut. Vitamin B_1 unterstützt das Herz und die seelische Ausgeglichenheit; Vitamin B_2 wirkt im Eisenstoffwechsel; Vitamin B_3 ist an der Zellbildung und der Muskelregeneration beteiligt, wird für ein ausgeglichenes Verhältnis von LDL- und HDL-Cholesterin benötigt und kann bei Müdigkeit helfen; Vitamin B_5 ist wichtig für die Geweberegeneration, bei der Wundheilung und wirkt zudem am Kohlenhydrat-, Eiweiß-, Fett- und Cholesterinstoffwechsel mit. Vitamin B_6 dient beim Stoffwechsel vielen Enzymen als Co-Faktor, ist an der Blutbildung beteiligt und unterstützt das Hormonsystem, das Immunsystem sowie den Eiweißstoffwechsel. Vitamin B_7 wird für gesunde Haare, Nägel und eine schöne Haut gebraucht; Vitamin B_9 ist bei allen Wachstumsprozessen und der Zellteilung aktiv – auch während der Schwangerschaft sowie im Herz-Kreislauf-System. Vitamin B_{12} ist das wichtigste Vitamin für gesunde Nerven. Es aktiviert Vitamin B_9, reguliert den Homocysteinstoffwechsel und ist an der Bildung roter Blutkörperchen sowie der Zellteilung beteiligt. Und im Gehirn? 2009 kamen Wissenschaftler zu dem Ergebnis, dass ein Mangel an B-Vitaminen die Zahl der Neuronen sinken lässt, wodurch die Leistung des Gehirns nachlässt.[111] Vor allem die Vitamine B_6, B_{12} und die Folsäure (B_9) sind für die Hirnleistung wichtig.[112] Bedenken Sie, dass die B-Vitamine wie alle Substanzen am besten im Verbund wirken, so auch im Gehirn.[113] B-Vitamine helfen, das Schrumpfen der grauen Materie im Gehirn, die für die Neurogenese sorgt, zu verbessern.[114]

Magnesium – ein Schlüsselmineral für die Reifung von Gehirnzellen

»Wenn Magnesium fehlt, sterben die Dinge«, erklärt der Magnesiumspezialist Dr. Mark Sircus. Das gilt für den gesamten Körper, denn Magnesium hat eine Schlüsselrolle im Energiestoffwechsel jeder Zelle. Organe mit einem hohen Energiebedarf wie Gehirn und Herz leiden besonders unter einem Mangel. Magnesium ist an einer so großen Zahl an Vorgängen im Körper beteiligt, dass sich ein umfangreiches Buch damit füllen ließe.

2016 wurde nachgewiesen, dass Magnesium die Vermehrung der neuronalen Stammzellen im Gehirn steigert, indem es deren Energiestoffwechsel stärkt.[115] 2019 bestätigten Wissenschaftler, dass die Reifung von neugeborenen Zellen nur mit Magnesium stattfinden kann.[116] Das Schlüsselmineral kann eine Neuroinflammation eindämmen – gefährliche Entzündungen im Gehirn, die Gewebeschäden und eine Neurodegeneration verursachen – und so die Entwicklung einiger neurodegenerativer Erkrankungen verlangsamen oder verhindern.[117] Studien zeigen, dass Magnesiummangel an neurodegenerativen Erkrankungen wie Parkinson, Alzheimer, ALS und der Zerstörung der schützenden Hülle um die Zellen bei

Multipler Sklerose (MS) beteiligt ist.[118] 2016 wurde nachgewiesen, dass Magnesium die Kraft der neuronalen Stammzellen im Gehirn steigert, indem es deren Energiestoffwechsel stärkt.[119]

Bei Männern und Frauen im Alter von 40 bis 73 Jahren, die an einer im Jahr 2023 veröffentlichten Studie teilnahmen, wuchs der Hippocampus durch Magnesiumgaben und damit auch die Leistungsfähigkeit des Gehirns. Die höhere Einnahme hatte zudem einen gehirnschützenden Effekt zur Folge, besonders bei Frauen nach der Menopause.[120]

Die offiziellen Empfehlungen für die tägliche Aufnahme von Magnesium liegen in Deutschland bei 300–400 Milligramm. An-

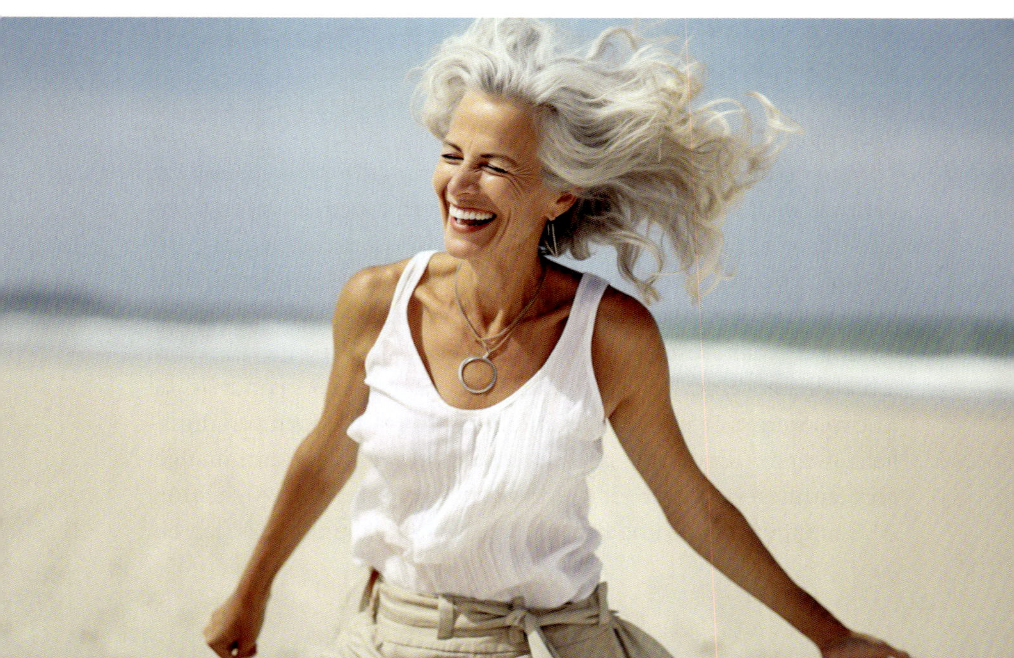

erkannte Magnesiumforscher wie Dr. Mildred Seelig kamen zu dem Ergebnis, dass der Bedarf bei Erwachsenen zwischen 7 Milligramm und 10 Milligramm pro Kilogramm Körpergewicht liegt. Schwangere und stillende Frauen brauchen bis zu 15 Milligramm. Bei Kindern und Jugendlichen in der Wachstumsphase kann der Bedarf auf 15–30 Milligramm pro Kilogramm Körpergewicht ansteigen.[121] Je nach Körpergewicht werden 700–800 Milligramm und mehr gebraucht, unter Stressbedingungen auch das Doppelte.[122] Bei Krankheiten, hoher Gehirnleistung durch intensive Konzentration, Schwangerschaft, Sport, starkem Schwitzen, Rauchen und häufigerem Alkoholgenuss ist ebenfalls deutlich mehr nötig, auch dann, wenn mehr Vitamin D_3 und/oder mehr Calcium zugeführt wird.

Spermidin
– die optimale Kur für die Zellen, die reinigt, regeneriert und verjüngt

Ältere und aktuelle Studien zu Spermidin sind überzeugend: Spermidin hat die Fähigkeit, die Autophagie in den Zellen anzukurbeln.[123] Bei diesem natürlich ablaufenden Hausputz baut jede Zelle all das ab, was sie nicht mehr braucht oder was beschädigt ist und verwertet es neu. Der Zellmüll wird in neue Strukturen umgebaut und Unbrauchbares entsorgt. Beim Fasten, wenn die Kalorienzufuhr stark oder vollständig eingeschränkt wird, und der Insulinspiegel dauerhaft niedrig bleibt, läuft die Autophagie auf

Hochtouren. Allerdings kann es 2–3 Tage dauern, bis die Selbstreinigung beginnt. Auch bei allen Tieren und Pflanzen, die aus Zellen mit einem echten Kern bestehen, zum Beispiel Hefe, Fliegen und Mäuse, sorgt die Autophagie für Gesundheit und eine längere Lebensspanne.

Fasten ist keine einfache Angelegenheit und fällt nicht allen Menschen leicht. Die Zwischenform, das Intervallfasten, entlastet zwar das Verdauungssystem, kann aber echtes Fasten nicht ersetzen. Eigentlich hat die Natur vorgesorgt: Spermidin wird in unserem Körper produziert und wurde bereits im 17. Jahrhundert im Sperma entdeckt, was ihm schließlich auch seinen Namen verlieh. Inzwischen weiß man, dass Spermidin auch in anderen Körperflüssigkeiten, in den Organen von Mensch und Tier, in Pflanzen und Bakterien sowie entsprechend auch in Nahrungsmitteln vorkommt. Spermidin ist ein Urstoff des Lebens und ausgesprochen basisch. Das bedeutet, dass unser Körper mit Spermidin ein hocheffektives Zellreinigungssystem besitzt, auch ohne Fasten.

Leider ist es bei Spermidin so wie bei anderen Stoffen (beispielsweise bei Kollagen und Melatonin) auch: Die körpereigene Produktion lässt mit den Jahren nach. Dann beginnt auch das Immunsystem zu altern und das oft schon frühzeitig. Ähnlich verhält es sich mit den Gehirn- und letztlich mit allen Körperfunktionen. Das Risiko für einen Zytokinsturm, der tödlich verlaufen kann, wächst. Bei dieser Überreaktion des Immunsystems wird eine

Schwemme an entzündungsfördernden Zytokinen freigesetzt, wie das bei schweren Covid-19-Erkrankungen der Fall war. Japanische Forscher hatten jedoch bereits 2008 entdeckt, dass Spermidin die Produktion von Zytokinen hemmt und dadurch lebensbedrohliche Folgen wie Organversagen verhindern kann.[124] Spermidin zählt zu den wertvollen Substanzen, die Entzündungen, Arthritis und Rheuma vorbeugen, die eine Behandlung unterstützen, Stoffwechselprozesse in den Knochen, Gelenken und Muskeln ankurbeln und einen Knorpelabbau bremsen. Das Herz-Kreislauf-System profitiert ebenfalls von Spermidin und ein Jungbrunnen sowie ein ausgezeichnetes Anti-Aging-Mittel ist es ohnehin.

Und für das Gehirn? Auch hier gibt es zahlreiche, überzeugende Studien: Spermidin regt die Autophagie im Gehirn an[125] und verbessert das Gedächtnis[126] sowie die allgemeine Hirnfunktion.[127] Eine 2020 in *Neuropeptides* erschienene Übersichtsarbeit fand einen Zusammenhang zwischen altersbedingten Schwankungen des Spermidinspiegels und einer geringeren Neurogenese. Die Forscher stellten fest, dass verabreichtes Spermidin bei der Behandlung einer neuronalen Dysfunktion und Hirnerkrankungen hilft. Da Spermidin Entzündungen hemmt und die Autophagie anregt, wirkt es verjüngend und kann die Lebensspanne verlängern. Das Gehirn profitiert auch von seiner schützenden Wirkung auf das Herz sowie seiner Unterstützung zur Senkung des

Blutdrucks.[128] Aufgrund seiner Wirkungen wird Spermidin nicht nur zur Vorbeugung, sondern auch als Mittel bei der Behandlung von neurologischen Erkrankungen wie Alzheimer genommen.[129] Die Tatsache, dass Spermidin auch den BDNF-Wachstumsfaktor erhöht, siedelt das Polyamin auf der Liste der gehirnfördernden Stoffe weit oben an.[130,131]

R-Alpha-Liponsäure

Alpha-Liponsäure kommt in zwei Formen vor. Achten Sie beim Kauf genau darauf, was man Ihnen anbietet.

R-Alpha-Liponsäure ist die natürliche, aktive Form der Liponsäure. In der Natur kommt nur diese Form vor und nur sie wird im Körper hergestellt.

S-Alpha-Liponsäure ist eine auf chemischem Weg hergestellte Verbindung, die häufig als Alpha-Liponsäure angeboten wird. Außerdem wird eine Kombination aus der R- und S-Form, die RS-Alpha-Liponsäure, verkauft. Nur die R-Form wirkt gesundheitsfördernd, die S-Form hat nicht nur keine vergleichbaren Wirkungen, sondern verhält sich sogar als Gegenspieler zur R-Alpha-Liponsäure und fördert die Insulinresistenz.[132]

Ebenso wie Spermidin ist R-Alpha-Liponsäure eine Substanz, die der Körper selbst bilden kann. In kleinen Mengen kommt sie auch

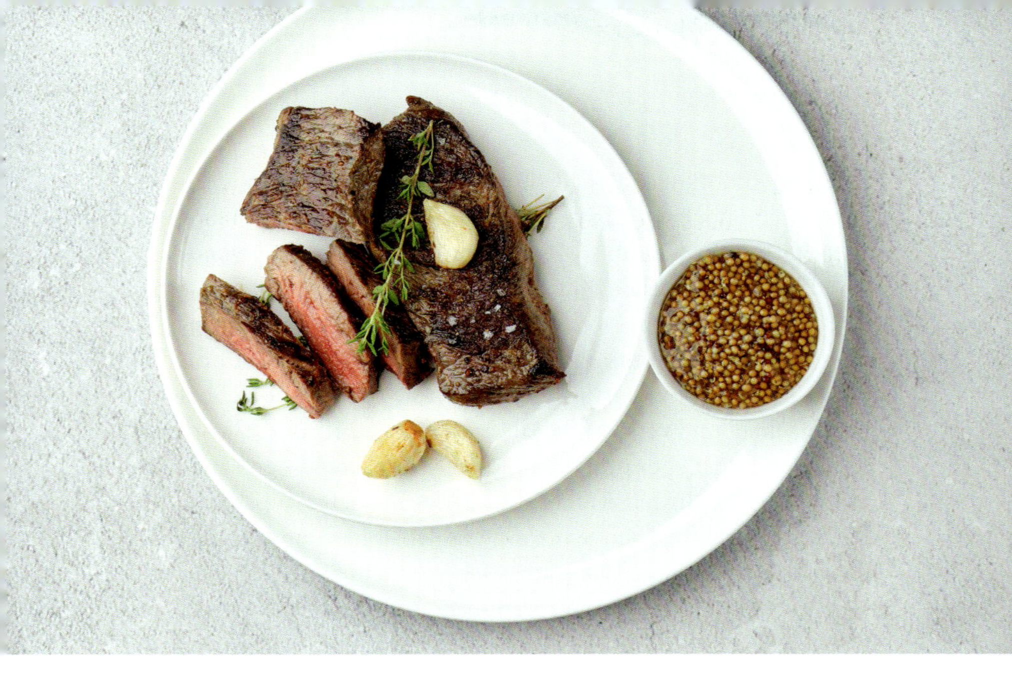

in der Nahrung vor, zum Beispiel in Rindfleisch und Innereien. Die schwefelhaltige Fettsäure ist sowohl wasser- als auch fettlöslich, was ihre Wirkungsbreite erhöht. Tierstudien zeigen, dass R-Alpha-Liponsäure sehr gut vom Magen-Darm-Kanal aufgenommen wird.[133]

R-Alpha-Liponsäure wird für die Energieproduktion in den Mitochondrien aller Zellen dringend gebraucht.[134] Darüber hinaus ist sie ein besonders starkes Antioxidans, das zu den wenigen Stoffen zählt, die die Blut-Hirn-Schranke passieren und das Gehirn schützen können. Da R-Alpha-Liponsäure sowohl wasser- als auch fettlöslich ist, kann sie in beide Strukturformen eindringen, also in die Zellmembrane, das Blutserum, die Lipoproteine und das Zytosol (ein Teil des Zytoplasmas). Dort wird sie in den noch stärkeren Radikalfänger Dihydroliponsäure umgewandelt (der unterschiedliche hochaggressive freie Radikale unschädlich macht und entgiftet), indem sie mit Metallen wie Eisen, Kupfer, Quecksilber und Cadmium Chelate bildet, die ausgeschieden werden können.

R-Alpha-Liponsäure reaktiviert wasser- und fettlösliche Antioxidantien wie Vitamin C, Vitamin E, Coenzym Q10 und Glutathion, die selbst oxidiert werden, wenn sie freie Radikale unschädlich machen, und verstärkt so die antioxidative Kraft des Körpers.[135] Sie schützt die Leber und das Nervensystem, senkt den Blutzucker, erhöht die Insulinsensitivität und beugt Diabetes Typ 1 und 2 sowie dem metabolischen Syndrom vor. R-Alpha-Liponsäure schützt Gewebe und Organe wie die Bauchspeicheldrüse, verbessert den Fettstoffwechsel, die Fettverbrennung und wirkt bei einer Krebstherapie unterstützend. Die Liste ist bei Weitem nicht vollständig, denn wie jede Substanz, die in der Lage ist, sowohl die Energieproduktion zu steigen als auch stark antioxidativ zu wirken, hat R-Alpha-Liponsäure das Potenzial, praktisch überall einsetzbar zu sein. Das gilt auch für die Gesundheit des Gehirns. Klinisch wird R-Alpha-Liponsäure zur Behandlung von Alzheimer eingesetzt[136] und gilt als aussichtsreiches Mittel bei Gedächtnisschwäche, die durch Alter und Neurodegeneration entsteht.[137]

Taurin
– ein Schlüssel für gesundes Altern und ein langes Leben

Kann Taurin das Leben verlängern? Wissenschaftler publizierten das Ergebnis ihrer Untersuchungen im Juni 2023 im Fachjournal *Science* – und sorgten damit für Schlagzeilen. Bei der Untersuchung verschiedener Tiere hatten sie herausgefunden, dass die Menge an Taurin mit dem Alter deutlich abnimmt. Als sie den Tieren Taurin verabreichten, verlangsamten sich Alterungsprozesse wie die Zell-

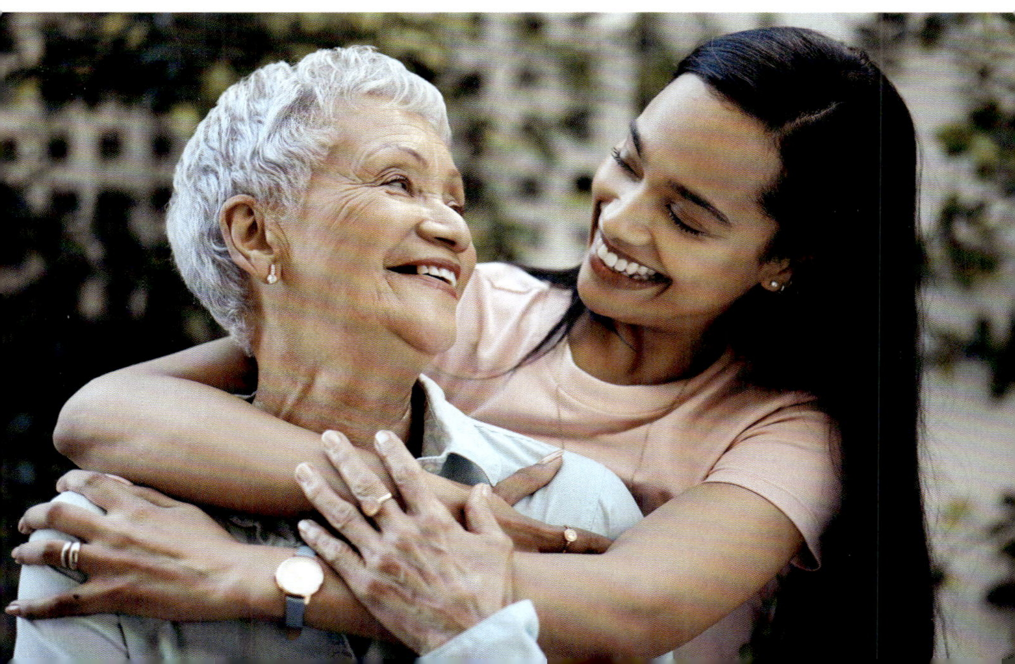

alterung, die Abnahme des Enzyms Telomerase, Fehlfunktionen in den Mitochondrien, Schäden an der DNA und Entzündungen. Die getesteten Mäuse lebten länger und die Affen wurden gesünder. Die aktuelle Studie ist nicht die erste ihrer Art.[138] Schon früher hatte eine japanische Studie untersucht, wie sich die Ernährungsumstellung auf japanische Einwanderer in Brasilien auswirkte, wo sie wenig taurinreiche Meeresfrüchte zu sich nahmen. Die Lebenserwartung dieser Japaner war im Schnitt um 17 Jahre kürzer als derjenigen, die noch in Japan leben, wo die Nahrung viel mehr Taurin enthält.[139]

Vielseitiges Taurin

Die schwefelhaltige, semi-essenzielle Aminosäure Taurin kommt in fast allen Geweben vor. Besonders viel findet sich in den Muskeln, im Gehirn und in den Leukozyten, weshalb Taurin zur Leistungssteigerung in (fragwürdige) Energydrinks gemischt wird.

Taurin stärkt das Herz, verringert Herzrhythmusstörungen und eignet sich zur Einnahme bei Herz-Kreislauf-Erkrankungen. Das Risiko für Arteriosklerose ist deutlich geringer – auch das ist ein Beitrag für ein längeres Leben. Taurin ist sowohl am Fett- sowie am Energiestoffwechsel beteiligt und stabilisiert die Zellmembranen durch seinen Einfluss auf den Calcium- und Magnesiumstoffwechsel. Degenerative Netzhauterkrankungen sind bei einem ausreichend hohen Taurinspiegel sehr selten und als Antioxidans schützt es die Zellen vor oxidativem Stress.

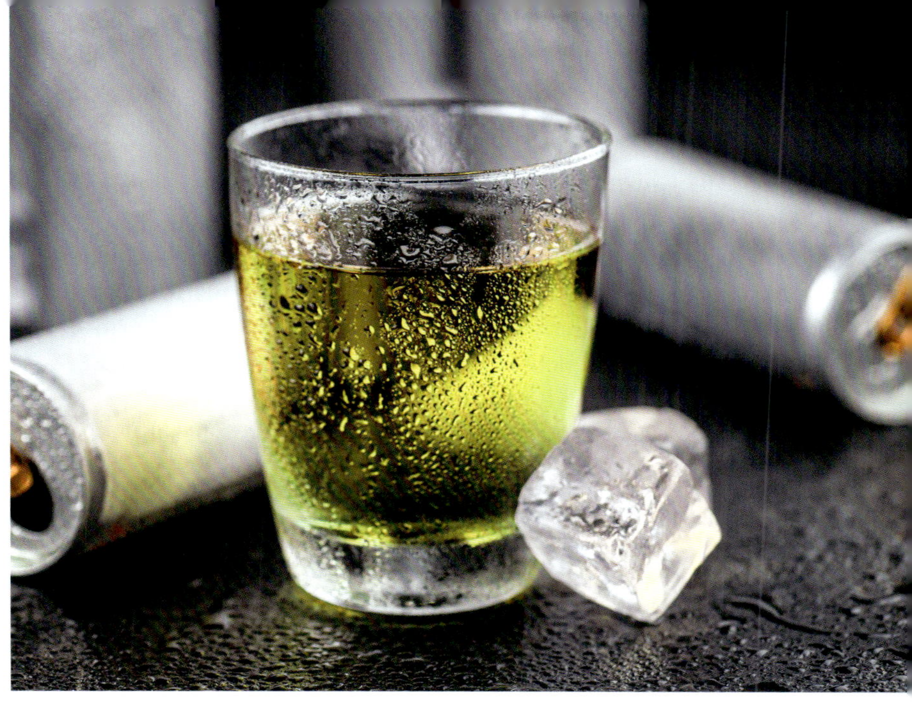

Der neu entdeckte Star am Nahrungsergänzungshimmel stärkt die energieliefernden Mitochondrien, trägt zu einem gesunden Cholesterinspiegel bei, schützt die Nieren und wirkt auf bestimmte Gene ein, die für die Zellfunktionen zuständig sind. Studien zeigen, dass Taurin den Cholesterinspiegel regulieren, Leberprobleme und Alzheimer mildern und die Insulinsensitivität erhöhen kann. Weil Taurin für eine bessere Verwertung von Kohlenhydraten und Zucker sorgt, kann sich der Blutzuckerspiegel normalisieren. Diabetes und seine Begleiterscheinungen verbessern sich.[140] Eine erfreuliche Nachricht für Sportler: Taurin kann die Sauerstoffaufnahme maximieren und die Zeit, bis die Muskeln erschöpft sind, verlängern.[141]

Da die japanische Ernährung sehr reich an Taurin ist, eignet sich Japan besonders gut, um festzustellen, wie die Gesundheit und die Taurinaufnahme zusammenhängen. In einer groß angelegten Studie wählten japanische Wissenschaftler mehr als 14 000 Teilnehmer aus 25 Ländern aus und untersuchten, wie viel Taurin sie mit der Nahrung zu sich nahmen. Sie fanden heraus, dass die Einwohner Okinawas die höchste Taurinaufnahme, die geringste Rate an Herz-Kreislauf-Erkrankungen sowie die längste Lebenserwartung aufweisen.[142]

Taurin für das Gehirn

Im Gehirn trägt Taurin zur Kommunikation zwischen Neuronen und zur Osmoseregulation bei.[143] Es steigert die Neurogenese, das Gedächtnis und die Lernfähigkeit und regt die Bildung des Wachstumsfaktors BDNF an.[144] Taurin bremst das Absterben von Stammzellen, was für ein lebenslang leistungsfähiges Gehirn extrem wichtig ist, und sorgt für mehr Energie im Gehirn, weil es an der Bildung von Mitochondrien, den Kraftwerken in den Zellen, mitwirkt.[145]

Die Blut-Hirn-Schranke braucht Taurin zur Stabilisierung. Wenn die Verbindungen zwischen den Zellen der Blut-Hirn-Schranke (Tight Junctions) krankhaft durchlässig werden, können die Folgen für das empfindliche Gehirn dramatisch sein. Taurin schützt vor Schlaganfall[146] und wird für die Behandlung neurologischer Störungen als therapeutisch wertvoll eingeschätzt. Dazu zählen

Schlaf-wach-Störungen, ADHS und das Fragile-X-Syndrom, eines der häufigsten Ursachen von erblich bedingter geistiger Behinderung bei Kindern, die durch eine genetische Veränderung ausgelöst wird.[147]

Was ist Taurin?

Taurin ist zwar eine semi-essenzielle Aminosäure, unterscheidet sich jedoch von anderen Aminosäuren, weil es außer der Aminogruppe (NH_2-Gruppe) eine Sulfonsäuregruppe (SO_2OH) statt einer Carboxygruppe (COOH-Gruppe) hat. Es ist deshalb keine Aminocarbonsäure, sondern eine Aminosulfonsäure. Damit kann

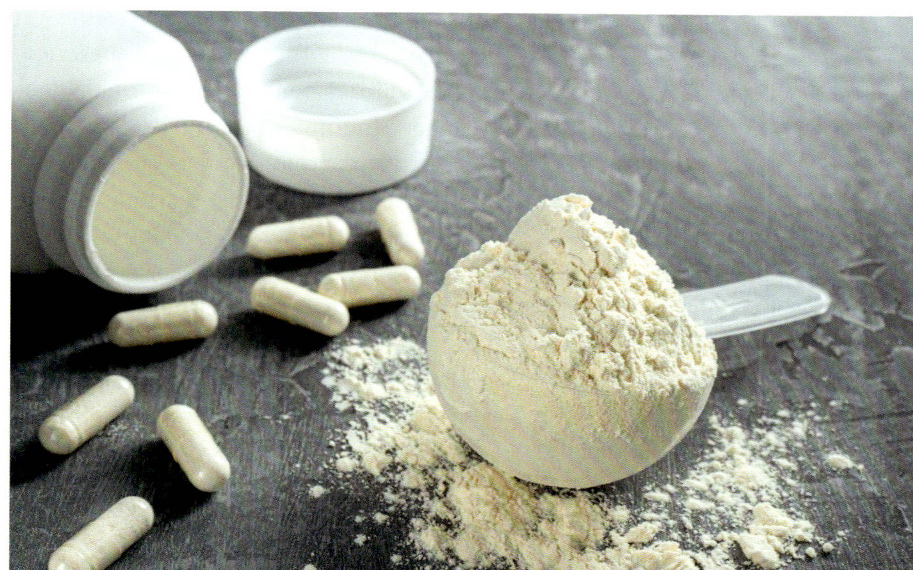

Taurin keine Peptide oder Proteine bilden, dient also nicht dem Eiweißaufbau im Körper.[148] Taurin ist eine organische Säure, die durch die Verbindung von Cystein und Methionin entsteht. Sie wird im Körper produziert und kann über die Nahrung aufgenommen werden, vor allem aus Fleisch, Fisch, Meeresfrüchten, Eiern und Milchprodukten. Taurinpulver wird heute synthetisch hergestellt und ist frei von tierischen Substanzen.

PEA (Palmitoylethanolamid)

PEA ist eine endocannabinoidähnliche Verbindung, die in fast jeder Zelle, jedem Gewebe und jeder Flüssigkeit vorkommt. Das Endocannabinoidsystem ist ein Teil unseres Nervensystems und reguliert Schlüsselabläufe in unserem Körper. Es sorgt für ein Gleichgewicht zwischen den zahlreichen, dynamisch ablaufenden Vorgängen, die uns am Leben erhalten. In der Fachsprache nennt man dieses Gleichgewicht Homöostase. Dank dieser Regulierung werden die Körpertemperatur sowie der Blutzuckerspiegel innerhalb eines relativ engen und gesunden Bereiches aufrechterhalten, ebenso wie die Bedingungen, die notwendig sind, damit die Zellen ihre Aufgaben erfüllen können und vieles mehr.

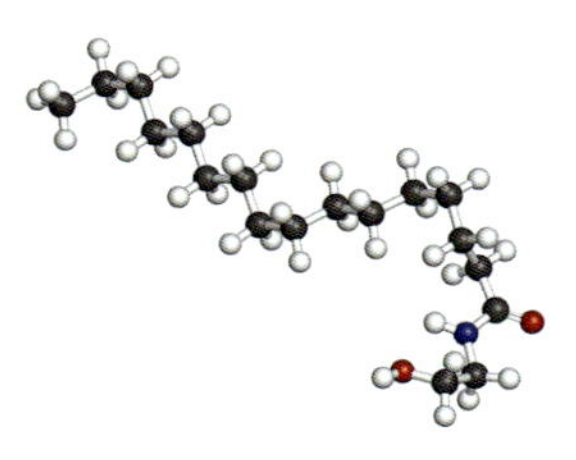

Mithilfe von speziellen Rezeptoren namens Cannabinoide werden die chemischen Verbindungen des Endocannabinoidsystems wirksam. Sie regulieren den Appetit, den Stoffwechsel, den Schlaf, die Stressreaktionen und die Schmerzen. Cannabinoide beeinflussen den Wärmehaushalt, die Körpermotorik und -koordination, das Gedächtnis sowie das Zellwachstum. Zentrale Aufgaben haben sie auch im Immunsystem zu erfüllen, wo sie unter anderem Entzündungen regulieren, die in gewissem Umfang notwendig sind, die jedoch außer Kontrolle geraten und zerstörerisch wirken können. Das Endocannabinoidsystem hält seine schützende Hand über unsere Lebensprozesse und trägt dazu bei, Ausgeglichenheit und Ordnung in unserem Körper aufrechtzuerhalten. Ähnlich wie das nicht psychoaktive Cannabidiol CBD aus der Hanfpflanze wirkt PEA entzündungshemmend,[149] schmerzstillend,[150,151] antimikrobiell sowie immunstimulierend[152] und schützt das Gehirn. PEA ist für Mensch und Tier gut verträglich und frei von Nebenwirkungen.

Die Einsatzmöglichkeiten sind vielseitig: Behandlung von Allergien,[153,154] Schmerzen,[155] Schmerzen bei Gelenkerkrankungen wie Kniegelenkarthrose,[156] neurodegenerative Erkrankungen wie Alzheimer,[157] Parkinson, Demenz, Schlaganfall,[158] ALS (Amyotrophe Lateralsklerose),[159] Multipler Sklerose (MS),[160] für besseren Schlaf und die Gesundheit des Gehirns insgesamt.[161] Positive Ergebnisse wurden auch bei entzündlichen Darmerkrankungen,[162] Influenza[163] und Asthma erzielt. Im Immunsystem reduziert PEA kritische Entzündungen,[164] reguliert die Menge ausgeschütteter

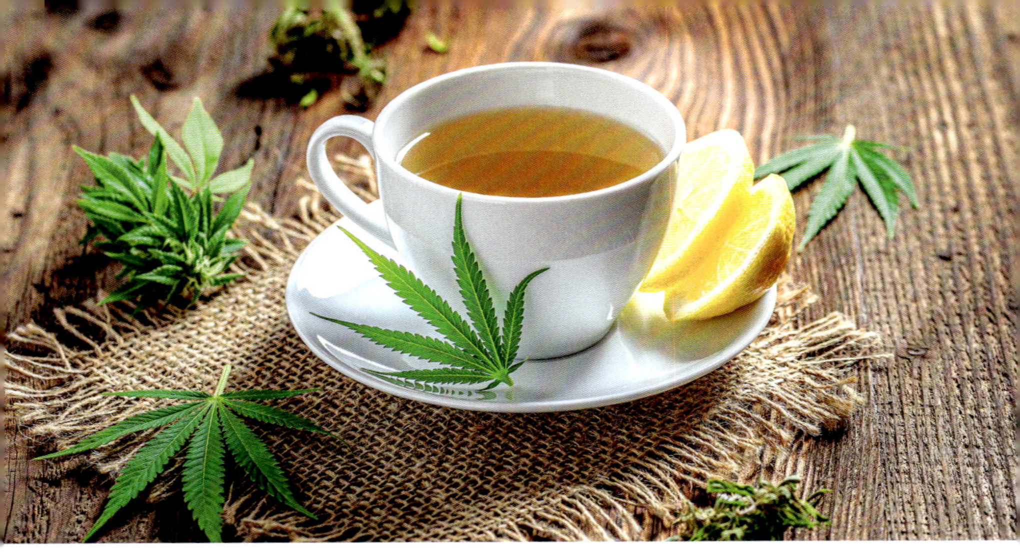

Mastzellen,[165] die in größerer Menge das Mastzellenaktivierungssyndrom auslösen[166] und senkt das Histamin,[167] um nur einige der breit gefächerten Wirkungen zu nennen. Präklinische Studien weisen auf eine schlaffördernde Wirkung von PEA bei Schlafstörungen hin, die durch Schmerzen, Stress[168] oder Depressionen[169] ausgelöst werden.

Das Gehirn braucht jede Form von Unterstützung, um Entzündungen zu verhindern, denn Neuroinflammation ist der wichtigste Auslöser für vermutlich alle neurodegenerativen Erkrankungen. PEA hemmt Zellen wie Mikroglia und Astrozyten,[170] die Entzündungen auslösen können,[171] und senkt das Beta-Amyloid, das sich in Form von Plaques bei Alzheimer- und Demenzerkrankungen im Gehirn ablagert.[172] PEA leistet noch einen weiteren Beitrag für ein gesundes und fittes Gehirn, indem es den Wachstumsfaktor BDNF steigert.[173]

Das Reparatur- und Schutzmolekül stärkt die Selbstheilungskräfte. Pflanzen produzieren PEA, um sich beispielsweise in Trockenperioden vor Schäden zu schützen, doch beim Menschen sinkt die körpereigene Produktion im Laufe der Jahre. In kleinen Mengen kommt PEA in Nahrungsmitteln wie Fleisch, Fisch und Innereien, in Erdnüssen und vor allem in Eiern vor.

MCT-Öl – Kurzkettige Fettsäuren liefern Kraft für das Gehirn

MCT-Öl ist eines der großen Wunder der neueren Gesundheitsforschung. Die Abkürzung »MCT« steht für *Medium-Chain Triglycerides* – das sind mittelkettige Fettsäuren mit einer beeindruckenden Wirkung: Gehirn und Körper werden im Handumdrehen fit und die Stimmung steigt.[174] MCT-Fettsäuren liefern etwa 10 Prozent weniger Kalorien als langkettige Fettsäuren (LCT). Sie werden im Darm deutlich schneller aufgenommen als LCT, wandern ins Blut und stellen Organen, Muskeln, Herz und Gehirn ohne langes Warten nachhaltige Energie zur Verfügung. 1–2 Tee- oder Esslöffel MCT-Öl in Ihren Kaffee oder Tee machen Sie schnell und anhaltend fitter, kräftiger, konzentrierter und sorgen für mehr Wohlbefinden. MCT-Fettsäuren sind leicht verdaulich und können ohne Umwege in die Leber transportiert werden, wo sie in energieliefernde Ketone umgewandelt werden. Anders als Zucker treiben sie den Blutzuckerspiegel nicht in die Höhe, was die Bauchspeicheldrüse entlastet und besonders wichtig für Diabetiker ist. MCT-Öl erhöht die Körperwärme, wodurch auch ohne besondere Aktivität mehr Fett verbrannt wird, und reduziert den Appetit. Körperliche und geistige Leistungssportler profitieren von der stabilen Energie. Ein Grund dafür ist, dass MCT-Öl die Aktivität der energieproduzierenden Mitochondrien steigert, wovon das Gehirn mit seinem hohen Energiebedarf profitiert. Die positive Wirkung von MCT-Öl auf die Neuronen hilft, neurodegenerativen Erkrankungen vorzubeugen und bestehende zu lindern. Fettlösliche Vitamine wie die Vitamine D_3, K_2, Beta-Carotin und Vitamin E werden besser aufgenommen, ebenso Calcium, Magnesium, Phosphor und Lutein. MCT-Öl stärkt das Immunsystem und hilft, Giftstoffe abzubauen. Das Öl senkt das Risiko für Herz-Kreislauf-Erkrankungen, Autoimmunerkrankungen, Arteriosklerose und Krebs. All diese Eigenschaften und noch viele mehr tragen dazu bei, Alterungsprozesse zu verlangsamen.

2022 wurde die bisher längste Studie zu den Wirkungen von MCT-Öl bei Alzheimerpatienten veröffentlicht. Bei 80 Prozent der Teilnehmer hatten sich die kognitiven Funktionen stabilisiert oder verbessert und nach 9 Monaten kontinuierlicher Einnahme noch einmal.[175]

MCT-Öl wird aus Kokosöl gewonnen. Es enthält die mittelkettigen Fettsäuren aus dem Kokosöl in konzentrierter

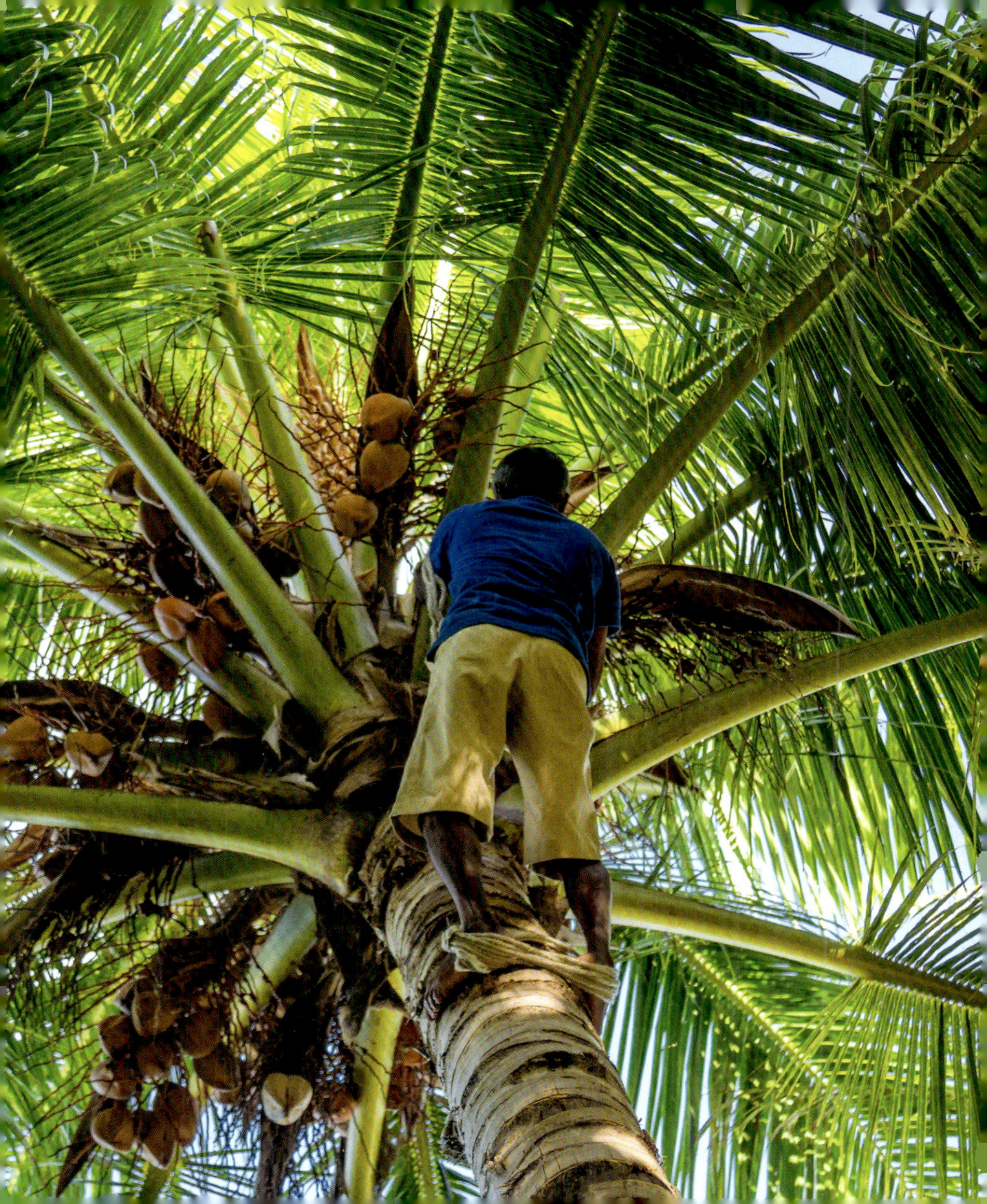

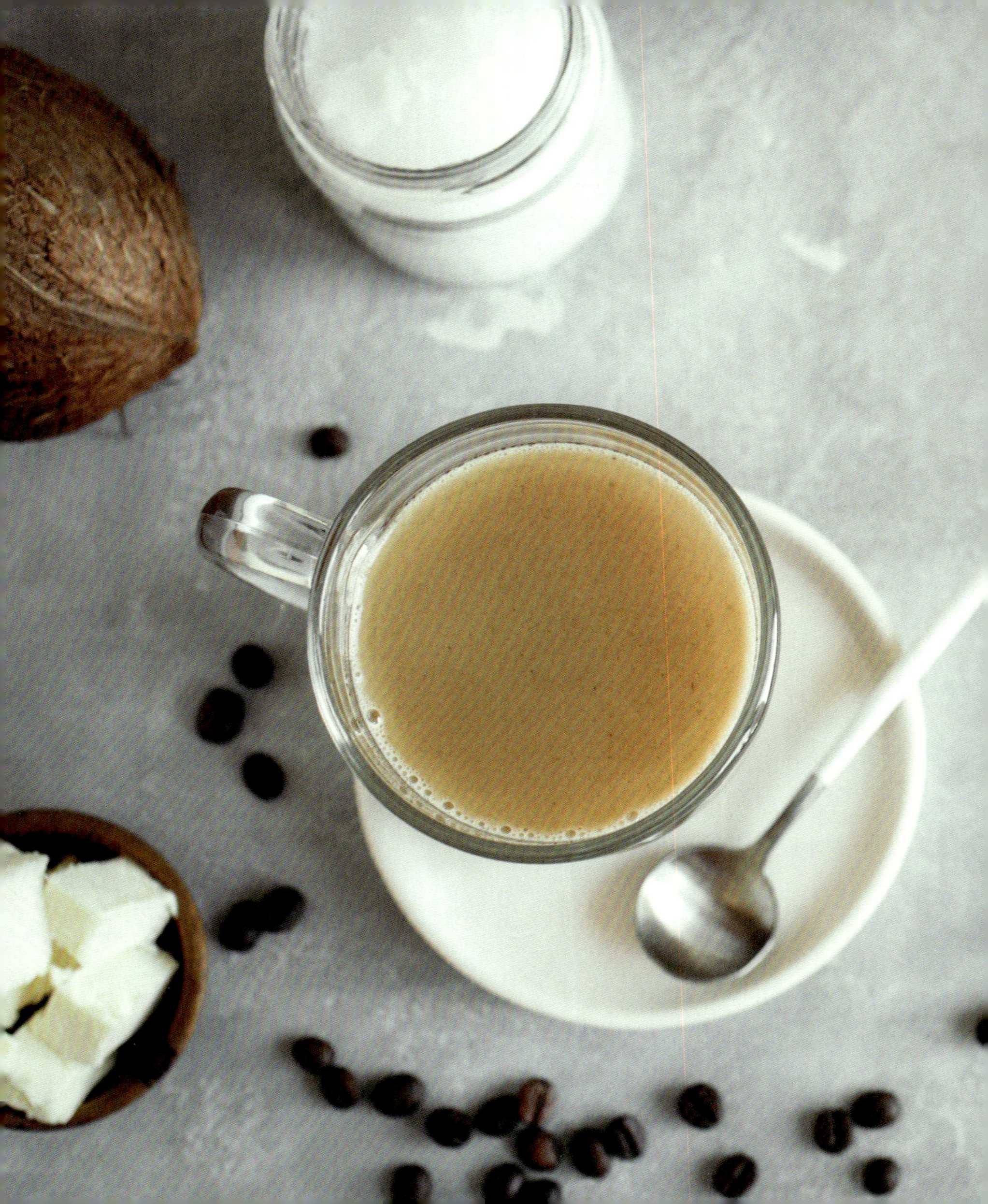

Form – also all die Anteile des Kokosöls, die leicht verstoffwechselt werden und schnell Energie liefern. MCT-Öl ist auch für all jene geeignet, die den Kokosgeschmack nicht so gern mögen. Es ist geruch- und geschmacklos und kann zum Beispiel in Kaffee oder ganz einfach pur mit einem Löffel eingenommen werden.

Volle Energie mit dem Bulletproof-Coffee

Haben Sie es schon einmal mit einem Bulletproof-Coffee probiert? Bereiten Sie 150–200 Milliliter hochwertigen Kaffee zu, geben Sie 1–2 Esslöffel ungesalzene Biobutter und 1–2 Esslöffel MCT-Öl dazu. Zur Gewöhnung kann es gut sein, mit 1 Teelöffel zu beginnen, da die reinen MCT-Fettsäuren zunächst ungewohnt für das Magen-Darm-System sind. Auf Wunsch kann der Kaffee durch eine Prise Zimt verfeinert werden. Nun alles mit einem Mixstab aufschäumen – fertig ist der Energydrink für den Tag.

Weitere Stoffe zur Anregung der Neurogenese

Granatapfel, eine Frucht mit einem sehr breiten Wirkspektrum. Dazu zählen der sehr intensive Schutz der Zellen, die Stimulierung des Immunsystems, die effektive Verringerung von Gefäßablagerungen (Arteriosklerose), die Hemmung des Krebswachstums und

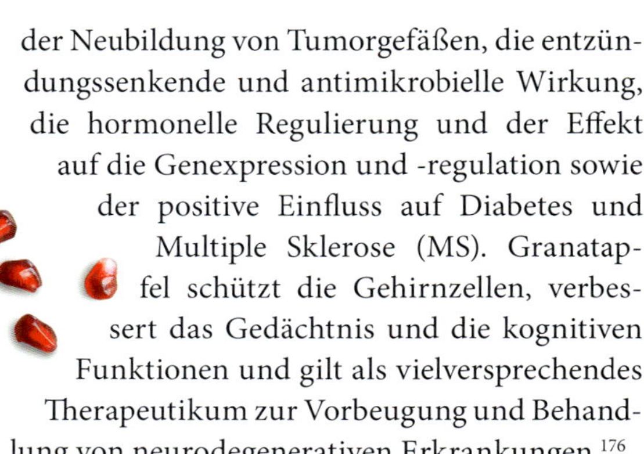

der Neubildung von Tumorgefäßen, die entzündungssenkende und antimikrobielle Wirkung, die hormonelle Regulierung und der Effekt auf die Genexpression und -regulation sowie der positive Einfluss auf Diabetes und Multiple Sklerose (MS). Granatapfel schützt die Gehirnzellen, verbessert das Gedächtnis und die kognitiven Funktionen und gilt als vielversprechendes Therapeutikum zur Vorbeugung und Behandlung von neurodegenerativen Erkrankungen.[176]

Quercetin ist ein hochwirksames Polyphenol, das eine Spitzenreiterposition unter den Antioxidantien einnimmt, ähnlich wie die Anthocyane (in Heidelbeeren) und Epigallocatechingallat (EGGC, in grünem Tee). Quercetin kann somit, was wenige Stoffe können: die Zahl der Stammzellen erhöhen, die als Ausgangsstoff für die Neuronenbildung dienen und damit auch der Neurogenese. Das Besondere an Stammzellen ist, dass sie bei der Teilung sowohl eine Kopie von sich selbst herstellen, also eine neue Stammzelle, als auch einen neuen, anderen Zelltyp wie zum Beispiel Neuronen. Ein weiteres großes Plus für die Neurogenese ist, dass Quercetin Wachstumsfaktoren wie BDNF und die von Genen fördert, die an der Neurogenese beteiligt sind.[177] Als weitere beeindruckende Wirkung blockiert Quercetin im Körper einen Überschuss an Histamin, indem es den Histamin-H1-Rezeptor hemmt, wodurch es bei Allergien hilfreich ist[178] und auch bei einem Mastzellenaktivierungssyndrom unterstützen kann.[179]

Adaptogene wie Ashwagandha,[180] Ginseng,[181] Ingwer,[182] Bacopa monnieri (Brahmi)[183] und Haritaki[184] *(Terminalia chebula)*. Diese genialen Mittel aus Pflanzen, die die höchste Anpassungsfähigkeit an Umweltbedingungen erreicht haben, regen neben vielen weiteren Wirkungen die Neurogenese an, schützen die Zellen und beugen neurodegenerativen Erkrankungen vor.

Apigenin, ein Pflanzenpolyphenol, ist ein aussichtsreiches Mittel zur Vorbeugung und Behandlung chronischer Erkrankungen. Das Flavonoid ist ein sehr starkes Antioxidans, das die Zellen effektiv vor freien Radikalen und Entzündungen schützt. Im Immunsystem senkt Apigenin die Freisetzung von entzündungsfördernden Zytokinen und Stickstoffmonoxid. Bekannt wurde Apigenin durch seine Wirkung bei unterschiedlichen Krebsarten, gegen Krebsstammzellen und als Beigabe zu einer Chemotherapie. Apigenin kann die Apoptose, das Absterben von Krebszellen, und die Autophagie, den Selbstverdauungsmechanismus von Zellschutt, einleiten.[185]

Es ist zudem ein wirksamer Stoff zur Vorbeugung und Behandlung von Alzheimer.[186] Die Wirkung von BDNF auf die Entwicklung neu gebildeter Neuronen wird durch Apigenin deutlich verstärkt.[187]

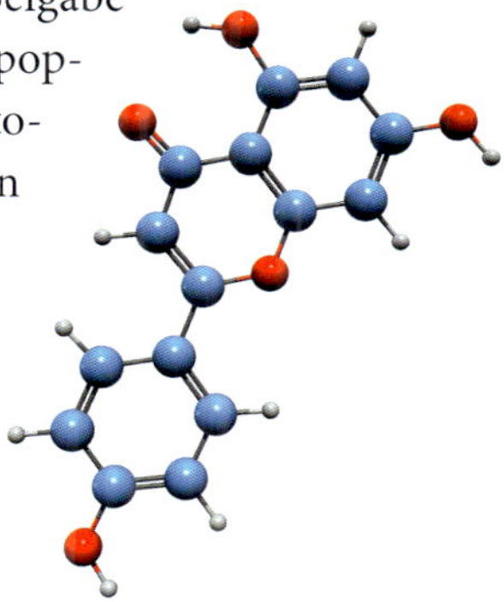

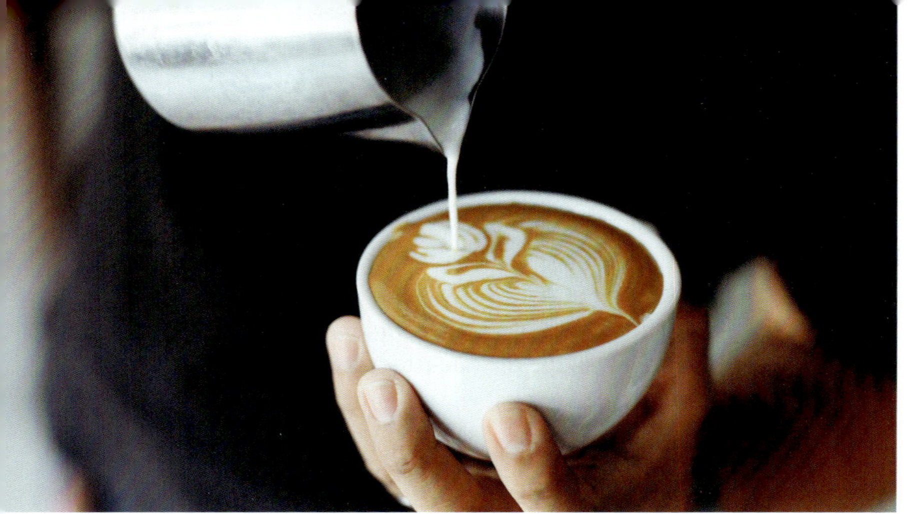

Chlorogensäure (in Kaffee und schwarzem Tee) kann zum Schutz vor Neurodegeneration und Krankheiten, die mit oxidativem Stress im Gehirn verbunden sind, beitragen.[188] Eine hohe Koffeinaufnahme hat jedoch eine gegenteilige Wirkung.

BDNF-Wachstumsfaktor – Geburtshelfer und Beschützer neuer Gehirnzellen

Der Wachstumsfaktor BDNF *(Brain-Derived Neurotrophic Factor)* zählt zu den neurotropen Faktoren, einer Familie von gehirnstimulierenden Biomolekülen. Mit dem BDNF wachsen neue Nervenzellen und Synapsen, die Kommunikationsstellen zwischen den Nervenzellen. Bestehende Gehirnzellen werden vor dem Absterben geschützt und Schäden geheilt. Außerdem trägt der BDNF dazu bei, die Fettschicht um die Nervenzellen zu bewahren (Myelinschicht), die diese für die Übertragung und den Empfang elektrischer Signale brauchen. Für Patienten mit Multipler Sklerose (MS) kann das eine große Hilfe sein.[189] Kurz, der BDNF ist ein wichtiger Teil der Neurogenese und der Fähigkeit des Gehirns zur Veränderung, Anpassung und Verjüngung.[190] Unter den neurotropen Faktoren ist der BDNF der aktivste und besonders für das Langzeitgedächtnis wichtig. Ein sehr hoher BDNF-Spiegel macht es leicht, Neues zu lernen, sich an Erlebtes und Gelerntes zu erinnern und geistig fit zu bleiben. Zudem hebt er die Stimmung und das Wohlgefühl.[191] Ein Mangel äußert sich zum Beispiel in Form von Lern- und Gedächtnisschwierigkeiten. Alzheimerpatienten, Epileptiker und Menschen mit weiteren neurologischen Erkrankungen, mit Depressionen und Burnout[192] weisen einen niedrigen BDNF-Spiegel auf.[193]

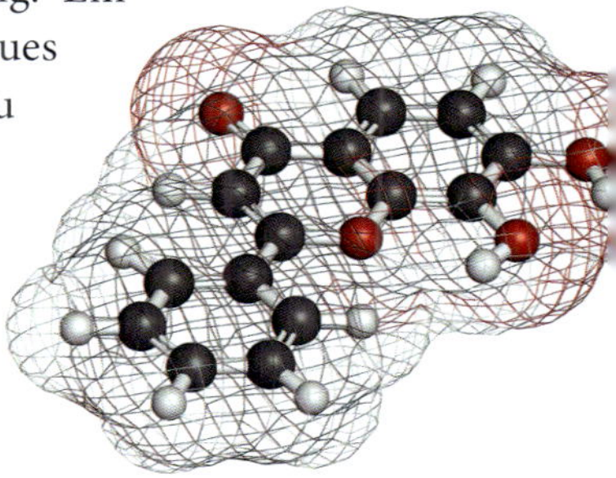

BDNF und Stress
– ein Gespann mit zwei Gesichtern

Bis zu einem gewissen Ausmaß an Belastungen erhöht der BDNF die Widerstandskraft gegen Stress,[194] aber chronischer Stress senkt den BDNF-Spiegel.[195] Bei gesunden, resilienten Menschen kann akuter Stress die BDNF-Produktion sogar steigern.[196] Vermutet wird, dass der Anstieg ein Teil der Anpassungsreaktion an den Stress ist, der zeigt, dass BDNF das Nervensystem schützt. Das Problem ist nicht der Stress an sich – dafür sind wir auf mehrfache Weise gut gerüstet –, sondern die dauernde Überlastung, vor allem, wenn eine körperliche Ausarbeitung (z. B. Sport, Bewegung) fehlt.[197]

Wie Sie Ihren BDNF-Wachstumsfaktor steigern

An anderer Stelle konnten Sie bereits lesen, wie sehr wir Vitamin D_3 brauchen und auch, dass wir viel davon benötigen. Sonnenlicht und Vitamin-D_3-Nahrungsergänzungsmittel erhöhen den BDNF und die Neurogenese. Körperliche Bewegung hat eine fast schon unglaubliche Wirkung auf beides. Schon ein Spaziergang tut Gutes, der

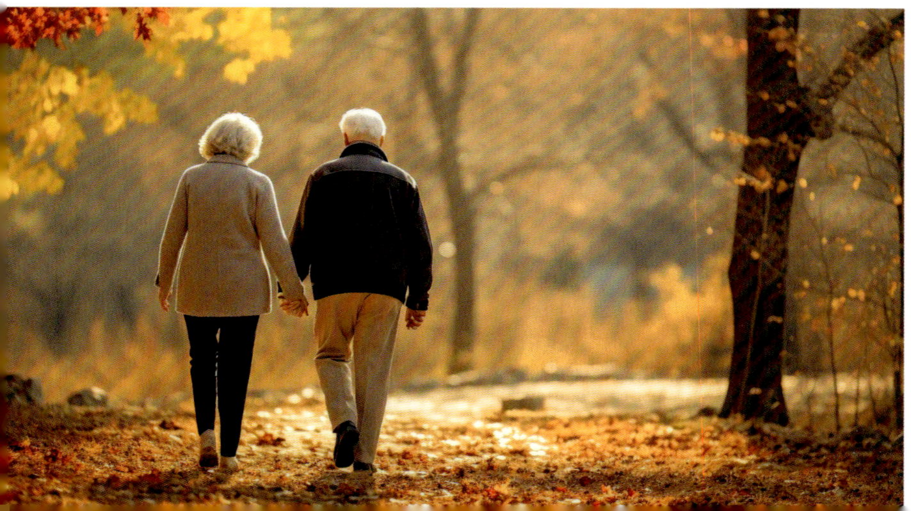

BDNF-Spiegel reagiert jedoch besonders stark auf Sport. Wer häufig Sport betreibt, vor allem Ausdauersportarten, die den Herzschlag und die Atmung erhöhen (Kardiotraining), verleiht der BDNF-Produktion den größten Schwung. Intermittierendes Fasten, bei dem eine bestimmte Anzahl von Stunden am Tag auf Nahrung verzichtet wird, verstärkt die Bildung des Wachstumsfaktors BDNF.

Ernährung und ausgewählte Nahrungsergänzungsmittel nehmen einen wichtigen Platz ein. Im Kapitel »Brainfood – die besten Nährstoffe für das Gehirn« (ab Seite 119) wurden bereits einige herausragende Stoffe vorgestellt, die nicht nur die Neurogenese, sondern auch den BDNF-Spiegel steigern.

Weitere Stoffe, die den BDNF-Spiegel erhöhen

- Resveratrol[198]
- Flavonoide (enthalten in Kakao und Schokolade)[199]
- Rote Beeren[200]
- Phosphatidylserin (enthalten in Krillöl)[201]
- Zimt (in Form von Zimt-Extrakt)[202]
- Grüner Tee (das Antioxidans EGCG, Epigallocatechingallat)[203]

- Ballaststoffe (über das Darmmikrobiom, die Darm-Hirn-Achse und die Bildung von Butyrat, einer kurzkettigen Fettsäure, die im Hippocampus die BDNF-Produktion steigert[204])
- Essenzielle Aminosäuren[205]
- Zink[206, 207]
- Eisen[208]
- Lithium[209, 210, 211] (In Deutschland ist Lithium nicht als Nahrungsergänzungsmittel zugelassen. In einigen Mineralwassern (z. B. Staatlich Fachingen) ist es enthalten.)
- Vitamin E (α-Tocopherol)[212]

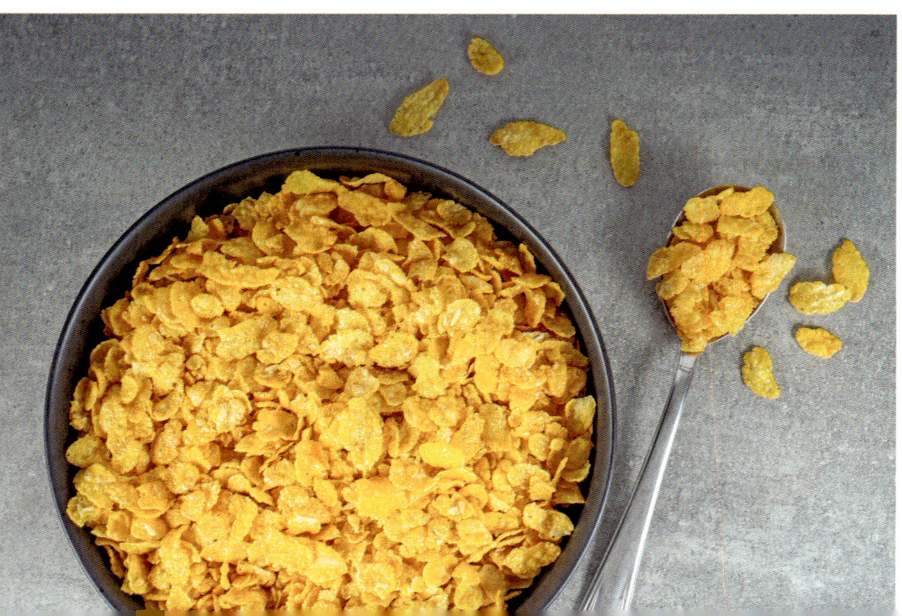

Adaptogene verbessern den BDNF-Spiegel

Ashwagandha ist eines der wirksamsten Adaptogene, um mit Stress und Ängsten umzugehen.[213] Adaptogene haben die besondere Eigenschaft, jeden Zustand ausgleichen zu können – was zu viel ist, wird verringert, was zu wenig ist, wird aufgefüllt. Im Gehirn kann Ashwagandha Teile von Nervenzellen regenerieren und durch Neurodegeneration beschädigte Netzwerke wieder aufbauen. In einer Tierstudie steigerte Ashwagandha das Arbeitsgedächtnis und die motorischen Fähigkeiten, erhöhte die Neuroplastizität und hob den BDNF-Spiegel an.[214]

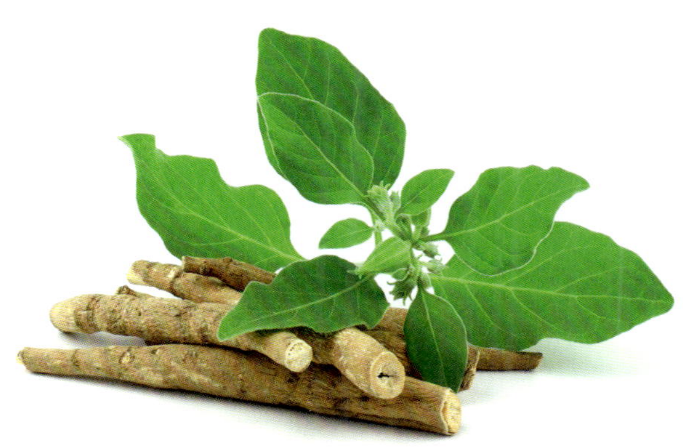

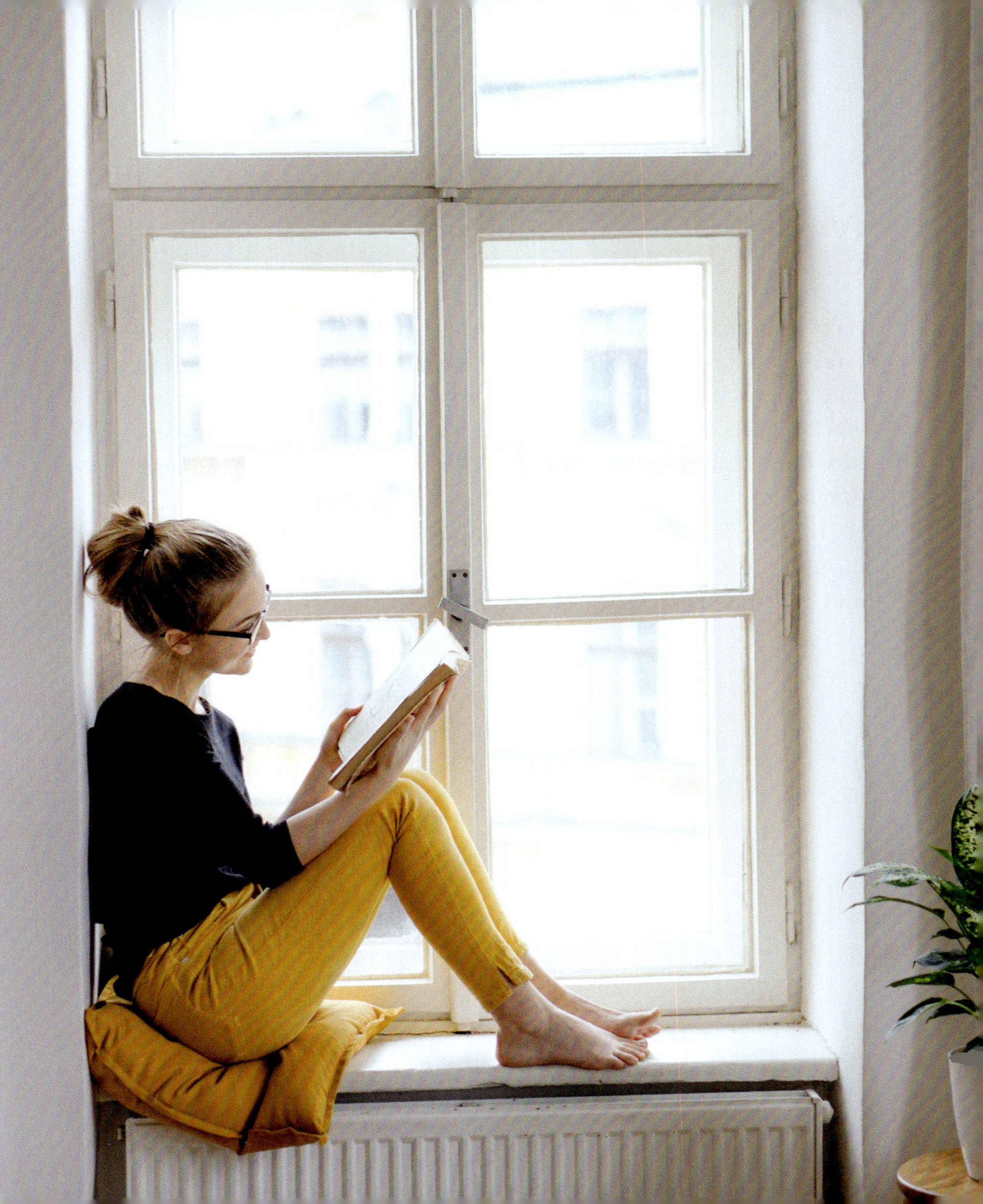

Neurogenese-Tipps für den Geist

Lesen regt die Neurogenese an

Im Gegensatz zu Fernsehen verlangt Lesen mehr eigene Vorstellungskraft. Man wird nicht bequem durch eine Handlung oder durch Informationen geführt, sondern muss das Gelesene aktiv aufnehmen, zu einem Bild zusammenfügen und abspeichern. Lesen trainiert, vor allem dann, wenn Sie längere Texte lesen und nicht nur dem heutigen Social-Media-Trend folgen und von Kurznachricht zu Kurznachricht springen. Untersuchungen haben gezeigt, dass die Aufnahme- und Konzentrationsfähigkeit durch dieses »Leseverhalten« bei vielen Menschen stark abgenommen hat. Das Gleiche gilt übrigens für bewusstes Zuhören, das ebenfalls gehirnintensiv ist. Lesenswerte Bücher zu diesem Thema sind beispielsweise *achtsam sprechen – achtsam zuhören – Die Kunst der bewussten Kommunikation* von Thich Nhat Hanh[215] und *Die Kunst des Zuhörens* von Francesc Torralba.[216]

Gehirntraining online

Im Internet gibt es zahlreiche Möglichkeiten und Apps, mit deren Hilfe Sie Ihr Gehirn spielerisch trainieren können. Vielleicht haben Sie Lust, es einmal mit Schach zu probieren? Das geht auch allein. Geben Sie »Schach online« in Ihren Browser ein und spielen Sie zum Beispiel auf *Schach-Spielen.eu*,[217] *Chess.com/de*[218] oder über die App Chess. Sie müssen keine Schachkoryphäe sein. Das Einsteigerniveau genügt, um Ihre Kombinatorik und damit Ihren Hippocampus zu trainieren. Unter »Gehirntraining« und »Gehirnjogging« finden Sie im Internet auch eine große Auswahl an Seiten zu Gedächtnistraining, zum Beispiel NeuroNation, die es für den PC und als App gibt. Wenn Sie nicht sofort motiviert sind – beim Ausprobieren werden Sie vielleicht überraschend Gefallen daran finden. Auch Computerspiele, die sowohl Ihre Kombinatorik als

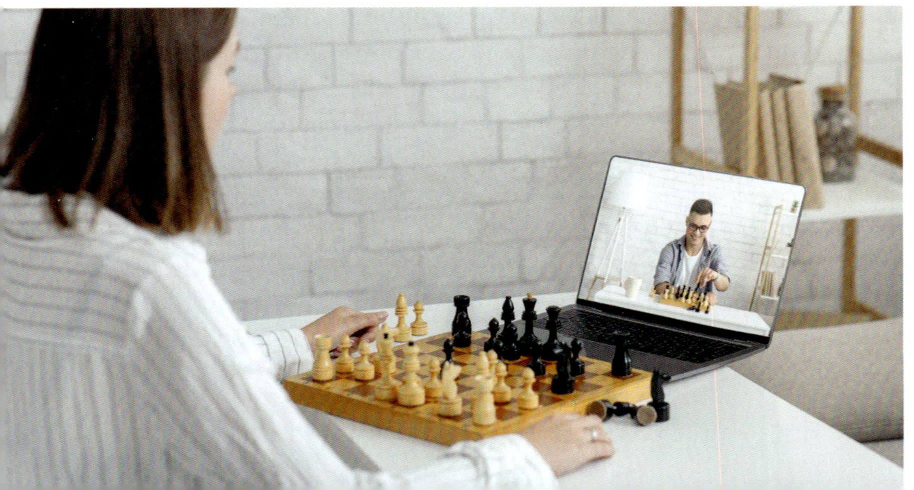

auch Ihre Geschicklichkeit und Reaktionsfähigkeit trainieren, sind hilfreich. Üben Sie, aber achten Sie darauf, kein Spielejunkie zu werden. Körperliche Bewegung, vor allem in der Natur, ist die beste Art, sich auf allen Ebenen Gutes zu tun.

Bremsen Sie die Informationsflut
– weniger Input kann durchaus mehr sein

Ruhe im Innern,
Ruhe im Äußern.
Wieder Atem holen lernen,
das ist es.

– Christian Morgenstern

Wenn Sie Ihr Gehirn mit Informationen überfrachten, ist der Hippocampus überfordert und kann die anstürmende Flut nicht mehr verarbeiten. Konzentrationsfähigkeit und Gedächtnis lassen immer mehr nach. Die im Neokortex gespeicherten Erinnerungen und Gelerntes können weniger gut abgerufen werden. Das an das Bombardement gewöhnte Gehirn entwickelt eine Informationssucht, die irgendwann in Desinteresse umschlägt. Das Gehirn beginnt sich »leer« anzufühlen, wie »Watte im Kopf«. Ähnliche Empfindungen entstehen vorübergehend, sobald das Gehirn in den Ausruhmodus geht, um sich dann wieder »einzuschalten«. Wenn Sie bemerken, dass Sie diesen Ausruhemodus sehr häufig benötigen, ist es Zeit, Ihrem Gehirn eine Ruhepause zu gönnen.

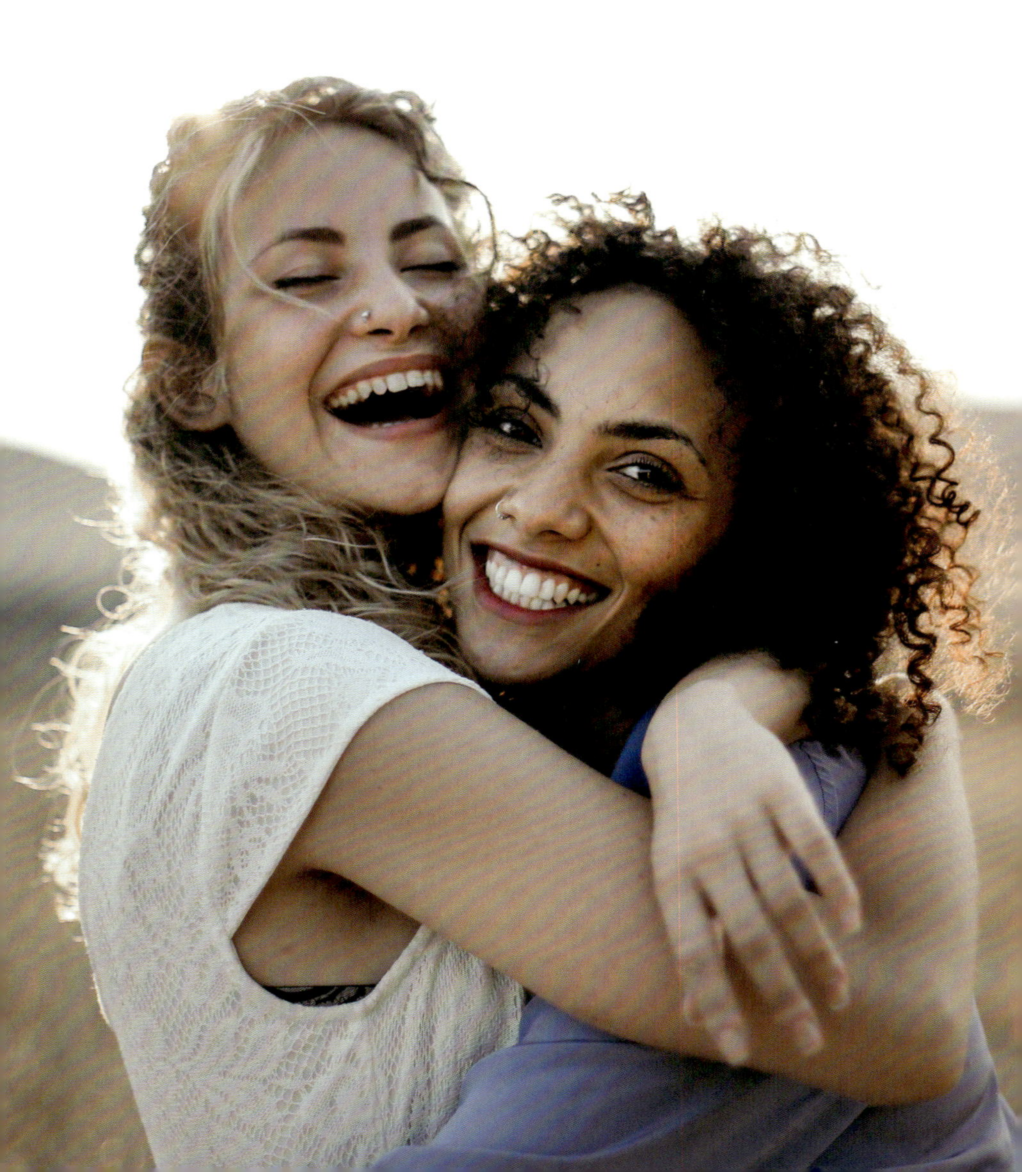

Neurogenese-Tipps für die Seele

Liebevolle Zuwendung und Dankbarkeit

Pflegen Sie Ihre Seele, dann folgt alles andere nach. Wenn Sie sich mit sich selbst wohlfühlen, werden Sie ganz von selbst Dinge tun wollen, die auch Ihrem Körper und Ihrem Geist guttun. Ein wichtiger Eckpfeiler dieser liebevollen Zuwendung zu sich selbst ist die Freiheit, auch einmal nichts tun und nicht nützlich sein zu müssen, denn: »Der ist kein freier Mensch, der sich nicht auch einmal dem Nichtstun hingeben kann.« Das erklärte bereits der ansonsten hochaktive Marcus Tullius Cicero. Pflegen Sie zwischenmenschliche Kontakte und lenken Sie dabei Ihre Aufmerksamkeit auf die kleinen Signale und das, was zwischen den Worten mitschwingt, um den anderen fühlen und verstehen zu können. Auf diese Weise wächst auch Ihr Verständnis für sich selbst. Dankbarkeit für das, was Ihnen gegeben wurde, ebenso wie anderen gegenüber, hellt Ihren inneren Himmel auf, denn: »Nicht die Glücklichen sind dankbar. Es sind die Dankbaren, die glücklich sind.« (Francis Bacon)

Wie Religion und Spiritualität das Gehirn beeinflussen

> *Jeder Mensch muss etwas haben,*
> *dem er nachfolgt,*
> *das ihm als Leitstern dient.*
>
> – Richard Wilhelm

Es ist die alte Sehnsucht, die die Menschen seit Urzeiten zum Himmel blicken lässt, der Wunsch, sich mit etwas Größerem zu verbinden und vielleicht auch wie Goethes Faust »zu wissen, was die Welt im Innersten zusammenhält«. Religionen, spirituelle Lehren und die Psychologie versuchen Antworten auf die großen Fragen des Lebens zu geben. Die Neurowissenschaftler Andrew Newberg und

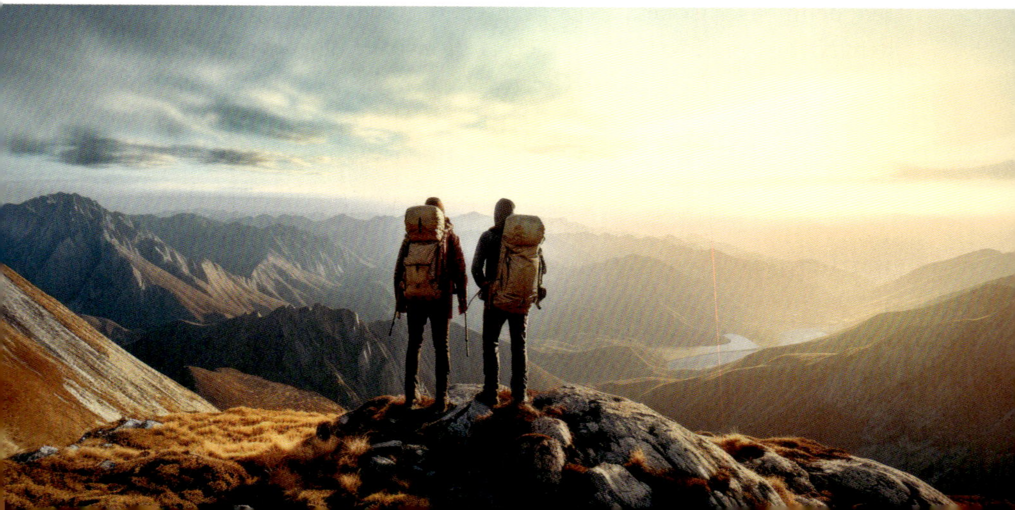

Eugene D'Aquili haben eine Erklärung gefunden, die zugleich zutiefst einfach und wissenschaftlich präzise ist: Der religiöse Impuls ist in der Biologie des Gehirns verwurzelt.[219] Newberg und D'Aquili untersuchten mit Hightech-Bildgebungsverfahren die Gehirne von meditierenden Buddhisten und Franziskanerinnen beim Gebet und entdeckten, dass Kontemplation die Gehirnaktivität verändert. Eine neuere Studie zeigte, dass selbst eine kurze, tägliche Meditationspraxis – zu der auch ein inniges Gebet zählt – positive Veränderungen in Hippocampus und Neokortex, in der Stimmung und im Arbeitsgedächtnis bewirkte, und zwar auch bei unerfahrenen Meditierenden.[220] Jede Form von innerer Einkehr verbindet uns mit dem, was tief in uns liegt und uns als Leitstern dient. Welche Form Sie dafür wählen, ist Ihnen frei überlassen.

Die Gehmeditation

> *Gehe so, als würdest du die Erde*
> *mit deinen Füßen küssen.*
> – Thich Nhat Hanh

Welch liebevolle Hinwendung zur Erde doch in diesem Spruch liegt! Wenn Sie gehen, als würden Sie die Erde mit Ihren Füßen küssen – und seien es nur ein paar Sekunden – sind Sie vollkommen präsent. In diesem achtsamen Zustand nimmt Ihr Gehirn alle Eindrücke intensiv wahr und verarbeitet sie. Achtsames Gehen, achtsames Berühren und jede achtsame Bewegung aktiviert die

Synapsen in Ihrem Gehirn und regt die Neubildung von Nervenzellen an. Die Gehmeditation vereint auf perfekte Weise Körper, Geist und Seele.

Mit Achtsamkeit die Seele entdecken

Yoga Nidra, der yogische Schlaf, ist eine Form der Tiefenentspannung, bei der Sie unter Anleitung sanft mit Ihrer Wahrnehmung durch den Körper gleiten. Diese spirituelle Praxis schenkt tiefe Entspannung auf allen Ebenen, verbessert die Schlafqualität und kann sogar beim Wiedereinschlafen helfen, obwohl man bei Yoga Nidra eigentlich im Wachzustand bleibt. Wenn Sie Yoga Nidra regelmäßig üben, werden Sie gelassener im Alltag, haben mehr Energie und sind belastbarer. Klinische Studien haben gezeigt, dass die Yoga-Nidra-Meditation mit positiven Veränderungen wie der Anzahl der roten Blutkörperchen, des Blutzuckerspiegels und des Hormonstatus verbunden ist. Es wird mehr Dopamin freigesetzt und das Gehirn wird stärker durchblutet.[221]

Bodyscan: Das von Professor Jon Kabat-Zinn entwickelte MBSR-Programm (*Mindfulness-Based Stress Reduction)* ist an der buddhistischen Praxis der Achtsamkeit ausgerichtet und weltweit in vielen Sprachen praktizierbar. Der Bodyscan ist eine wichtige Übung aus diesem Programm. Der achtsame Weg durch den Körper wirkt sich bei regelmäßigem Üben positiv auf das Immunsystem, auf Depressionen sowie die kognitiven Fähigkeiten aus.[222] Zudem reguliert er Stresssymptome wie hohen Blutdruck und einen erhöhten Cortisolspiegel, die Herzrate, das C-reaktive Protein (CRP) sowie Entzündungen, Triglyceride und vieles mehr – so das Ergebnis einer Meta-Analyse von 45 Studien.[223] Auch das Reizdarmsyndrom, Fibromyalgie, Psoriasis, Ängste und die Posttraumatische Belastungsstörung verbessern sich.

Was ist Achtsamkeit? Die schönste Definition habe ich bei Mindfulness Swiss gefunden (*https://www.mindfulness.swiss*): »Achtsamkeit kann als klares und nicht wertendes Gewahrsein dessen bezeichnet werden, was in jedem Augenblick geschieht. Sie ermöglicht uns, Körperempfindungen, Gedanken, Gefühle und alle anderen Wahrnehmungen, ob angenehm, unangenehm oder neutral, zu erfahren und so zu akzeptieren, wie sie sind – das Leben also tatsächlich zu erleben, wie es sich von Augenblick zu Augenblick entfaltet.«

Die Gehmeditation von Thich Nhat Hanh ist ein wunderbares Beispiel dafür, dass wir nicht nur beim ruhigen Sitzen, sondern auch in der Bewegung achtsam sein können.

Achtsames Gehen in der Praxis: Beginnen Sie mit 2–5 Minuten an einem ungestörten Ort und fangen Sie an zu gehen. Behalten Sie ein gleichmäßiges, eher langsames Tempo bei und atmen Sie wie gewohnt. Beobachten Sie Ihre Schritte: Wie fühlt es sich an, einen Fuß zu heben und wieder aufzusetzen, dann den anderen usw.? Wie ist der Rhythmus des Gehens? Konzentrieren Sie sich auf Ihre Schritte und kehren Sie dahin zurück, sobald Ihre Gedanken abweichen.

Das Ja-Gehirn: Machen Sie eine kleine Übung: Sagen Sie laut »Nein« und beobachten Sie, was das in Ihnen auslöst. Probieren Sie unterschiedlich intensive Formen von »Nein« bis »Nein!« aus. Sie werden feststellen, dass alle Formen von »Nein« mehr oder we-

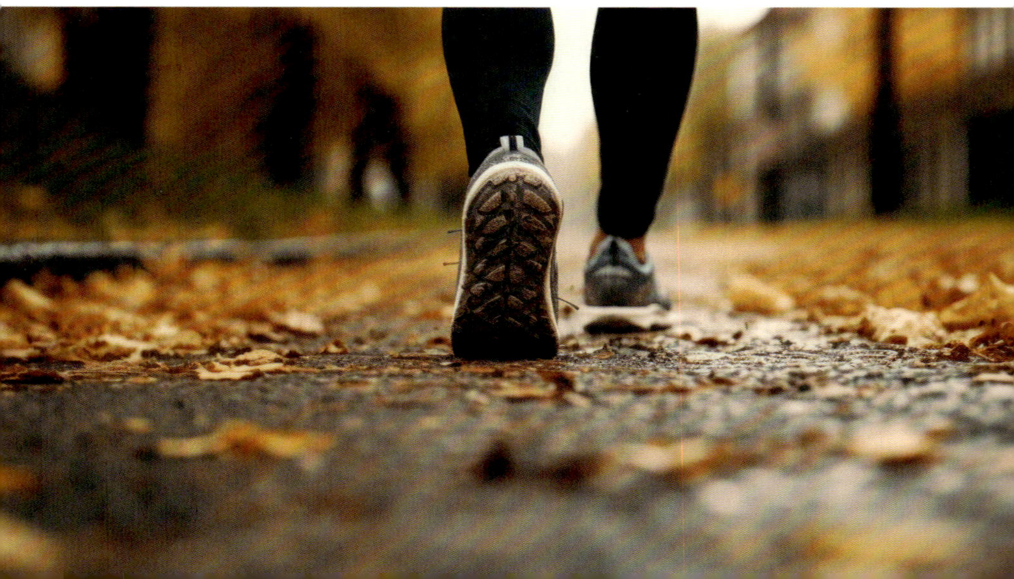

niger Stress in Ihnen bewirken. Sagen Sie dann »Ja«, leichter oder intensiver, und spüren Sie in sich nach. Diese Übung ist keine Aufforderung, zu allem »Ja« zu sagen, aber sie zeigt, dass es unseren Gefühlen und unserem Gehirn mit weniger Widerstand besser geht. Ein Grund, achtsam bei der Frage zu sein, wie viel und wann Widerstand notwendig ist.[224]

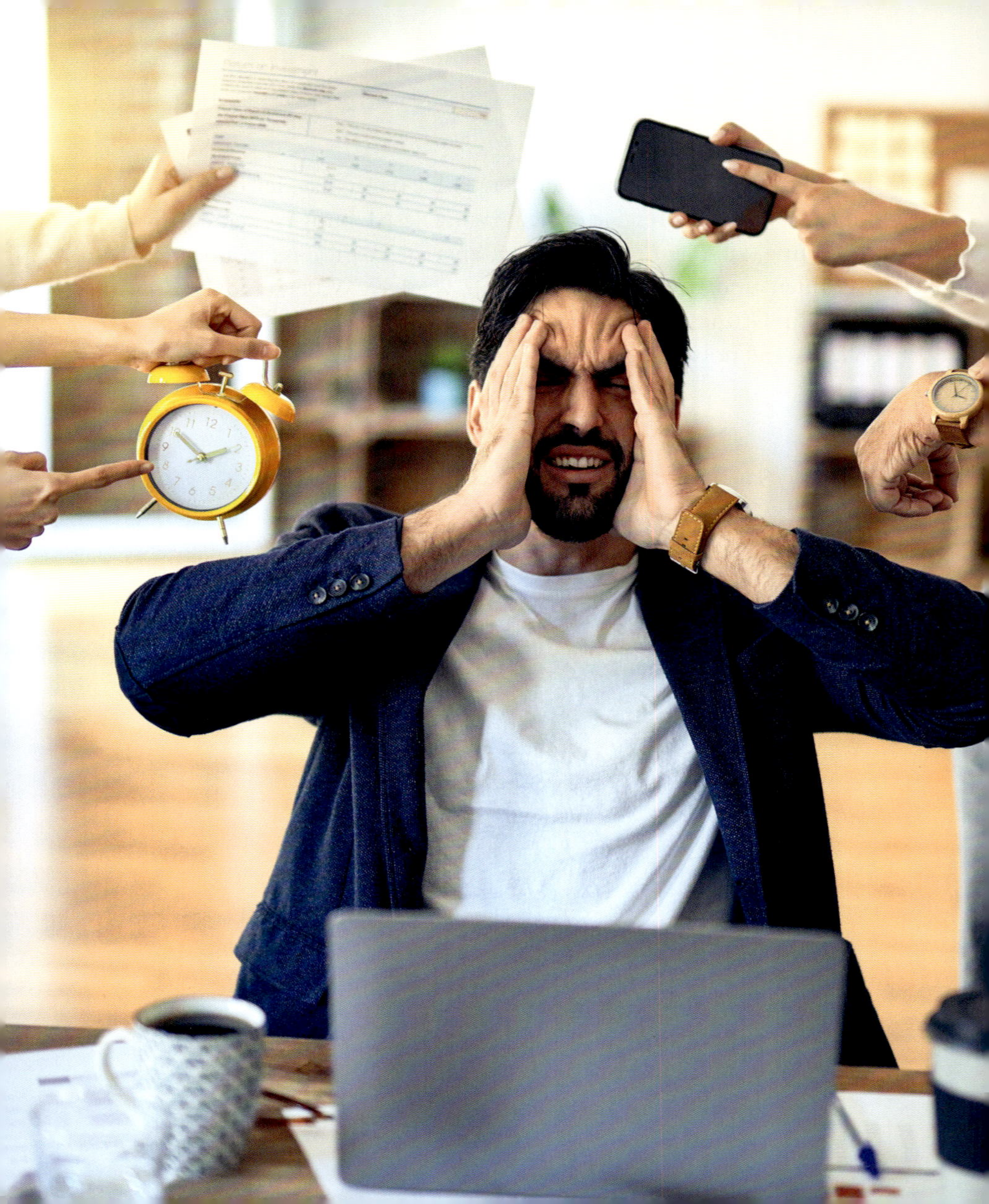

Stress und EMFs schaden Ihrem Gehirn

Stress
– ein Leben mit dem Gefühl, dass alles dringend ist

Die meisten Menschen haben das Gefühl, ihre Zeit ständig mit etwas anfüllen zu wollen; echte Muße ist in einer Zeit der Informationsflut und Schnelligkeit des Lebens eher rar. Doch was ist, wenn die Herausforderungen das normale Niveau übersteigen, seien sie nun »hausgemacht« oder durch äußere Umstände bedingt, die nicht unserer Kontrolle unterliegen? Stress ist nicht in jedem Fall schlecht. Wir haben die Fähigkeit zu einer gesunden Stressreaktion, die unser Überleben sicherstellt. Allerdings stößt man heutzutage eher selten auf Tiger oder andere Raubtiere, und auch Angreifer warten nicht an jeder Ecke. Chronische Stressreaktionen lösen eine Nebennierenerschöpfung aus, verhindern Entspannung und guten Schlaf und wirken sich in dem Maße, in dem der Stress zunimmt, schädlich auf das Gehirn aus. Wenn das Gehirn keine Erholungsphasen durchlaufen kann, gerät das neuronale Netzwerk aus dem Gleichgewicht. Das Volumen der Amygdala, die Emotionen und Ängste verarbeitet, nimmt zu,[225] der Hippocampus, den wir fürs Lernen, das Gedächtnis und die Kreativität brauchen,[226] und der präfrontale Kortex, in dem unser Aktionspotenzial zu finden ist,[227] schrumpfen. Der dauerhafte Alarmzustand macht uns vergesslich, schadet der Konzentration und kann bis zum Burnout gehen.[228] Der Stress, den Mütter während der Schwangerschaft erleben, wirkt sich sogar auf das ungeborene Kind aus.

Das Stresshormon Cortisol

Unser Körper ist auf kurzfristigen Stress eingestellt und fährt die Stressreaktion zurück, sobald sich die Situation wieder normalisiert. Bei chronischem Stress hingegen steigt die Ausschüttung von Stresshormonen wie Cortisol an. Auch in der Nacht ist der Cortisolspiegel noch hoch, weil der natürliche, hormonelle Tag-Nacht-Rhythmus aus dem Gleichgewicht geraten ist, und es fehlt an

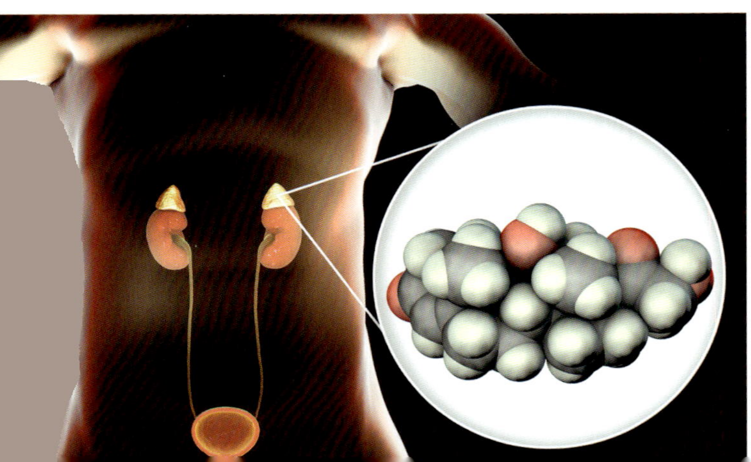

dem Schlaf- und Regenerationshormon Melatonin. Stressgeplagte schlafen schlechter, der Körper befindet sich in einem permanenten Erregungszustand. Der Schlafmangel verstärkt die Stressreaktion und belastet das Immunsystem.

Die Frage ist allerdings nicht, ob wir Cortisol brauchen, sondern in welcher Menge es ausgeschüttet wird, denn in geringen Mengen ist Cortisol wichtig für das Gehirn. Ein chronisch erhöhter Cortisolspiegel schadet dagegen der Neurogenese. Umgekehrt kann eine aktive Neurogenese eine überschießende Cortisolausschüttung bremsen.[229]

Mit Stressbewältigungstechniken wieder ins hormonelle Gleichgewicht kommen

- Akzeptieren Sie, dass Sie gestresst sind. Machen Sie sich bewusst, dass Sie etwas an diesem Zustand ändern können. Veränderung hat meist ihren Preis – wie sehr wollen Sie es wirklich?
- Geben Sie Kontrolle ab. Sie können und müssen nicht alles kontrollieren. Machen Sie eine ehrliche Bestandsaufnahme, wo und wann Sie weniger kontrollieren können – eine andere Einstellung vorausgesetzt.
- Sind Sie perfektionistisch? Perfektion ist eine Frage des Betrachters. Selbst wenn Sie heute etwas perfekt finden, kann

Ihre Bewertung schon in einiger Zeit anders ausfallen. Sie müssen auch nicht alles wissen oder können. Haben Sie Mut zur »Lücke«.

- Gehen Sie an die frische Luft. Felder, Wiesen und Wälder wirken besonders entspannend.
- Treiben Sie Sport. Er baut Stresshormone ab und regt die Neurogenese an.
- Begrenzen Sie die Menge an aufputschenden Getränken wie Kaffee und Energydrinks.
- Schreiben Sie freie Zeiten in Ihren Zeitplan.

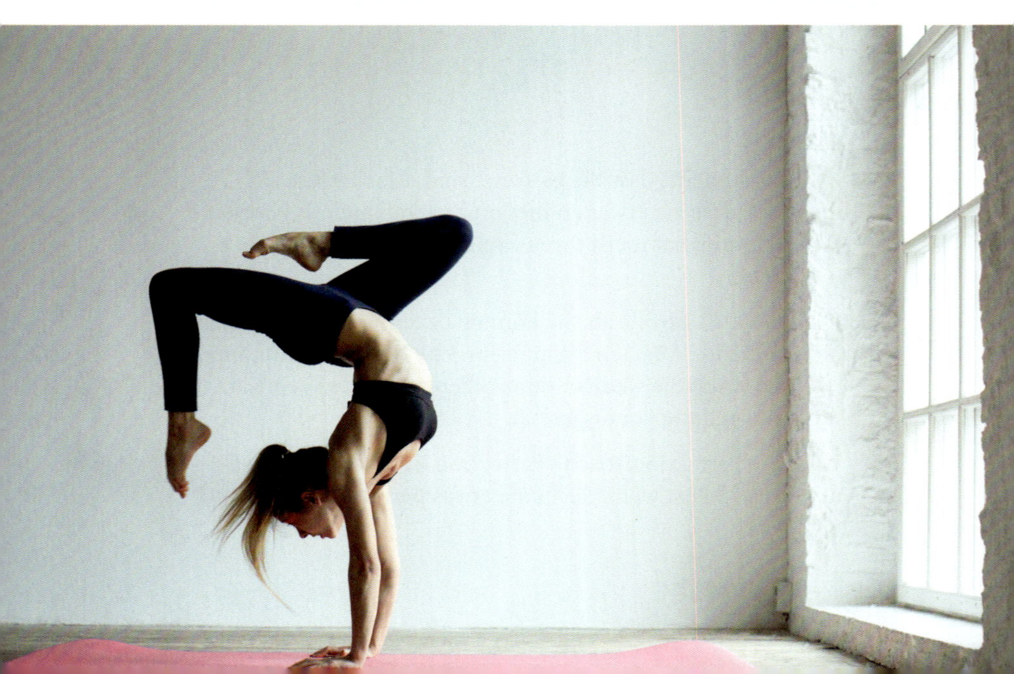

- Erlernen Sie Stressbewältigungstechniken wie Progressive Muskelentspannung, Walken oder mentales Training.
- Eine weltweit anerkannte Stressbewältigungsmethode wurde von Professor Jon Kabat-Zinn entwickelt: MBSR (*Mindfulness-Based Stress Reduction*), was »Stressreduktion durch Achtsamkeit« bedeutet. MBSR lindert Stress sowie seelische und körperliche Schmerzen durch die Praxis der Achtsamkeit.
- Meditation in ihren unterschiedlichen Formen ist ein jahrtausendealter Weg der inneren Einkehr. Im Gehirn entstehen je nach Tiefe der Versenkung Alpha-, Delta- und Theta-Wellen. Meditation regt die Neurogenese intensiv an und kann die durch Stress geschrumpfte Gehirnsubstanz wieder aufbauen.
- In den unterschiedlichen Formen von Yoga wird körperliche Dehnung im Wechsel mit Anspannung, Achtsamkeit und Konzentration praktiziert. Beim Yin Yoga steht passives Stretching im Vordergrund. Die Positionen werden minutenlang gehalten, dehnen das Bindegewebe und entspannen Körper und Geist intensiv.
- Zu allen Methoden finden Sie Bücher, Audio-CDs und Youtube-Clips im Internet oder bei Ihrem Buchhändler.

EMF: Strahlung, Handy & Co.

Wir sind von elektrischen, magnetischen und elektromagnetischen Feldern (EMF) umgeben, auch unser Körper erzeugt elektrische Felder und Ströme. Nicht alles ist Elektrosmog: Die Sonne sendet elektromagnetische Strahlung zu uns, die durch die Erdatmosphäre gefiltert wird und Leben spendet. Das Erdmagnetfeld umgibt und durchdringt die Erde und hat eine fundamentale Bedeutung für das Leben von Menschen und Tieren. Diese Felder können jedoch auch künstlich erzeugt werden. Mobilfunk, WLAN, Stromleitungen, Sendemasten, Kabel und alle strombetriebenen Geräte erzeugen Felder, die unserer Gesundheit schaden. Der Unterschied liegt darin, mit welcher Frequenz die emittierende Quelle arbeitet, denn jedes Frequenzband hat eine andere Wirkung. Typische moderne EMF-Quellen, die nicht ins Schlafzimmer gehören, sind WLAN-Router, Mobiltelefone und Schnurlostelefone (DECT), ebenso sogenannte Smart Devices, die über Bluetooth, Wi-Fi, Nahfeldkommunikation (NFC) oder Mobilfunk kommunizieren wie Smart TVs, Smartphones, Tablets, Smartwatches, Fitnesstracker, digitale

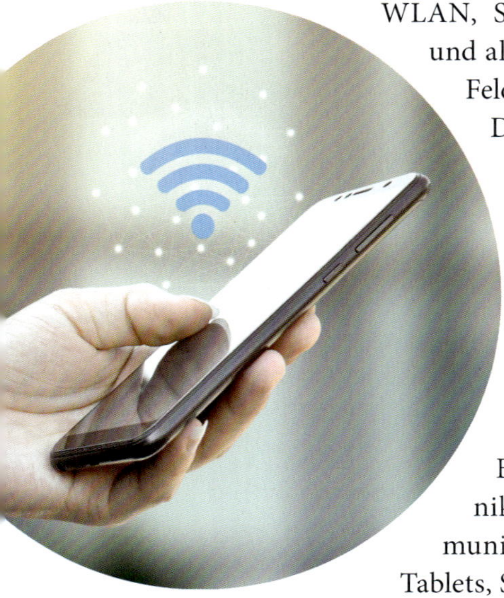

Assistenten wie Alexa, programmierbare Schalter und Hörgeräte. All diese EMF-Quellen, zu denen außerdem Mikrowellenherde und Induktionsherde zählen, wirken sich auch tagsüber ungünstig bis schädlich aus. Nachts sollten sie unbedingt vermieden werden. Immer mehr Studien belegen, dass elektromagnetische Wellen die Bildung neuronaler Stammzellen blockieren, aus denen neue Gehirnzellen entstehen könnten.[230]

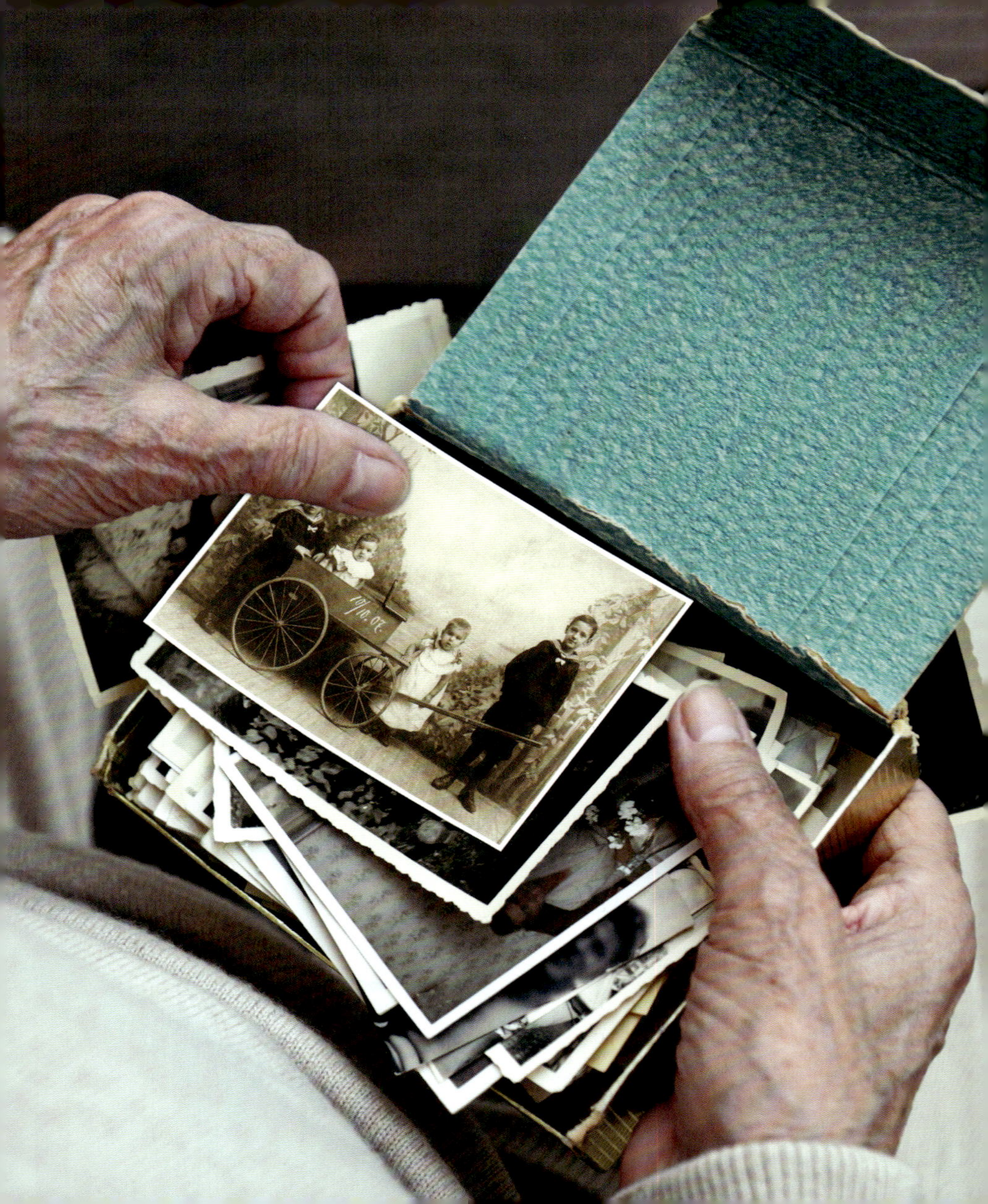

Neurodegenerative Erkrankungen – der Verfall des Gehirns

Alzheimer und Demenz

Unter dem Begriff Neurodegeneration werden Erkrankungen zusammengefasst, bei denen Nervenzellen und ihre Kontaktstellen zu anderen Nervenzellen (Synapsen) immer mehr abgebaut werden. Die Zellen können nicht mehr miteinander kommunizieren, wodurch im Verlauf immer mehr geistige und/oder körperliche Fähigkeiten ausfallen. Die häufigsten neurodegenerativen Erkrankungen sind Alzheimer, Parkinson, die senile Demenz und die Amyotrophe Lateralsklerose (ALS). Die Alzheimerkrankheit ist mit etwa 60 Prozent die weltweit häufigste Form der Demenz. Auch Demenz ist ein Oberbegriff, unter dem zum einen neurodegenerative Erkrankungen wie Alzheimer und die Degenerationen des Frontalhirns zusammengefasst werden, zum anderen Durchblutungsstörungen im Gehirn durch Erkrankungen der Blutgefäße. Lange Zeit ging man in der Wissenschaft davon aus, dass Alzheimer eine zwingende und nicht heilbare Folge des Alterns sei, man müsse nur alt genug werden. Neuere Untersuchungen belegen jedoch: Alzheimer ist kein Schicksal, sondern in erster Linie eine Frage des Lebensstils.

Im Frühstadium, wenn nur der hochregenerative Hippocampus betroffen ist, kann Alzheimer noch gut behandelt werden. Erst wenn auch andere Hirnareale betroffen sind, lässt sich nur noch wenig oder nichts mehr erreichen.

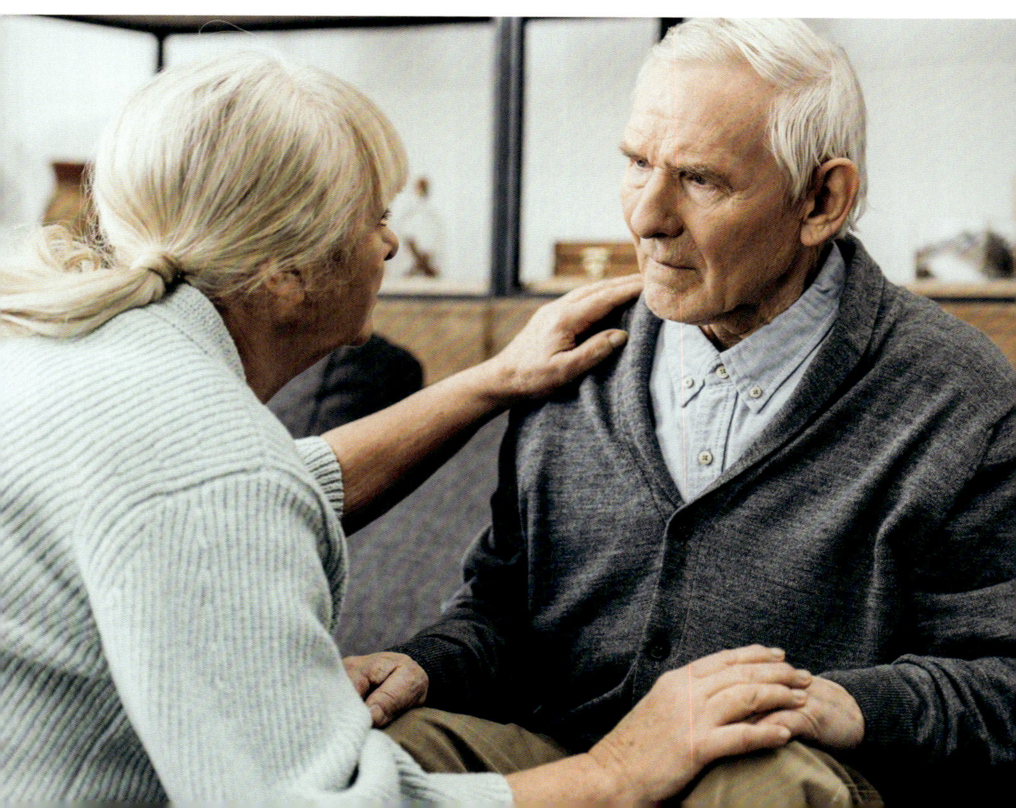

Alzheimer und andere neurodegenerative Erkrankungen müssen nicht sein
– wie Sie Neurodegeneration vermeiden

> *Allzu oft werden Gene für die Entstehung von Krankheiten verantwortlich gemacht, obwohl (mit Ausnahme seltener ursächlicher Gene) die wichtigsten Faktoren das sind, was wir in den Mund nehmen oder wie wir unser Leben leben – beides Faktoren, die wir unter Kontrolle haben. So können beispielsweise DNA-Gentests Panik auslösen, wenn einer Person mitgeteilt wird, dass sie ein Dutzend oder mehr Genvarianten hat. Wenn man die Bedeutung der Gene überbewertet, werden die Menschen davon abgehalten, ihre eigenen Krankheiten zu verhindern, indem sie ihre Ernährung und ihren Lebensstil verbessern.*
>
> – Patrick Holford,
> Mitglied der Orthomolecular Medicine Hall of Fame
> und Direktor der Kampagne »Alzheimer ist vermeidbar«

In diesem Kapitel geht es primär um die Alzheimerkrankheit. Der grundsätzliche Weg, ihr vorzubeugen und sie möglicherweise sogar zu verbessern, gilt jedoch für die meisten neurodegenerativen Erkrankungen.

Die Alzheimerkrankheit beginnt mit der Zerstörung des wichtigen Nervenstrangs (*Tractus perforans),* über den alles, was wir erleben und lernen, an den Hippocampus geleitet wird. Dort können die Informationen über Stunden und manchmal Tage wieder abgerufen werden, bis sie in das Langzeitgedächtnis übergehen. Mit der Zerstörung dieser zentralen Leitbahn entstehen die Alzheimersymptome: Zunächst werden neue Erlebnisse nicht mehr gespeichert und schließlich gehen der Zugriff auf das Gedächtnis und die Erinnerungen verloren. Der fehlende Informationszufluss lässt den Hippocampus schrumpfen, weil immer weniger neue Nervenzellen gebildet werden, die seine Größe erhalten oder vergrößern. Der schrumpfende Hippocampus beeinflusst unsere Gefühlslage und löst Sinnlosigkeitsgefühle und Depressionen aus.

Der Einfluss von Cortisol auf die Entwicklung von Alzheimer

Das Stresshormon Cortisol hat einen wichtigen Anteil an der Entwicklung von Alzheimer. Bei chronischem Stress wird ein Übermaß an Cortisol ausgeschüttet, das meist auch in der Nacht nicht mehr genügend abgebaut wird und die Neuronen schädigt. Eine aktive Neurogenese bremst die Ausschüttung und ist deshalb ein hervorragender Schutz vor der Schädigung der Neuronen und damit vor Alzheimer.[231]

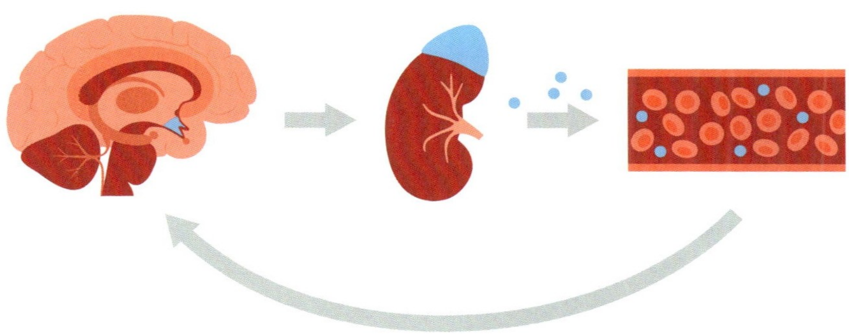

Alzheimer-Gene: Die Veranlagung macht geneigt, aber sie zwingt nicht

Selbst eine genetische Veranlagung für Alzheimer führt nicht zwingend zur Krankheit selbst. Gene sind kein Schicksal, wie die Wissenschaft der Epigenetik beweist. Wie Gene sich entfalten, hängt zu einem großen Teil von den Lebensbedingungen ab, ähnlich wie ein Same sich nicht in jedem Erdreich gleich entwickelt. Wir Menschen haben einen großen Anteil daran, was wir in dem »Erdreich«, in dem wir geboren wurden, tun. Wir können unsere innere Einstellung verändern und wir können räumliche Veränderungen vornehmen. Studien belegen, dass das Risiko, an Alzheimer zu erkranken, bei Menschen mit genetischer Alzheimeranlage und Personen ohne diese Anlage gleich groß war, wenn sie zu einer gesunden, gehirngerechten Ernährung und einem aktiven Lebensstil übergingen.[232,233] Die Wissenschaftler fanden sechs Nährstoffe,

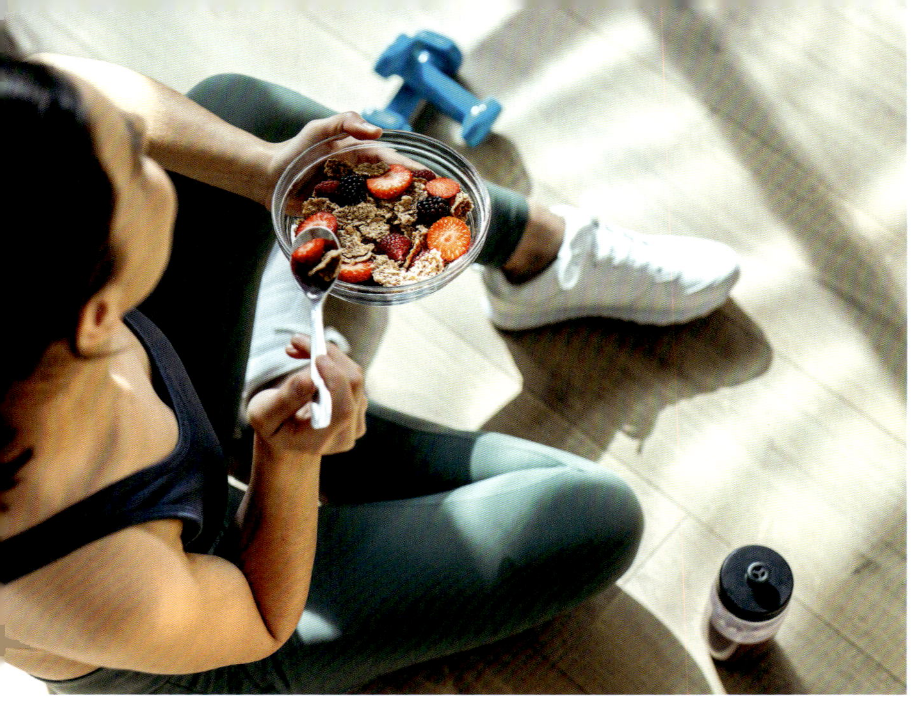

welche sich positiv auf eine genetische Alzheimeranlage und die Methylierung von Genen auswirkten: Omega-3 DHA, die B-Vitamine (vor allem B_2, B_6, B_{12} und Folat), die Vitamine D_3 und K_2, Quercetin und Resveratrol.[234] Nehmen Sie die in diesem Buch beschriebenen Stoffe dazu, die die Neurogenese und den BDNF-Spiegel anregen, und Sie haben im Bereich der Ernährung eine optimale Voraussetzung, um vor Alzheimer geschützt zu sein.

Wichtig ist der Schutz vor freien Radikalen. Durch den hohen Energiebedarf des Gehirns entstehen ständig große Mengen an Sauerstoffradikalen, die große Schäden anrichten und Entzündungen auslösen können. Obwohl unsere Zellen ein eigenes Schutzsystem haben und selbst Radikalfänger herstellen, und wir auch mit der Nahrung Vitamine, Mineralstoffe und mehr aufnehmen, genügt diese Menge oft nicht. Unsere moderne Ernährung ist meist nicht in der Lage, diese Stoffe ausreichend zu liefern. Hier zeigt sich, dass nicht das Alter oder die Gene die auslösenden Faktoren für Alzheimer sind, sondern vor allem unser Lebensstil.[235]

Ist Beta-Amyloid das Alzheimer-Toxin?

Beta-Amyloid ist eine Peptidgruppe, die in geringen Mengen eine wichtige Rolle bei der Reizweiterleitung an den Kontaktstellen zwischen den Zellen, den Synapsen, spielt. Es wird berichtet, dass Beta-Amyloid sowohl schützende[236] als auch toxische Wirkungen hat.[237] In jedem Fall ist seine Wirkung eine Frage der Menge, weshalb das glymphatische System im Schlaf dafür sorgt, dass Beta-Amyloid ausgeschwemmt wird.[238] Nicht nur mangelnder Schlaf kann die Ablagerungen erhöhen, zu den Ursachen zählen auch oxidativer Stress und eine zu geringe Neurogenese.

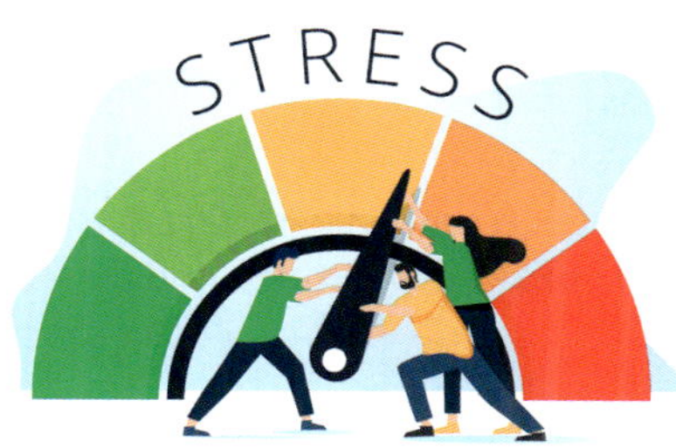

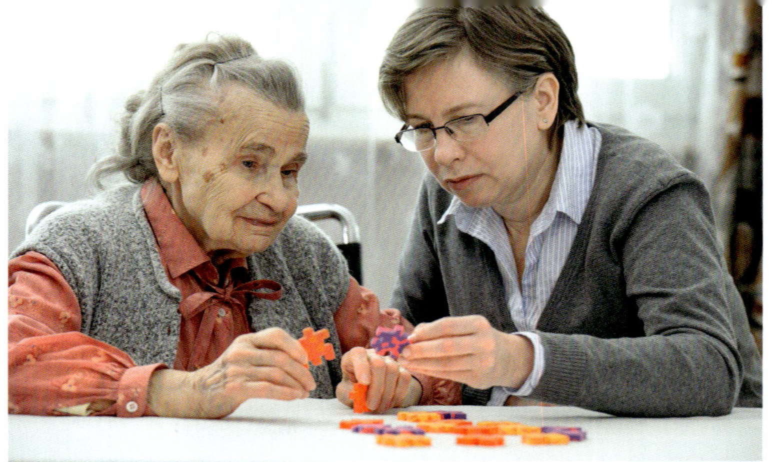

Vorbeugung gegen Alzheimer-Demenz und weitere Demenzformen

- Die Neurogenese und den Wachstumsfaktor BDNF steigern durch Bewegung, Ernährung, mentales Training, Sozialkontakte, seelische Nahrung wie Spiritualität und Religion, Schlaf.
- Den Energiebedarf des Gehirns decken.
- Das Gehirn vor freien Radikalen und Entzündungen schützen.
- Lithium aktiviert nicht nur die Neurogenese im Hippocampus, es blockiert auch die Produktion von Beta-Amyloid-Proteinen.[239]
- Curcumin (Curcuma) senkt die Menge an Amyloid-Plaques, verzögert den Abbau von Neuronen und die Bildung von

toxischen Schwermetall-Chelaten, schützt die Zellen vor freien Radikalen und reguliert die Menge an Mikroglia, Immunzellen des Gehirns, die die Neuronen durch eine zu starke Phagozytose angreifen können.[240]

- Spermidin kann die Gedächtnisleistung durch Anregung der Autophagie verbessern.[241]

- Ferroptose ist eine durch einen Eisenüberschuss im Körper ausgelöste Form von Zelltod.[242] Patienten mit neurodegenerativen Erkrankungen wie Alzheimer weisen zu viel Eisen im Gehirn auf,[243] und zwar vor allem im Frontalhirn und im Hippocampus, den Bereichen, in denen sich Amyloid-Plaques ansammeln. Der Eisenüberschuss behindert die Ausreifung des BDNF-Wachstumsfaktors.[244] Das als größter genetischer Risikofaktor für Alzheimer eingestufte ApoE4-Gen erhöht ebenfalls den Eisenspiegel im Gehirn. Besonders gefährlich ist ein Eisenüberschuss bei gleichzeitigem Kupfermangel.[245] Zusätzliches Kupfer senkt den Eisenüberschuss.[246] Wie überall im Körper oxidiert Eisen auch die Zellen im Gehirn. Eine weitere Möglichkeit, um den Eisenspiegel zu senken, besteht darin, zwei- bis viermal im Jahr Blut zu spenden. Eisen ist ein essenzielles Spurenelement, das wir unbedingt brauchen. Deshalb ist es sehr wichtig, weder zu viel noch zu wenig Eisen im Blut zu haben.

- Alzheimer kann frühzeitig durch einen Stuhltest bestimmt werden. Eine aktuelle Studie fand heraus, dass bei Personen, die in Untersuchungen ein erhöhtes Alzheimerrisiko hatten, die Zusammensetzung des Mikrobioms verändert war.[247] Eine Ernährungsumstellung mit viel probiotischen Lebensmitteln wie Kefir, Sauerkraut, Miso, Kombucha und Apfelessig hilft, das Mikrobiom auszugleichen. Außerdem können probiotische Präparate eingenommen werden, am besten in Kombination mit Präbiotika, die Nahrung für die Darmbakterien liefern.
- Probiotika und Präbiotika helfen, eine gesunde Darmflora aufzubauen. Probiotika enthalten spezielle Bakterienstämme wie Milchsäurebakterien, Bifidobakterien oder bestimmte Hefen, die das Darmmikrobiom auffüllen. Präbiotika wie Inulin oder Akazienfasern sind für den Menschen unverdauliche Ballaststoffe, die Nahrung für die Bakterien liefern. Darm und Hirn sind über die Darm-Hirn-Achse verbunden und wirken sich wechselseitig aufeinander aus. Entsprechend haben Untersuchungen ergeben, dass sich die Einnahme von Probio-

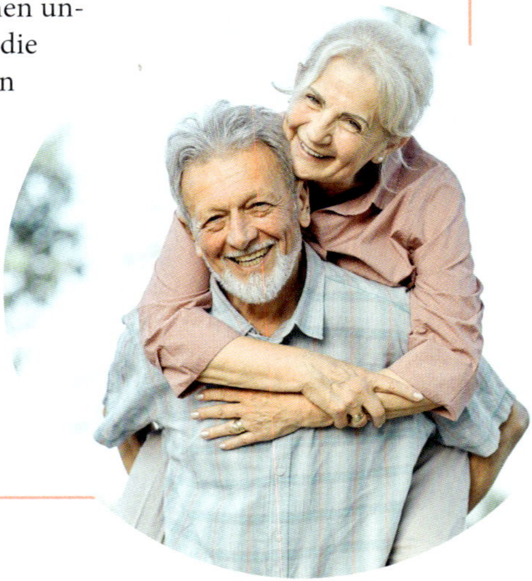

tika positiv auf das Gehirn, auf Depressionen und neurodegenerative Erkrankungen wie Alzheimer auswirkt.[248]

- Im Kapitel »Lebenseinstellung und Lebensstil« (Seite 97) wird eine Studie mit dem Titel »Das schlafende Gehirn: Nutzung der Kraft des glymphatischen Systems durch die Wahl des Lebensstils« beschrieben. Die Wissenschaftler zeigen, welche bisher getesteten Lebensstilmaßnahmen das Fortschreiten der Alzheimerkrankheit verhindern können. Schlaf, die nächtliche Reinigung von Beta-Amyloid sowie die im Schlaf stattfindende Neurogenese haben hierbei Priorität.[249]
- Vor etwas mehr als einem Jahrzehnt entdeckte die Wissenschaftlerin Carmela Sidrauski ein Molekül, das sich eignet, das Gedächtnis sowie den kognitiven Verfall bei einer Vielzahl von Erkrankungen wie ALS und Parkinson zu bremsen und Gehirntraumata zu behandeln.[250] Im Tierversuch blockierte ISRIB (engl.: *Integrated Stress Response Inhibitor*; ein die Blut-Hirn-Schranke übertretender wirksamer Hemmstoff) die Stressantwort,[251] verbesserte die kognitiven Fähigkeiten und regenerierte Gehirnzellen.[252]
- MCT-Öl[253] und Kokosöl[254] haben nachweislich positive Wirkungen auf die geistige Leistung von Alzheimerpatienten. In ihrem berührenden Buch *Alzheimer vorbeugen und behandeln – Die Keton-Kur: Wie ein natürliches Fett die*

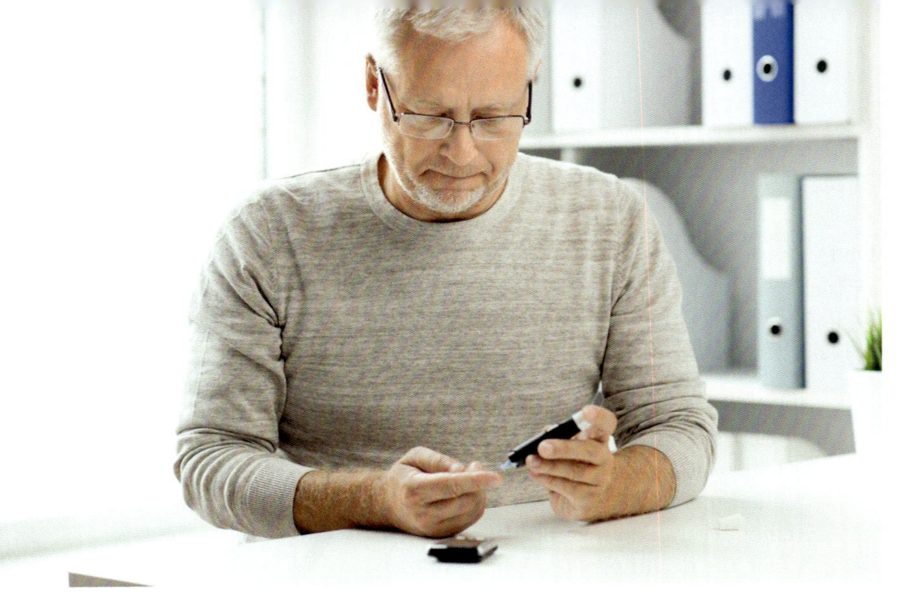

Erkrankung aufhält berichtet die Ärztin Dr. Mary Newport über ihre Suche nach Hilfe für ihren an Alzheimer erkrankten Mann. Dabei entdeckte sie Kokosöl und die mittelkettigen Fettsäuren. Ihren persönlichen Bericht finden Sie auf Youtube in englischer Sprache.[255]

Alzheimerkrankheit, Typ-2-Diabetes und MCT-Ketonkörper

Untersuchungen haben gezeigt, dass bei Alzheimererkrankten häufig Typ-2-Diabetes auftritt.[256] Die für Diabetes typische Glukose-Verwertungsstörung (Insulinresistenz) betrifft nicht nur Muskulatur, Leber und Fettgewebe, sondern auch das Gehirn, das seine

Energie im Wesentlichen aus Glukose bezieht. Ein Mangel kann erklären, warum Menschen mit einer Insulinresistenz häufiger an Demenz erkranken, da die Zellen nicht mehr mit Energie versorgt werden und absterben.[257] MCT-Öl bietet die Möglichkeit, dem Gehirn durch die Verlagerung von Glukose auf Ketone Energie zu liefern.[258]

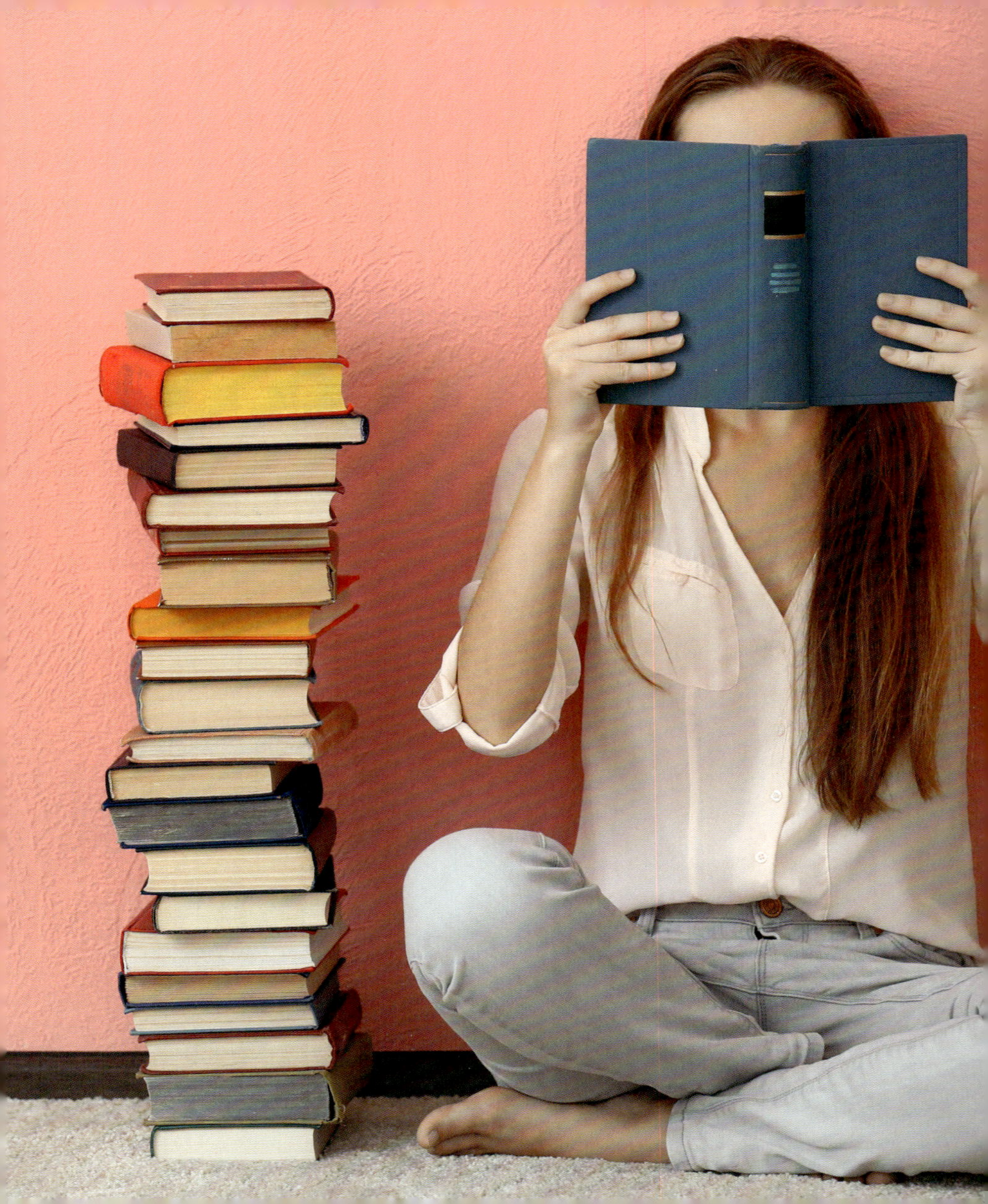

Glossar

Botenstoffe, Neurotransmitter, Hormone:
Stoffe, die für die Übertragung von Signalen zwischen den Nervenzellen und damit ihrer Kommunikation untereinander dienen.

Kognitive Fähigkeiten:
Funktionen, bei denen es um Wahrnehmung, Aufmerksamkeit, Lernen, Erinnern, Denken, Orientierung, Kreativität, Nachdenken, Planen und die Vorstellungskraft geht.

Neuronen:
Nervenzellen im Gehirn

Neuronal:
die Neuronen betreffend

Neurotrope Faktoren:
Biomoleküle, die das Wachstum, das Überleben und die Differenzierung von sich entwickelnden und von reifen Neuronen unterstützen.

Bibliografie

Arvay, Clemens C.: *Der Biophilia-Effekt – Heilung aus dem Wald*. Berlin 2016.

Bambas, Carola; Bedzek, Monika et al.: *Raus in den Wald! – 30 Übungen und Spiele zum Waldbaden mit Kindern*. München 2023.

Cortright, Brant: *Das bessere Gehirn – Wie Sie lebenslang die Bildung neuer Nervenzellen anregen*. Rottenburg 2020.

Colpo, Anthony: *Der große Cholesterin-Schwindel – Warum alles, was man Ihnen über Cholesterin, Diät und Herzinfarkt erzählt hat, falsch ist!* Rottenburg 2022.

Conradi, Dr. Jörg: *Keine Angst vor Cholesterin. Was Statine und Co. bei uns anrichten – und was wir stattdessen für Herz und Kreislauf tun können.* Rottenburg 2020.

Conradi, Dr. Jörg: *Spermidin – Der lang gesuchte Schlüssel für ein aktives und gesundes Leben.* Rottenburg 2021.

Goleman, Daniel; Kaufman, Paul; Ray, Michael: *Kreativität entdecken.* München 1997.

Gröber, Uwe: *Omega-3 – Gesünder leben mit den essenziellen Fettsäuren.* München 2021.

Häusel, Hans-Georg: *Think Limbic! Inkl. Arbeitshilfen online: Die Macht des Unbewussten nutzen für Management und Verkauf.* Freiburg 2019.

Hamann, Brigitte: *Magnesiumöl – Das Wundermineral einfach & effektiv über die Haut aufnehmen.* Rottenburg 2015.

Hamann, Brigitte: *Melatonin – 12 Gründe, warum Melatonin die Basis für Ihre Gesundheit ist.* Rottenburg 2021.

Hamann, Brigitte: *Vitamin D_3 hochdosiert – Neueste Erkenntnisse über die Dosierung und die fünf wichtigsten Co-Faktoren.* Rottenburg 2022.

Herculano-Houzel, Suzana: *The Human Advantage – How our Brains Became Remarkable.* Cambridge 2016.

Jochum, Inka: *Verjüngende Atemübungen vom Dach der Welt.* München 2012.

Kabat-Zinn, Jon: *Die MBSR-Yogaübungen – Stressbewältigung durch Achtsamkeit.* Freiburg 2010.

Kabat-Zinn, Jon: *Gesund durch Meditation – Das große Buch der Selbstheilung mit MBSR.* München 2019.

Kahnemann, Daniel: *Schnelles Denken, langsamen Denken.* München 2016.

Kempermann, Prof. Dr. Gerd: *Die Revolution im Kopf. Wie neue Nervenzellen unser Gehirn ein Leben lang jung halten.* München 2016.

Krakow, Barry: *Life Saving Sleep – New Horizons in Mental Health Treatment.* New Sleepy Times, Albuquerque 2023.

Lewis, Thomas; Fari, Amini; Lannon, Richard: *A General Theory of Love.* New York 2006.

Mercola, Dr. Joseph: *EMF – Elektromagnetische Felder: Schützen Sie sich jetzt vor den heimlichen Gefahren, die von 5G, WLAN und Mobiltelefonen ausgehen!* Rottenburg 2020.

Nehls, Dr. Michael: *Die Alzheimer-Lüge – Die Wahrheit über eine vermeidbare Krankheit.* München 2017.

Nehls, Dr. Michael: *Die Formel gegen Alzheimer – Die Gebrauchsanweisung für ein gesundes Leben – Ganz einfach vorbeugen und rechtzeitig heilen.* München 2018.

Nehls, Dr. Michael: *Das erschöpfte Gehirn. Der Ursprung unserer mentalen Energie – und warum sie schwindet.* München 2022.

Newberg, Andrew; Waldman, Mark Robert et al.: *Die Kraft der Mitfühlenden Kommunikation – Wie Worte unser Leben ändern können.* München 2013.

Newport, Dr. Mary: *Alzheimer – vorbeugen und behandeln: Die Keton-Kur: Wie ein natürliches Fett die Erkrankung aufhält.* Kirchzarten 2014.

Richardson, Cheryl: *Stand Up for Your Life: A Practical Step-by-Step Plan to Build Inner Confidence and Personal Power.* Free Press 2002.

Skuban, Dr. Ralph: *Pranayama – Heilendes Atmen nach der Tradition des Ostens: Einfache Atemübungen zur Entspannung.* CD, Petersberg 2021.

Skuban, Dr. Ralph: *Sanftes Atmen – für mehr Resilienz und ein starkes Immunsystem.* CD, Petersberg 2020.

Torralba, Francesc: *Die Kunst des Zuhörens.* München 2007.

Thich Nhat Hanh: *achtsam sprechen – achtsam zuhören: Die Kunst der bewussten Kommunikation.* München 2019.

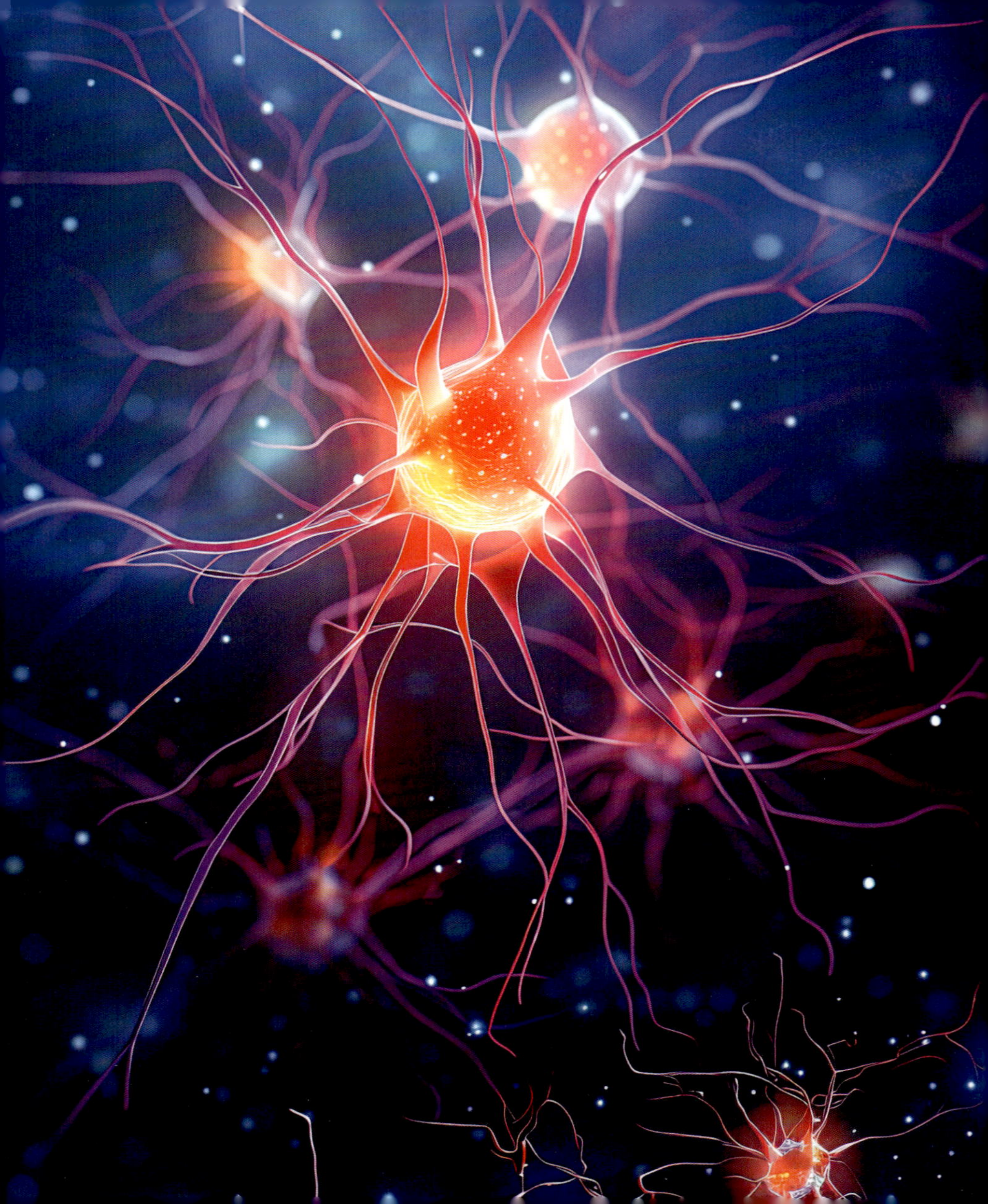

Anmerkungen

1 Herculano-Houzel, S.: *The Human Advantage – How our Brains Became Remarkable.* Cambridge 2016.

2 Kempermann, G.: »Altern ist auch adulte Neurogenese. Neue Nervenzellen für alternde Gehirne«. In: Staudinger, U. M.; Häfner, H. (Hrsg.): *Was ist Alter(n)? – Neue Antworten auf eine scheinbar einfache Frage.* Berlin, Heidelberg 2008.

3 Stella, F.; Cerasti, E.; Si, B. et al.: »Self-organization of multiple spatial and context memories in the hippocampus«. *Neurosci Biobehav Rev.,* August 2012; 36(7): 1609–1625.

4 Lewis, T.; Amini, F.; Lannon, R.: *A General Theory of Love.* New York 2000.

5 Augustinack, J. C.; van der Kouwe, A. J. W.; Salat, D. H. et al.: »H. M.'s contributions to neuroscience: a review and autopsy studies«. *Hippocampus,* November 2014; 24(11): 1267–1286.

6 Nehls, M.: *Das erschöpfte Gehirn. Der Ursprung unserer mentalen Energie – und warum sie schwindet.* München 2022.

7 Nehls, M.: *Das erschöpfte Gehirn.* Kapitel 2: »Ego Depletion – akuter Verlust an Geisteskraft«. S. 25ff.

8 Kahnemann, D.: *Schnelles Denken, langsames Denken.* München 2016.

9 Kahnemann, D.: *Schnelles Denken, langsames Denken.* München 2016.

10 Heuer Jr., R.: »Limits of Intelligence Analysis«, vierteljährliches Journal des Foreign Policy Research Institute, *Orbis,* Dezember 2005; 49(1).

11 Kahnemann, D.: *Schnelles Denken, langsames Denken.* München 2016.

12 Schirner, M.; Deco, G.; Ritter, P.: »Learning how network structure shapes decision-making for bio-inspired computing«, *Nat Commun.,* Mai 2023; 14(1): 2963.

13 Tian, Y. E.; Cropley, V.; Maier, A. B. et al.: »Heterogeneous aging across multiple organ systems and prediction of chronic disease and mortality«. *Nat Med.,* April 2023; 29(5): 1221–1231.

14 Kaufmann, T.; van der Meer, D.; Doan, N. T. et al.: »Common brain disorders are associated with heritable patterns of apparent aging of the brain. *Nat Neurosci.,* Oktober 2019; 22(10): 1617–1623.

15 Bashyam, V. M.; Erus, G.; Doshi, J. et al.: »MRI signatures of brain age and disease over the lifespan based on a deep brain network and 14 468 individuals worldwide. *Brain,* Juli 2020; 143(7): 2312–2324.

16 Kankaanpää, A.; Tolvanen, A.; Heikkinen, A. et al.: »The role of adolescent lifestyle habits in biological aging: A prospective twin study«. *eLife,* November 2022; 11: e80729.

17 Nobis, L.; Manohar, S. G.; Smith, S. M. et al.: »Hippocampal volume across age: Nomograms derived from over 19 700 people in UK Biobank«. *Neuroimage Clin.,* 2019; 23: 101904.

18 McGuire, D. K.; Levine, B. D.; Williamson, J. W. et al.: »A 30-year follow-up of the Dallas Bedrest and Training Study: I. Effect of age on the cardiovascular response to exercise«. *Circulation,* September 2001; 104(12): 1350–1357.

19 Arsenis, N. C.; You, T.; Ogawa, E. F. et al.: »Physical activity and telomere length: Impact of aging and potential mechanisms of action«. *Oncotarget,* Juli 2017; 8(27): 45008–45019.

20 Castner, S. A.; Gupta, S.; Wang, D. et al.: »Longevity factor klotho enhances cognition in aged nonhuman primates«. *Nat Aging,* Juli 2023.

21 Brandt, M.: »Schlafdauer und Schlafprobleme – Schlafen Sie gut?« *Statista,* August 2021.

22 Erren, T. C.; Morfeld, P.; Groß, J. V. et al.: »IARC 2019: ›Night shift work‹ is probably carcinogenic: What about disturbed chronobiology in all walks of life?« *J Occup Med Toxicol.,* November 2019; 14: 29.

23 Mander, B. A.; Rao, V.; Lu, B. et al.: »Prefrontal atrophy, disrupted NREM slow waves and impaired hippocampal-dependent memory in aging«. *Nat Neurosci.,* März 2013; 16(3): 357–364.

24 Xie, L.; Kang H.; Xu, Q. et al.: »Sleep drives metabolite clearance from the adult brain«. *Science,* Oktober 2013; 342(6156): 373–377.

25 Furcila, D.; DeFelipe, J.; Alonso-Nanclares, L.: »A Study of Amyloid-β and Phosphotau in Plaques and Neurons in the Hippocampus of Alzheimer's Disease Patients«. *J Alzheimers Dis.,* 2018; 64(2):417–435.

26 Xie, L.; Kang, H.; Xu, Q. et al.: »Sleep drives metabolite clearance from the adult brain«. *Science,* Oktober 2013; 342(6156): 373–377.

27 Wang, J.; Zhou, Y.; Zhang, K. et al.: »Glymphatic function plays a protective role in ageing-related cognitive decline«. *Age Ageing,* Juli 2023; 52(7): afad107.

28 Stutz, J.; Eiholzer, R.; Spengler, C. M.: »Effects of Evening Exercise on Sleep in Healthy Participants: A Systematic Review and Meta-Analysis«. *Sports Med.,* Februar 2019; 49(2): 269–287.

29 Rao, A.; Ebelt, P.; Mallard, A. et al.: »Palmitoylethanolamide for sleep disturbance. A double-blind, randomised, placebo-controlled interventional study«. *Sleep Sci Pract.,* 2021; 5(1): 12.

30 Frank, S.; Gonzalez, K.; Lee-Ang L. et al.: »Diet and Sleep Physiology: Public Health and Clinical Implications«. *Front Neurol.,* August 2017; 8: 393.

31 Gradisar, M.; Wolfson, A. R.; Harvey, A. G. et al.: »The sleep and technology use of Americans: findings from the National Sleep Foundation's 2011 Sleep in America poll«. *J Clin Sleep Med.,* Dezember 2013; 9(12): 1291–1299.

32 »Schlaf gut, Deutschland«. Umfrage im Auftrag der Techniker Krankenkasse. *https://www.tk.de/presse/themen/praevention/gesundheitsstudien/tk-schlafstudie-2017-2036638?tkcm=ab.*

33 Krakow, B.: *Life Saving Sleep – New Horizons in Mental Health Treatment.* New Sleepy Times, Albuquerque 2023, S. 301.

34 Hamann, B.: *Geheimnisvolle Zirbeldrüse.* Rottenburg 2021, S. 40ff.

35 Fishbein, A. B.; Knutson, K. L.; Zee, P. C.: »Circadian disruption and human health«. *J Clin Invest.,* Oktober 2021; 131(19): e148286.

36 Nehls, M.: *Das erschöpfte Gehirn.* S. 186ff.

37 Anderson, M. L.; Nokia, M. S.; Govindaraju, K. P. et al.: »Moderate drinking? Alcohol consumption significantly decreases neurogenesis in the adult hippocampus«. *Neurosci.,* November 2012; 224: 202–920.

38 Di Rocco, G.; Baldari, S.; Pani, G. et al.: »Stem cells under the influence of alcohol: effects of ethanol consumption on stem/progenitor cells«. *Cell Mol Life Sci.,* Januar 2019; 76(2): 231–244.

39 Nadar, M. S.; Hasan, A. M.; Alsaleh, M.: »The negative impact of chronic tobacco smoking on adult neuropsychological function: a cross-sectional study«. *BMC Public Health,* Januar 2021; 21(1): 1278.

40 Reddy, O. C.; van der Werf, Y. D.: »The Sleeping Brain: Harnessing the Power of the Glymphatic System through Lifestyle Choices«. *Brain Sci.,* November 2020; 10(11): 868.

41 Iliff, J. J.; Lee, H.; Yu, M. et al: »Brain-wide pathway for waste clearance captured by contrast-enhanced MRI«. *J Clin Invest.,* März 2013; 123(3): 1299–1309.

42 He, X.-F.; Liu, D.-X.; Zhang, Q. et al.: »Voluntary Exercise Promotes Glymphatic Clearance of Amyloid-beta and Reduces the Activation of Astrocytes and Microglia in Aged Mice«. *Front Mol Neurosci.,* Mai 2017; 10: 144.

43 Ebd.

44 Stamatakis, E.; Ahmadi, M. N.; Friedenreich, C. M. et al.: »Vigorous Intermittent Lifestyle Physical Activity and Cancer Incidence Among Nonexercising Adults. The UK Biobank Accelerometry Study«. *JAMA Oncol.,* Juli 2023; e231830.

45 Molteni, R.; Wu, A.; Vaynman, S. et al.: »Exercise reverses the harmful effects of consumption of a high-fat diet on synaptic and behavioral plasticity associated to the action of brain-derived neurotrophic factor«. *Neurosci.,* 2004; 123(2): 429–440.

46 Moore, S. C.; Lee, I. M.; Weiderpass, E. et al.: »Association of Leisure-Time Physical Activity With Risk of 26 Types of Cancer in 1.44 Million Adults«. *JAMA Intern Med.,* Juni 2016; 176(6): 816–825.

47 Kodama, S.; Saito, K.; Tanaka, S. et al.: »Cardiorespiratory fitness as a quantitative predictor of all-cause mortality and cardiovascular events in healthy men and women: a meta-analysis«. *JAMA,* Mai 2009; 301(19): 2024–2035.

48 Lin, Y. T.; Chen, C. C.; Huang, C. C. et al.: »Oxytocin stimulates hippocampal neurogenesis via oxytocin receptor expressed in CA3 pyramidal neurons«. *Nat Commun.,* September 2017; 8(1): 537.

49 Leuner, B.; Caponiti, J. M.; Gould, E.: »Oxytocin stimulates adult neurogenesis even under conditions of stress and elevated glucocorticoids«. *Hippocampus,* April 2012; 22(4): 861–868.

50 Salehpour, F.; Mahmoudi, J.; Kamari, F. et al.: »Brain Photobiomodulation Therapy: a Narrative Review«. *Mol Neurobiol.,* August 2018; 55(8): 6601–6636.

51 Novaes, M. M.; Palhano-Fontes, F.; Onias, H. et al.: »Effects of Yoga Respiratory Practice (Bhastrika pranayama) on Anxiety, Affect, and Brain Functional Connectivity and Activity: A Randomized Controlled Trial«. *Front Psychiatry,* Mai 2020; 11: 467.

52 Molteni, R.; Barnard, R. J.; Ying, Z.: »A high-fat, refined sugar diet reduces hippocampal brain-derived neurotrophic factor, neuronal plasticity, and learning«. *Neurosci.,* 2002; 112(4): 803–814.

53 Dyall, S. C.: »Long-chain omega-3 fatty acids and the brain: a review of the independent and shared effects of EPA, DPA and DHA«. *Front Aging Neurosci.,* April 2015; 7: 52.

54 Kang, J. X.; Gleason, E. D.: »Omega-3 Fatty acids and hippocampal neurogenesis in depression«. *CNS Neurol Disord Drug Targets,* Juni 2013; 12(4): 460–465.

55 Pu, H.; Jiang, X.; Wei, Z. et al.: »Repetitive and Prolonged Omega-3 Fatty Acid Treatment After Traumatic Brain Injury Enhances Long-Term Tissue Restoration and Cognitive Recovery«. *Cell Transplant.,* April 2017; 26(4): 555–569.

56 Wu, A.; Ying, Z.; Gomez-Pinilla, F.: »Dietary omega-3 fatty acids normalize BDNF levels, reduce oxidative damage, and counteract learning disability after traumatic brain injury in rats«. *J Neurotrauma,* Oktober 2004; 21(10):1457–1467.

57 Köhler, A.; Sarkkinen, E.; Tapola, N. et al.: »Bioavailability of fatty acids from krill oil, krill meal and fish oil in healthy subjects – a randomized, single-dose, cross-over trial«. *Lipids Health Dis.,* März 2015; 14: 19.

58 Konagai, C.; Yanagimoto, K.; Hayamizu, K. et al.: »Effects of krill oil containing n-3 polyunsaturated fatty acids in phospholipid form on human brain function: a randomized controlled trial in healthy elderly volunteers«. *Clin Interv Aging,* 2013; 8: 1247–1257.

59 Picciotto, M. R.; Higley, M. J.; Mineur, Y. S.: »Acetylcholine as a neuromodulator: cholinergic signaling shapes nervous system function and behavior«. *Neuron.*, Oktober 2012; 76(1): 116–129.

60 Si, P.; Zhu, C.: »Biological and neurological activities of astaxanthin (Review)«. *Mol Med Rep.*, Oktober 2022; 26(4): 300.

61 Giannaccare, G.; Pellegrini, M.; Senni, C. et al.: »Clinical Applications of Astaxanthin in the Treatment of Ocular Diseases: Emerging Insights«. *Mar Drugs.*, Mai 2020; 18(5): 239.

62 Konagai, C.; Yanagimoto, K.; Hayamizu, K. et al.: »Effects of krill oil containing n-3 polyunsaturated fatty acids in phospholipid form on human brain function: a randomized controlled trial in healthy elderly volunteers«. *Clin Interv Aging,* 2013; 8: 1247–1257.

63 Andraka, J. M.; Sharma, N.; Marchalant, Y.: »Can krill oil be of use for counteracting neuroinflammatory processes induced by high fat diet and aging?« *Neurosci Res.*, August 2020; 157: 1–14.

64 Kim, J. H.; Meng, H. W.; He, M. T. et al.: »Krill Oil Attenuates Cognitive Impairment by the Regulation of Oxidative Stress and Neuronal Apoptosis in an Amyloid β-Induced Alzheimer's Disease Mouse Model«. *Molecules,* August 2020; 25(17): 3942.

65 Nehls, M.: »Der Menschheit geht der Fisch aus«. In: *Das erschöpfte Gehirn.*

66 Sayer, J.: »800 Reasons Turmeric Threatens Big Pharma«. *GreenmedInfo,* 4. Juli 2016.

67 Sayer, J.: »Science Confirms Turmeric As Effective As 14 Drugs«. *GreenmedInfo,* 12. Juli 2022.

68 Dong, S.; Zeng, Q.; Mitchell, E. S. et al.: »Curcumin enhances neurogenesis and cognition in aged rats: implications for transcriptional interactions related to growth and synaptic plasticity«. *PLOS One,* 2012; 7(2): e31211.

69 Cox, K. H.; Pipingas, A.; Scholey, A. B.: »Investigation of the effects of solid lipid curcumin on cognition and mood in a healthy older population«. *J Psychopharmacol.*, Mai 2015; 29(5): 642–651.

70 Xu, Y.; Ku, B.; Cui, L. et al.: »Curcumin reverses impaired hippocampal neurogenesis and increases serotonin receptor 1A mRNA and brain-derived neurotrophic factor expression in chronically stressed rats«. *Brain Res.*, August 2007; 1162: 9–18.

71 Hucklenbroich, J.; Klein, R.; Neumaier, B. et al.: »Aromatic-turmerone induces neural stem cell proliferation in vitro and in vivo«. *Stem Cell Res Ther.*, September 2014; 5(4): 100.

72 Rezende, C.; Vieira de Oliveira, G.; Volino-Souza, M.: »Turmeric root extract supplementation improves pre-frontal cortex oxygenation and blood volume in older males and females: a randomised cross-over, placebo-controlled study«. *Int J Food Sci Nutr.*, März 2022; 73(2): 274–283.

73 Wu, A.; Noble, E. E.; Tyagi, E. et al.: »Curcumin boosts DHA in the brain: Implications for the prevention of anxiety disorders«. *Biochim Biophys Acta,* Mai 2015; 1852(5): 951–961.

74 Motaghinejad, M.; Motevalian, M.; Fatima, S. et al.: »Curcumin confers neuroprotection against alcohol-induced hippocampal neurodegeneration via CREB-BDNF pathway in rats«. *Biomed Pharmacother.,* März 2017; 87: 721–740.

75 Mohamed, S. A.; Saleh, R. M.; Kabli, S. A. et al.: »Influence of solid state fermentation by Trichoderma spp. on solubility, phenolic content, antioxidant, and antimicrobial activities of commercial turmeric«. *Biosci Biotechnol Biochem.,* Mai 2016; 80(5): 920–928.

76 Yong, C. C.; Yoon, Y.; Yoo, H. S. et al.: »Effect of Lactobacillus Fermentation on the Anti-Inflammatory Potential of Turmeric«. *J Microbiol Biotechnol.,* Oktober 2019; 29(10): 1561–1569.

77 Adamczak, A.; Ożarowski, M.; Karpiński, T. M.: »Curcumin, a Natural Antimicrobial Agent with Strain-Specific Activity«. *Pharmaceuticals* (Basel), Juli 2020; 13(7): 153.

78 Chi, C.; Li, C.; Wu, D. et al.: »Effects of Probiotics on Patients with Hypertension: a Systematic Review and Meta-Analysis«. *Curr Hypertens Rep.,* März 2020; 22(5): 34.

79 Jafarabadi, M. A.; Dehghani, A.; Khalili, L. et al.: »A meta-analysis of Randomized Controlled Trials of the Effect of Probiotic Food or Supplement on Glycemic Response and Body Mass Index in Patients with Type 2 Diabetes, Updating the Evidence«. *Curr Diabetes Rev.,* 2021; 17(3): 356–364.

80 Jiang, W.; Ni, B.; Liu, Z. et al.: »The Role of Probiotics in the Prevention and Treatment of Atopic Dermatitis in Children: An Updated Systematic Review and Meta-Analysis of Randomized Controlled Trials«. *Paediatr Drugs,* Oktober 2020; 22(5): 535–549.

81 Casadesus, G.; Shukitt-Hale, B.; Stellwagen, H. M. et al.: »Modulation of hippocampal plasticity and cognitive behavior by short-term blueberry supplementation in aged rats«. *Nutr Neurosci.,* Oktober–Dezember 2004; 7(5–6): 309–316.

82 Ebd.

83 Rendeiro, C.; Vauzour, D.; Kean, R. J. et al.: »Blueberry supplementation induces spatial memory improvements and region-specific regulation of hippocampal BDNF mRNA expression in young rats«. *Psychopharmacology* (Berl)., Oktober 2012; 223(3): 319–330.

84 Whyte, A. R.; Schafer, G.; Williams, C. M.: »The effect of cognitive demand on performance of an executive function task following wild blueberry supplementation in 7 to 10 years old children«. *Food Funct.,* November 2017; 8(11): 4129–4138.

85 Whyte, A. R.; Lamport, D. J.; Schafer, G. et al.: »The cognitive effects of an acute wild blueberry intervention on 7- to 10-year-olds using extended memory and executive function task batteries«. *Food Funct.,* Mai 2020; 11(5): 4793–4801.

86 Krikorian, R.; Skelton, M. R.; Summer, S. S. et al.: »Blueberry Supplementation in Midlife for Dementia Risk Reduction«. *Nutrients,* April 2022; 14(8): 1619.

87 Wood, E.; Hein, S.; Mesnage, R. et al.: »Wild blueberry (poly)phenols can improve vascular function and cognitive performance in healthy older individuals: a double-blind randomized controlled trial«. *Am J Clin Nutr.,* Juni 2023; 117(6): 1306–1319.

88 Tan, L.; Yang, H.; Pang, W. et al.: »Investigation on the Role of BDNF in the Benefits of Blueberry Extracts for the Improvement of Learning and Memory in Alzheimer's Disease Mouse Model«. *J Alzheimers Dis.,* 2017; 56(2): 629–640.

89 Reiter, R. J.; Mayo, J. C.; Tan, D.-X. et al.: »Melatonin as an antioxidant: under promises but over delivers«. *J Pineal Res.,* Oktober 2016; 61(3): 253–278.

90 Cachán-Vega, C.; Vega-Naredo, I.; Potes, Y. et al.: »Chronic Treatment with Melatonin Improves Hippocampal Neurogenesis in the Aged Brain and Under Neurodegeneration«. *Molecules,* August 2022; 27(17): 5543.

91 Leung, J.; W.; Cheung, K. K.; Ngai, S. P. et al.: »Protective Effects of Melatonin on Neurogenesis Impairment in Neurological Disorders and Its Relevant Molecular Mechanisms«. *Int J Mol Sci.,* August 2020; 21(16): 5645.

92 Luo, Y.; Peng, M.; Wei, H.: »Melatonin Promotes Brain-Derived Neurotrophic Factor (BDNF) Expression and Anti-Apoptotic Effects in Neonatal Hemolytic Hyperbilirubinemia via a Phospholipase (PLC)-Mediated Mechanism«. *Med Sci Monit.,* Dezember 2017; 23: 5951–5959.

93 Biggio, G.; Biggio, F.; Talani, G. et al.: »Melatonin: From Neurobiology to Treatment«. *Brain Sci.,* August 2021; 11(9): 1121.

94 Klein, M. O.; Battagello, D. S.; Cardoso, A. R. et al.: »Dopamine: Functions, Signaling, and Association with Neurological Diseases«. *Cell Mol Neurobiol.,* Januar 2019; 39(1): 31–59.

95 Bakshi, A.; Tadi, P.: »Biochemistry, Serotonin«. *StatPearls* [Internet], [letztes Update 05. Oktober 2022].

96 Ochoa-de la Paz, L. D.; Gulias-Cañizo, R. et al.: »The role of GABA neurotransmitter in the human central nervous system, physiology, and pathophysiology«. *Rev Mex Neurocienc.,* April 2021; 22(2): 67–76.

97 Klinkenberg, I.; Sambeth, A.; Blokland, A.: »Acetylcholine and attention«. *Behav Brain Res.,* August 2011; 221(2): 430–442.

98 Picciotto, M. R.; Higley, M. J.; Mineur, Y. S.: »Acetylcholine as a neuromodulator: cholinergic signaling shapes nervous system function and behavior«. *Neuron.,* Oktober 2012; 76(1): 116–129.

99 Holick, M. F.; Chen, T. C.: »Vitamin D Deficiency: A Worldwide Problem with Health Consequences«. *Am J Clin Nutr.,* April 2008; 87(4): 1080S–1086S.

100 Lucas, R. M.; Ponsonby, A. L.; Pasco, J. A. et al.: »Future Health Implications of Prenatal and Early-Life Vitamin D Status«. *Nutr Rev.,* Dezember 2008; 66(12): 710–720.

101 Leary, P.F.; Zamfirova, I.; Au, J. et al.: »Effect of Latitude on Vitamin D Levels«. *J Am Osteopath Assoc.*, Juli 2017; 117(7): 433–439.

102 Eyles, D.W.; Trzaskowski, M.; Vinkhuyzen, A.A.E. et al.: »The association between neonatal vitamin D status and risk of schizophrenia«. *Sci Rep.*, Dezember 2018; 8(1): 17692.

103 Kiraly, S.J.; Kiraly, M.A.; Hawe, R.D. et al.: »Vitamin D as a Neuroactive Substance: Review«. *ScientificWorldJournal*, Januar 2006; 6: 125–139.

104 Gómez-Oliva, R.; Geribaldi-Doldán, N.; Domínguez-García, S. et al.: »Vitamin D deficiency as a potential risk factor for accelerated aging, impaired hippocampal neurogenesis and cognitive decline: a role for Wnt/β-catenin signaling«. *Aging* (Albany NY), Juni 2020; 12(13): 13824–13844.

105 Groves, N.J.; McGrath, J.J.; Burne, T.H.: »Vitamin D as a neurosteroid affecting the developing and adult brain«. *Annu Rev Nutr.*, 2014; 34: 117–141.

106 Littlejohns, T.J.; Henley, W.E.; Lang, I.A. et al.: »Vitamin D and the risk of dementia and Alzheimer disease«, *Neurology*, 2014, 83: 920–928.

107 Nehls, M.: *Das erschöpfte Gehirn*. Kindle-Version, S. 350.

108 Hamann, B.: *Vitamin D_3 hochdosiert – Neueste Erkenntnisse über die Dosierung und die fünf wichtigsten Co-Faktoren*. Rottenburg 2022.

109 Salazar, K.; Jara, N.; Ramirez, E. et al.: »Role of Vitamin C and SVCT2 in neurogenesis«. *Front Neurosci.*, Juni 2023; 17: 1155758.

110 Coker, S.J.; Smith-Díaz, C.C.; Dyson, R.M. et al.: »The Epigenetic Role of Vitamin C in Neurodevelopment«. *Int J Mol Sci.*, Januar 2022; 23(3): 1208.

111 Daval, J.-L.; Blaise, S.; Guéant, J.-L.: »Vitamin B deficiency causes neural cell loss and cognitive impairment in the developing rat«. *Proc Natl Acad Sci USA*, Januar 2009; 106(1): E1.

112 Balk, E.M.; Raman, G.; Tatsioni, A. et al.: »Vitamin B6, B12, and Folic Acid Supplementation and Cognitive Function: A Systematic Review of Randomized Trials«. *Arch Intern Med.*, 2007; 167(1): 21–30.

113 Kennedy, D.O.: »B Vitamins and the Brain: Mechanisms, Dose and Efficacy – A Review«. *Nutrients*, Januar 2016; 8(2): 68.

114 Douaud, G.; Refsum, H.; de Jager, C.A.: »Preventing Alzheimer‹s disease – related gray matter atrophy by B-Vitamin treatment«. *Proc Natl Acad Sci USA*, Juni 2013; 110, (23): 9523–9528.

115 Jia, S.; Liu, Y.; Shi, Y. et al.: »Elevation of Brain Magnesium Potentiates Neural Stem Cell Proliferation in the Hippocampus of Young and Aged Mice«. *J Cell Physiol.*, September 2016; 231(9): 1903–1912.

116 Yamanaka, R.; Shindo, Y.; Oka, K.: »Magnesium Is a Key Player in Neuronal Maturation and Neuropathology«. *Int J Mol Sci.* Juli 2019; 20(14): 3439.

117 Maier, J. A. M.; Locatelli, L.; Fedele, G. et al.: »Magnesium and the Brain: A Focus on Neuroinflammation and Neurodegeneration«. *Int J Mol Sci.,* Dezember 2022; 24(1): 223.

118 Ebd.

119 Jia, S.; Mou, C.; Ma, Y. et al.: »Magnesium regulates neural stem cell proliferation in the mouse hippocampus by altering mitochondrial function. *Cell Biol Int.,* April 2016; 40(4): 465–471.

120 Alateeq, K.; Walsh, E. I.; Cherbuin, N.: »Dietary magnesium intake is related to larger brain volumes and lower white matter lesions with notable sex differences«. *Eur J Nutr.,* August 2023; 62(5): 2039–2051.

121 Lajusticia Bergasa, A. M.: *Die erstaunliche Wirkung von Magnesium.* Steyr 1990.

122 *http://mgwater.com/seelig.shtml.*

123 Madeo, F.; Bauer, M. A.; Carmona-Gutierrez, D. et al.: »Spermidine: a physiological autophagy inducer acting as an anti-aging vitamin in humans?« *Autophagy,* Januar 2019; 15(1): 165–168.

124 Matsumoto, M.; Kimata, H.; Benno, Y. et al.: »Impact of spermine on down-regulation of Th2 cytokines in peripheral blood mononuclear cells from cedar pollinosis subjects in vitro«. *Biosci Biotechnol Biochem.,* Juni 2008; 72(6): 1604–1606.

125 Bhukel, A.; Madeo, F.; Sigrist, S. J.: »Spermidine boosts autophagy to protect from synapse aging«. *Autophagy,* Februar 2017; 13(2): 444–445.

126 Sigrist, S. J.; Carmona-Gutierrez, D.; Gupta, V. K. et al.: »Spermidine-triggered autophagy ameliorates memory during aging«. *Autophagy,* Januar 2014; 10(1): 178–179.

127 Schroeder, S.; Hofer, S. J.; Zimmermann, A. et al.: »Dietary spermidine improves cognitive function«. *Cell Rep.,* April 2021; 35(2): 108985.

128 Eisenberg, T.; Abdellatif, M.; Schroeder, S. et al.: »Cardioprotection and lifespan extension by the natural polyamine spermidine«. *Nat Med.,* Dezember 2016; 22(12): 1428–1438.

129 Ghosh, I.; Sankhe, R.; Mudgal, J. et al.: »Spermidine, an autophagy inducer, as a therapeutic strategy in neurological disorders«. *Neuropeptides,* Oktober 2020; 83: 102083.

130 Signor, C.; Girardi, B. A.; Wendel, A. L. et al.: »Spermidine improves the persistence of reconsolidated fear memory and neural differentiation in vitro: Involvement of BDNF«. *Neurobiol Learn Mem.,* April 2017; 140: 82–91.

131 Frühauf-Perez, P. K.; Temp, F. R.; Pillat, M. M. et al.: »Spermine protects from LPS-induced memory deficit via BDNF and TrkB activation«. *Neurobiol Learn Mem.,* März 2018; 149: 135–143.

132 Jacob, S.; Ruus, P.; Tritschler, H. J. et al.: »Oral administration of RACalfa- lipoic acid modulates insulin sensitivity in patients with type-2 diabetes mellitus: a placebo-controlled pilot trial«. *Free Radic Biol Med.,* August 1999; 27(3–4): 309–314.

133 Shay, K. P.; Moreau, R. F.; Smith, E. J. et al.: »Alpha-lipoic acid as a dietary supplement: Molecular mechanisms and therapeutic potential«. *Biochim Biophys Acta,* Oktober 2009; 1790: 1149–1160.

134 Gorąca, A.; Huk-Kolega, H.; Piechots, A. et al.: »Lipoic acid – biological activity and therapeutic potential. *Parmacol Rep.,* 2011; 63(4): 849–858.

135 Ebd.

136 Hager, K.; Kenklies, M.; McAfoose, J. et al.: »Alpha-lipoic acid as a new treatment option for Alzheimer's disease – a 48 months follow-up analysis«. *J Neural Transm Suppl.,* 2007; (72): 189–193.

137 Molz, P.; Schröder, N.: »Potential Therapeutic Effects of Lipoic Acid on Memory Deficits Related to Aging and Neurodegeneration«. *Front Pharmacol.,* Dezember 2017; 8: 849.

138 Yamori, Y.; Liu, L.; Mori, M. et al.: »Taurine as the nutritional factor for the longevity of the Japanese revealed by a world-wide epidemiological survey«. *Adv Exp Med Biol.,* 2009; 643: 13–25.

139 Yamori, Y.: »Food factors for atherosclerosis prevention: Asian perspective derived from analyses of worldwide dietary biomarkers«. *Exp Clin Cardiol.,* Sommer 2006; 11(2): 94–98.

140 Yamori, Y.; Taguchi, T.; Hamada, A. et al.: »Taurine in health and diseases: consistent evidence from experimental and epidemiological studies«. *J Biomed Sci.,* August 2010; 17 Suppl 1(Suppl 1): S6.

141 Chen, Q.; Li, Z.; Pinho, R. A. et al.: »The Dose Response of Taurine on Aerobic and Strength Exercises: A Systematic Review«. *Front Physiol.,* August 2021; 18; 12: 700352.

142 Yamori, Y.; Liu, L.; Mori, M. et al. »Taurine as the nutritional factor for the longevity of the Japanese revealed by a world-wide epidemiological survey«. *Adv Exp Med Biol.,* 2009; 643: 13–25.

143 Zaragozá, R.: »Transport of Amino Acids Across the Blood-Brain Barrier«. *Front Physiol.,* September 2020; 11: 973.

144 Wu, G.; Zhou, J.; Yang, M. et al.: »The Regulatory Effects of Taurine on Neurogenesis and Apoptosis of Neural Stem Cells in the Hippocampus of Rats«. *Adv Exp Med Biol.,* 2022; 1370: 351–367.

145 Bae, M. A.; Gao, R.; Kim, S. H. et al.: »Past Taurine Intake Has a Positive Effect on Present Cognitive Function in the Elderly«. *Adv Exp Med Biol.,* 2017; 975 Pt 1: 67–77.

146 Menzie, J.; Prentice, H.; Wu, J.-Y.: »Neuroprotective Mechanisms of Taurine against Ischemic Stroke«. *Brain Sci.,* Juni 2013; 3(2): 877–907.

147 Jakaria, M.; Azam, S.; Haque, M. E. et al.: »Taurine and its analogs in neurological disorders: Focus on therapeutic potential and molecular mechanisms«. *Redox Biol.,* Juni 2019; 24: 101223.

148 Chemie.de: »Taurin«. *https://www.chemie.de/lexikon/Taurin.html.*

149 Keppel Hesselink, J. M.; de Boer, T.; Witkamp, R. F.: »Palmitoylethanolamide: A Natural Body-Own Anti-Inflammatory Agent, Effective and Safe against Influenza and Common Cold«. *Int J Inflam.,* 2013; 2013: 151028.

150 Russo, R.; Cristiano, C.; Avagliano, C. et al.: »Gut-brain axis: Role of lipids in the regulation of inflammation, pain and CNS diseases«. *Curr Med Chem.,* 2018; 25: 3930–3952.

151 Hesselink, J. M. K.: »Evolution in pharmacologic thinking around the natural analgesic palmitoylethanolamide: From nonspecific resistance to PPAR-α agonist and effective nutraceutical«. *J Pain Res.,* 2013; 6: 625.

152 Ribes, S.; Ebert, S.; Regen, T. et al.: »Toll-like receptor stimulation enhances phagocytosis and intracellular killing of nonencapsulated and encapsulated Streptococcus pneumoniae by murine microglia«. *Infect Immun.,* 2010; 78: 865–871.

153 Roviezzo, F.; Rossi, A.; Caiazzo, E. et al.: »Palmitoylethanolamide Supplementation during Sensitization Prevents Airway Allergic Symptoms in the Mouse«. *Front Pharmacol.,* 2017; 8: 857.

154 Vaia, M.; Petrosino, S.; De Filippis, D. et al.: »Palmitoylethanolamide reduces inflammation and itch in a mouse model of contact allergic dermatitis«. *Eur J Pharmacol.,* 2016; 791: 669–674.

155 Lang-Illievich, K.; Klivinyi, C.; Lasser, C. et al.: »Palmitoylethanolamide in the Treatment of Chronic Pain: A Systematic Review and Meta-Analysis of Double-Blind Randomized Controlled Trials«. *Nutrients,* März 2023; 15(6): 1350.

156 Steels, E.; Venkatesh, R.; Steels, E. et al.: »A double-blind randomized placebo-controlled study assessing safety, tolerability and efficacy of palmitoylethanolamide for symptoms of knee osteoarthritis«. *Inflammopharmacol.,* Juni 2019; 27(3): 475–485.

157 Scuderi, C.; Steardo, L.: »Neuroglial roots of neurodegenerative diseases: Therapeutic potential of palmitoylethanolamide in models of Alzheimer's disease«. *CNS Neurol Disord Drug Targets,* Februar 2013; 12(1): 62–69.

158 Caltagirone, C.; Cisari, C.; Schievano, C. et al.: »Stroke Study Group. Co-ultramicronized Palmitoylethanolamide/Luteolin in the Treatment of Cerebral Ischemia: From Rodent to Man«. *Transl Stroke Res.,* Februar 2016, 7(1): 54–69.

159 Clemente, S.: »Amyotrophic lateral sclerosis treatment with ultramicronized palmitoylethanolamide: A case report«. *CNS Neurol Disord Drug Targets,* November 2012; 11: 933–936.

160 Loría, F.; Petrosino, S.; Mestre, L. et al.: »Study of the regulation of the endocannabinoid system in a virus model of multiple sclerosis reveals a therapeutic effect of palmitoylethanolamide«. *Eur J Neurosci.,* August 2008; 28(4): 633–641.

161 Landolfo, E.; Cutuli, D.; Petrosini, L. et al.: »Effects of Palmitoylethanolamide on Neurodegenerative Diseases: A Review from Rodents to Humans«. *Biomolecules*, Mai 2022; 12(5): 667.

162 Esposito, G.; Capoccia, E.; Turco, F. et al.: »Palmitoylethanolamide improves colon inflammation through an enteric glia/toll like receptor 4-dependent PPAR-α activation«. *Gut*, August 2014; 63(8): 1300–1312.

163 Kahlich, R.; Klíma, J.; Cihla, F. et al.: »Studies on prophylactic efficacy of N-2-hydroxyethyl palmitamide (Impulsin) in acute respiratory infections. Serologically controlled field trials«. *J Hyg Epidemiol Microbiol Immunol.*, 1979; 23(1): 11–24.

164 Heide, E. C.; Bindila, L.; Post, J. M. et al.: »Prophylactic palmitoylethanolamide prolongs survival and decreases detrimental inflammation in aged mice with bacterial meningitis«. *Front Immunol.*, 2018; 9: 2671.

165 Facci, L.; Dal Toso, R.; Romanello, S. et al.: »Mast cells express a peripheral cannabinoid receptor with differential sensitivity to anandamide and palmitoylethanolamide«. *Proc Natl Acad Sci USA*, April 1995; 92(8): 3376–3380.

166 De Filippis, D.; Negro, L; Vaia, M. et al.: »New insights in mast cell modulation by palmitoylethanolamide«. *CNS Neurol Disord Drug Targets*, Februar 2013; 12(1): 78–83.

167 Cerrato, S.; Brazis, P.; Della Valle, M. F. et al.: »Effects of palmitoylethanolamide on immunologically induced histamine, PGD2 and TNFα release from canine skin mast cells«. *Vet Immunol Immunopathol.*, Januar 2010; 133(1): 9–15.

168 Stensson, N.; Ghafouri, N.; Ernberg, M. et al.: »The relationship of endocannabinoidome lipid mediators with pain and psychological stress in women with fibromyalgia: A case-control study«. *J Pain.*, November 2018; 19(11): 1318–1328.

169 Lee, Y. J.; Kim, H. R.; Lee, C. Y. et al.: »2-Phenylethylamine (PEA) Ameliorates Corticosterone-Induced Depression-Like Phenotype via the BDNF/TrkB/CREB Signaling Pathway«. *Int J Mol Sci.*, November 2020; 21(23): 9103.

170 Scuderi, C.; Esposito, G.; Blasio, A. et al.: »Palmitoylethanolamide counteracts reactive astrogliosis induced by β-amyloid peptide«. *J Cell Mol Med.*, Dezember 2011; 15(12): 2664–2674.

171 Scuderi, C.; Steardo, L.: »Neuroglial roots of neurodegenerative diseases: Therapeutic potential of palmitoylethanolamide in models of Alzheimer's disease«. *CNS Neurol Disord Drug Targets*, Februar 2013; 12(1): 62–69.

172 Ebd.

173 Cuzzocrea, S.; Crupi, R.; Paterniti, I. et al.: »Palmitoylethanolamide Enhances Brain-Derived Neurotrophic Factor Production and Neurogenesis in the Hippocampus Following Ischemic Brain Injury«. *The FASEB Journal*, April 2013; 27(S1): 1177.13–1177.13.

174 Ashton, J. S.; Roberts, J. W.; Wakefield, C. J.: et al.: »The effects of medium chain triglyceride (MCT) supplementation using a C8:C10 ratio of 30:70 on cognitive performance in healthy young adults«. *Physiol Behav.*, Oktober 2023; 1; 269: 114284.

175 Juby, A. G.; Blackburn, T. E.; Mager, D. R.: »Use of medium chain triglyceride (MCT) oil in subjects with Alzheimer's disease: A randomized, double-blind, placebo-controlled, crossover study, with an open-label extension«. *Alzheimers Dement* (NY), März 2022; 8(1): e12259.

176 Emami Kazemabad, M. J.; Asgari Toni, S.; Tizro, N. et al.: »Pharmacotherapeutic potential of pomegranate in age-related neurological disorders«. *Front Aging Neurosci.*, September 2022; 14: 955735.

177 Karimipour, M.; Rahbarghazi, R.; Tayefi, H. et al.: »Quercetin promotes learning and memory performance concomitantly with neural stem/progenitor cell proliferation and neurogenesis in the adult rat dentate gyrus«. *Int J Dev Neurosci.*, Mai 2019; 74: 18–26.

178 Hattori, M.; Mizuguchi, H.; Baba, Y. et al.: »Quercetin inhibits transcriptional up-regulation of histamine H1 receptor via suppressing protein kinase C-δ/extracellular signal-regulated kinase/poly(ADP-ribose) polymerase-1 signaling pathway in HeLa cells«. *Int Immunopharmacol.*, Februar 2013; 15(2): 232–239.

179 Shaik, Y.; Caraffa, A.; Ronconi, G. et al.: »Impact of polyphenols on mast cells with special emphasis on the effect of quercetin and luteolin«. *Cent Eur J Immunol.*, 2018; 45(4): 476–481.

180 Manchanda, S.; Kaur, G.: »Withania somnifera leaf alleviates cognitive dysfunction by enhancing hippocampal plasticity in high fat diet induced obesity model«. *BMC Complement Altern Med.*, März 2017; 17(1): 136.

181 Ryu, S.; Jeon, H.; Koo, S. et al.: »Korean Red Ginseng Enhances Neurogenesis in the Subventricular Zone of 1-Methyl-4-Phenyl-1,2,3,6-Tetrahydropyridine-Treated Mice«. *Front Aging Neurosci.*, November 2018; 10: 355.

182 Lim, S.; Moon, M.; Oh, H. et al.: »Ginger improves cognitive function via NGF-induced ERK/CREB activation in the hippocampus of the mouse«. *J Nutr Biochem.*, Oktober 2014; 25(10): 1058–1065.

183 Pham, H. T. N.; Tran, H. N.; Nguyen, P. T. et al.: »*Bacopa monnieri* (L.) Wettst. Extract Improves Memory Performance via Promotion of Neurogenesis in the Hippocampal Dentate Gyrus of Adolescent Mice«. *Int J Mol Sci.*, Mai 2020; 21(9): 3365.

184 Shen, Y. C.; Juan, C. W.; Lin, C. S. et al.: »Neuroprotective Effect of Terminalia Chebula Extracts and Elliagic Acid in P12 cells«. *Afr J Tradit Complement Altern Med.*, Juni 2017; 14(4): 22–30.

185 Yan, X.; Qi, M.; Li, P. et al.: »Apigenin in cancer therapy; anti-cancer effects and mechanisms of action«. *Cell Biosci.*, Oktober 2017; 7: 50.

186 Balez, R.; Steiner, N.; Engel, M. et al.: »Neuroprotective effects of apigenin against inflammation, neuronal excitability and apoptosis in an induced pluripotent stem cell model of Alzheimer's disease«. *Sci Rep.,* August 2016; 6: 31450.

187 Gao, A. X.; Xia, T.-X.; Lin, L.-Y. et al.: »The neurotrophic activities of brain-derived neurotrophic factor are potentiated by binding with apigenin, a common flavone in vegetables, in stimulating the receptor signaling«. *CNS Neurosci Ther.,* April 2023.

188 Heitman, E.; Ingram, D. K.: »Cognitive and neuroprotective effects of chlorogenic acid«. *Nutr Neurosci.,* Januar 2023; 20(1): 32–39.

189 Fletcher, J. L.; Murray, S. S.; Xiao J.: »Brain-Derived Neurotrophic Factor in Central Nervous System Myelination: A New Mechanism to Promote Myelin Plasticity and Repair«. *Int J Mol Sci.,* Dezember 2018; 19(12): 4131.

190 Leal, G.; Bramham, C. R.; Duarte, C. B.: »BDNF and Hippocampal Synaptic Plasticity«. *Vitam Horm.,* 2017; 104: 153–195.

191 Noble, E. E.; Billington, C. J.; Kotz, C. M.: »The lighter side of BDNF«. *Am J Physiol Regul Integr Comp Physiol.,* Mai 2011; 300(5): R1053–R1069.

192 Colucci-D'Amato, L.; Speranza, L.; Volpicelli, F.: »Neurotrophic Factor BDNF, Physiological Functions and Therapeutic Potential in Depression, Neurodegeneration and Brain Cancer«. *Int J Mol Sci.,* Oktober 2020; 21(20): 7777.

193 Autry, A. E.; Monteggia, L. M.: »Brain-derived neurotrophic factor and neuropsychiatric disorders«. *Pharmacol Rev.,* April 2012; 64(2): 238–258.

194 Taliaz, D.; Loya, A.; Gersner, R. et al.: »Resilience to chronic stress is mediated by hippocampal brain-derived neurotrophic factor«. *J Neurosci.,* März 2011; 31(12): 4475–4483.

195 Murakami, S.; Imbe, H.; Morikawa, Y. et al.: »Chronic stress, as well as acute stress, reduces BDNF mRNA expression in the rat hippocampus but less robustly«. *Neurosci Res.,* Oktober 2005; 53(2): 129–139.

196 Linz, R.; Puhlmann, L. M. C.; Apostolakou, F.; Mantzou, E. et al.: »Acute psychosocial stress increases serum BDNF levels: an antagonistic relation to cortisol but no group differences after mental training«. *Neuropsychopharmacology,* September 2019; 44(10): 1797–1804.

197 Trucas, M.; Fernández-Teruel, A.; Corda, M. G. et al.: »Acute Stress Induces Different Changes on the Expression of BDNF and trkB in the Mesocorticolimbic System of Two Lines of Rats Differing in Their Response to Stressors«. *Int J Mol Sci.,* November 2022; 23(23): 14995.

198 Wiciński, M.; Malinowski, B.; Węclewicz, M. M. et al.: »Resveratrol Increases Serum BDNF Concentrations and Reduces Vascular Smooth Muscle Cells Contractility via a NOS-3-Independent Mechanism«. *Biomed Res Int.,* 2017; 2017: 9202954.

199 García-Cordero, J.; Pino, A.; Cuevas, C. et al.: »Neurocognitive Effects of Cocoa and Red-Berries Consumption in Healthy Adults«. *Nutrients,* Dezember 2021; 14(1): 1.

200 Ebd.

201 Park, H. J.; Shim, H. S.; Kim, K. S. et al.: »Enhanced learning and memory of normal young rats by repeated oral administration of Krill Phosphatidylserine«. *Nutr Neurosci.,* März 2013; 16(2): 47–53.

202 Jana A.; Modi, K. K.; Roy, A. et al.: »Up-regulation of neurotrophic factors by cinnamon and its metabolite sodium benzoate: therapeutic implications for neurodegenerative disorders«. *J Neuroimmune Pharmacol.,* Juni 2013; 8(3): 739–755.

203 Gundimeda, U.; McNeill, T. H.; Fan, T. K. et al.: »Green tea catechins potentiate the neuritogenic action of brain-derived neurotrophic factor: role of 67-kDa laminin receptor and hydrogen peroxide«. *Biochem Biophys Res Commun.,* Februar 2014; 445(1): 218–224.

204 Bourassa, M. W.; Alim, I.; Bultman, S. J. et al.: »Butyrate, neuroepigenetics and the gut microbiome: Can a high fiber diet improve brain health?« *Neurosci Lett.,* Juni 2016; 625: 56–63.

205 Guo, Y.; Luo, X.; Guo, W.: »The impact of amino acid metabolism on adult neurogenesis«. *Biochem Soc Trans.,* Februar 2023; 51(1): 233–244.

206 Levenson, C. W.; Morris, D.: »Zinc and neurogenesis: making new neurons from development to adulthood«. *Adv Nutr.,* März 2011; 2(2): 96–100.

207 Nehls, M.: *Das erschöpfte Gehirn.* Kindle-Version, S. 347.

208 Mehrpouya, S.; Nahavandi, A.; Khojasteh, F. et al.: »Iron administration prevents BDNF decrease and depressive-like behavior following chronic stress«. *Brain Res.,* Januar 2015; 1596: 79–87.

209 Chen, G.; Rajkowska, G.; Du, F. et al.: »Enhancement of hippocampal neurogenesis by lithium«. *J Neurochem.,* Oktober 2000; 75(4): 1729–1734.

210 Fiorentini, A.; Rosi, M. C.; Grossi, C. et al.: »Lithium improves hippocampal neurogenesis, neuropathology and cognitive functions in APP mutant mice«, *PLOS One,* Dezember 2010; 5(12): e14382.

211 Nehls, M.: Das erschöpfte Gehirn. Kindle-Version, S. 347.

212 Ambrogini, P.; Betti, M.; Galati, C. et al.: »α-Tocopherol and Hippocampal Neural Plasticity in Physiological and Pathological Conditions«. *Int J Mol Sci.,* Dezember 2016; 17(12): 2107.

213 Speers, A. B.; Cabey, K. A.; Soumyanath, A. et al.: »Effects of *Withania somnifera* (Ashwagandha) on Stress and the Stress- Related Neuropsychiatric Disorders Anxiety, Depression, and Insomnia«. *Curr Neuropharmacol.,* 2021; 19(9): 1468–1495.

214 Manchanda, S.; Kaur, G.: »*Withania somnifera* leaf alleviates cognitive dysfunction by enhancing hippocampal plasticity in high fat diet induced obesity model«. *BMC Complement Altern Med.,* März 2017; 17(1): 136.

215 Thich Nhat Hanh: *achtsam sprechen – achtsam zuhören: Die Kunst der bewussten Kommunikation.* München 2019.

216 Torralba, F.: *Die Kunst des Zuhörens.* München 2007.

217 *https://www.schach-spielen.eu/game/match.*

218 *https://www.chess.com/de/play/computer.*

219 Newberg, A.; D'Aquili, E. G.: *Why God Won't Go Away: Brain Science and the Biology of Belief.* New York 2002.

220 Basso, J. C.; McHale, A.; Ende, V. et al.: »Brief, daily meditation enhances attention, memory, mood, and emotional regulation in non-experienced meditators«. *Behav Brain Res.,* Januar 2019; 356: 208–220.

221 Pandi-Perumal, S. R.; Spence, D. W.; Srivastava, N. et al.: »The Origin and Clinical Relevance of Yoga Nidra«. *Sleep Vigil,* 2022; 6(1): 61–84.

222 Marciniak, R.; Šumec, R.; Vyhnálek, M. et al.: »The Effect of Mindfulness-Based Stress Reduction (MBSR) on Depression, Cognition, and Immunity in Mild Cognitive Impairment: A Pilot Feasibility Study«. *Clin Interv Aging,* August 2020; 15: 1365–1381.

223 Pascoe, M. C.; Thompson, D. R.; Jenkins, Z. M. et al.: »Mindfulness mediates the physiological markers of stress: Systematic review and meta-analysis«. *J Psychiatr Res.,* Dezember 2017; 95: 156–178.

224 Siegel, D. J.: *The Yes Brain: How to Cultivate Courage, Curiosity, and Resilience in Your Child.* London 2018.

225 Roozendaal, B.; McEwen, B. S.; Chattarji, S.: »Stress, memory and the amygdala«. *Nat Rev Neurosci.,* Juni 2009; 10(6): 423–433.

226 Kim, J. J.; Diamond, D. M.: »The stressed hippocampus, synaptic plasticity and lost memories«. *Nat Rev Neurosci.,* Juni 2002; 3(6): 453–462.

227 Woo, E.; Sansing, L. H.; Arnsten, A. F. T. et al.: »Chronic Stress Weakens Connectivity in the Prefrontal Cortex: Architectural and Molecular Changes«. *Chronic Stress* (Thousand Oaks), August 2021; 5: 24705470211029254.

228 Arnsten, A. F. T.; Shanafelt, T.:»Physician Distress and Burnout: The Neurobiological Perspective«. *Mayo Clin Proc.,* März 2021; 96(3): 763–769.

229 Snyder, J. S.; Soumier, A.; Brewer, M. et al.: »Adult hippocampal neurogenesis buffers stress responses and depressive behavior«. *Nature,* August 2011; 476(7361): 458–461.

230 Kaplan, S.; Deniz, O. G.; Önger, M. E. et al.: »Electromagnetic field and brain development«. *J Chem Neuroanat.,* September 2016; 75(Pt B): 52–61.

231 Snyder, J. S.; Soumier, A.; Brewer, M. et al.: »Adult hippocampal neurogenesis buffers stress responses and depressive behavior«. *Nature,* August 2011; 476(7361): 458–461.

232 Bekris, L. M.; Yu, C. E.; Bird, T. D. et al.: »Genetics of Alzheimer disease«. *J Geriatr Psychiatry Neurol.,* Dezember 2010; 23(4): 213–227.

233 Bellenguez, C.; Küçükali, F.; Jansen, I. E. et al.: »New insights into the genetic etiology of Alzheimer's disease and related dementias«. *Nat Genet.,* April 2022; 54(4): 412–436.

234 Norwitz, N. G.; Saif, N.; Ariza, I. E. et al.: »Precision Nutrition for Alzheimer's Prevention in ApoE4 Carriers«. *Nutrients.,* April 2021; 13(4): 1362.

235 Borenstein, A. R.; Copenhaver, C. I.; Mortimer, J. A.: »Early-life risk factors for Alzheimer disease«. *Alzheimer Dis Assoc Disord.,* Januar–März 2006; 20(1): 63–72.

236 Kumar, D. K.; Choi, S. H.; Washicosky, K. J. et al.: »Amyloid-β peptide protects against microbial infection in mouse and worm models of Alzheimer's disease«. *Sci Transl Med.,* Mai 2016; 8(340): 340ra72.

237 Rischel, E. B.; Gejl, M.; Brock, B. et al.: »In Alzheimer's disease, amyloid beta accumulation is a protective mechanism that ultimately fails«. *Alzheimers Dement.,* Juni 2022.

238 Furcila, D.; DeFelipe, J.; Nanclares, L. et al.: »A Study of Amyloid-β and Phosphotau in Plaques and Neurons in the Hippocampus of Alzheimer's Disease Patients«. *J Alzheimers Dis.,* 2018; 64(2): 417–435.

239 Phiel, C. J.; Wilson, C. A.; Lee, V. M. et al.: »GSK-3alpha regulates production of Alzheimer's disease amyloid-beta peptides«. *Nature,* Mai 2003; 423(6938): 435–439.

240 Mishra, S.; Palanivelu, K.: »The effect of curcumin (turmeric) on Alzheimer's disease: An overview«. *Ann Indian Acad Neurol.,* Januar 2008; 11(1): 13–19.

241 Wirth, M.; Schwarz, C.; Benson, G. et al.: »Effects of spermidine supplementation on cognition and biomarkers in older adults with subjective cognitive decline (SmartAge) – study protocol for a randomized controlled trial«. *Alzheimers Res Ther.,* Mai 2019; 11(1): 36. Erratum in: Alzheimers Res Ther., Juni 2022; 14(1): 81.

242 Dixon, S. J.; Lemberg, K. M.; Lamprecht, M. R. et al.: »Ferroptosis: An Iron-Dependent Form of Nonapoptotic Cell Death«. *Cell,* Mai 2012; 149(5): 1060–1072.

243 Zhang, G.; Zhang, Y.; Shen, Y. et al.: »The Potential Role of Ferroptosis in Alzheimer's Disease«. *J Alzheimers Dis.,* 2021; 80(3): 907–925.

244 Ebd.

245 Arredondo, M.; Núñez, M. T.: »Iron and copper metabolism«. *Mol Aspects Med.,* August–Oktober 2005; 26(4–5): 313–327.

246 Wang, T.; Xiang, P.; Ha, J. H. et al.: »Copper supplementation reverses dietary iron overload-induced pathologies in mice«. *J Nutr Biochem.,* September 2018; 59: 56–63.

247 Ferreiro, A. L.; Choi, J.; Ryou, J. et al.: »Gut microbiome composition may be an indicator of preclinical Alzheimer's disease«. *Sci Transl Med.,* Juni 2023; 15(700): eabo2984.

248 Naomi, R.; Embong, H.; Othman, F. et al.: »Probiotics for Alzheimer's Disease: A Systematic Review«. *Nutrients,* Dezember 2021; 14(1): 20.

249 Reddy, O. C.; van der Werf, Y. D.: »The Sleeping Brain: Harnessing the Power of the Glymphatic System through Lifestyle Choices«. *Brain Sci.,* November 2020; 10(11): 868.

250 Krukowski, K.; Nolan, A.; Frais, E. S. et al.: »Small molecule cognitive enhancer reverses age-related memory decline in mice«. *Elife,* Dezember 2020; 9: e62048.

251 Rabouw, H. H.; Langereis, M. A.; Anand, A. A. et al.: »Small molecule ISRIB suppresses the integrated stress response within a defined window of activation«. *Proc Natl Acad Sci USA,* Februar 2019; 116(6): 2097–2102.

252 Anand, A. A.; Walter, P.: »Structural insights into ISRIB, a memory-enhancing inhibitor of the integrated stress response«. *FEBS J.,* Januar 2020; 287(2): 239–245.

253 Takeishi, J.; Tatewaki, Y.; Nakase, T. et al. »Alzheimer's Disease and Type 2 Diabetes Mellitus: The Use of MCT Oil and a Ketogenic Diet«. *Int J Mol Sci.,* November 2021; 22(22): 12310.

254 Ashton, J. S.; Roberts, J. W.; Wakefield, C. J.: »The effects of medium chain triglyceride (MCT) supplementation using a C8:C10 ratio of 30:70 on cognitive performance in healthy young adults«. *Physiol Behav.,* Februar 2021; 229: 113252.

255 Newport, M.: »Restoring Brain Function with Coconut & MCT Oil: Alzheimer's Case Study«. *https://www.youtube.com/watch?v=BHVDMcJn2YE*

256 Blázquez, E.; Velázquez, E.; Hurtado-Carneiro, V. et al.: »Insulin in the brain: its pathophysiological implications for States related with central insulin resistance, type 2 diabetes and Alzheimer's disease«. *Front Endocrinol.* (Lausanne), Oktober 2014; 5: 161.

257 Willette, A. A.; Bendlin, B. B.; Starks, E. J. et al.: »Association of Insulin Resistance with Cerebral Glucose Uptake in Late Middle-Aged Adults at Risk for Alzheimer Disease«. JAMA Neurol., September 2015; 72(9): 1013–1020. Erratum in: *JAMA Neurol.,* Dezember 2015; 72(12):1537. Erratum in: *JAMA Neurol.,* Juli 2017; 74(7): 873.

258 Croteau, E.; Castellano, C. A.; Richard, M. A. et al.: »Ketogenic Medium Chain Triglycerides Increase Brain Energy Metabolism in Alzheimer's Disease«. *J Alzheimers Dis.,* 2018; 64(2): 551–561.

Bildnachweis

Adobe Stock: peterschreiber.media(5), ra2 studio(6), olezzo(12), nenetus(14), L.Darin(15), **Юлия Завалишина**(16), Matthew(18), Marharyta(19), pikovit(21), mrhighsky(21), insta_photos(23), top images(24), SciePro(26), LIGHTFIELD STUDIOS(27), nenetus(28), Rasulov(29), pankajstock123(31), Yuliia(32), Tryfonov(33), decade3d(34), kyo(35), loreanto(37), luismolinero(38), monsitj(40), Birute(42), rosifan19(43), decade3d(44), Kzenon(46), New Africa(48), Georg(49), contrastwerkstatt(51), N Katie/peopleimages.com (53), bongkarn(54), JenkoAtaman (55), (JLco) Julia Amaral(56), HANK GREBE(58), peterschreiber.media(59), Praewphan(60), Ana Blazic Pavlovic(63), bilderzwerg(64), Anna Zhuk(67), catalin(68), fizkes(69), dvulikaia(70), Prostock-studio(73), FAHMI(74), PhotoSG(77), Nuthawut(79), Madua(80), jenny on the moon(84), jenny on the moon (86), jenny on the moon(88), fizkes(89), Delcio Fernandes/peopleimages.com(90), Kay Abrahams/peopleimages.com(92), ttonaorh(94), Daniel(96), Kiattisak(97), Cecilie Arcurs/peopleimages.com(98), jambulart(99), EdNurg(101), Andrii Yalanskyi(103), Mirko Vitali(104), ivanko80(106), pauchi(107), kleberpicui(108), New Africa(110), annaperevozkina(111), Drobot Dean(112), Viglietti/peopleimages.com(113), anaumenko(114), Seventyfour(116), kucherav(117), Galina Zhigalova(118), bellakadife(120), Jacek Chabraszewski(121), Kolevski.V(124), Yuliya(124), bellakadife(126), New Africa(127), SciePro(128), Sergei(129), Mulin(131), NIKCOA(132), gitusik(133), New Africa(134), bluebeat76(136), scerpica(137), Dastageer(139), Irina Schmidt(140), fizkes(143), SewcreamStudio(144), airborne77(146), DoraZett(148), Bowonpat (150), Adisak(151), Vjom(152), FotoHelin(153), Kalim(154), Pixel-Shot(156), Csaba Deli(157), boomeart(159), Felix/peopleimages.com(161), HandmadePictures(163), O.Farion(165), molekuul.be(166), Irina(167), Lumixera(168), twilight mist(170), icemanphotos(171), mizina(172), Lev(174), kseniyaomega(175), chayathon2000(176), Studio Molekuul/Wirestock(177), mariyana_117(178), Thomas Siepmann(180), Gummy Bear(181), Halfpoint(182), Prostock-studio(184), olly(186), masyastadnikova(188), fizkes(190), amphaiwan(191), Daunhijauxx(192), Krakenimages.com(194), Dr_Microbe(196), BestForYou(198), ronstik(199), banphote(200), Gabriele Rohde(202), LIGHTFIELD STUDIOS(204), pikovit(207), nenetus(208), Mykyta(209), Alexander Raths(210), freshidea(211), Lumos sp(212), Atlas(213), Syda Productions(214), Africa Studio(216), Katynn(220), Kopp-Verlag: (111)
Kopp: (240)

Die Autorin

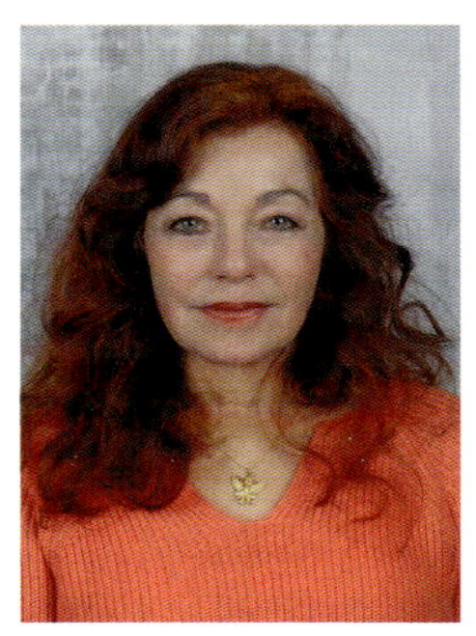

Brigitte Hamanns Leidenschaft galt lebenslang der Frage, wie wir seelisch und körperlich gesund sein und uns wohlfühlen können. Ihr über Jahrzehnte gewachsenes, solides naturheilkundliches und medizinisches Wissen vermittelt sie als Gesundheitsjournalistin in zahlreichen Büchern und Artikeln. Neben der Naturheilkunde stehen Psychosomatik und Psychoneuroimmunologie im Mittelpunkt ihrer Arbeit. Ausbildungen in systemischer Beratung, Hypnose und Aufstellungsarbeit schenkten ihr wichtige Einsichten in die menschliche Natur. Sie bilden die Grundlage ihrer ganzheitlichen Beratungen zu Lebensfragen.

Ausgewählte Publikationen der Autorin:

- Vitamin D_3 hochdosiert
- Praxisbuch CDL – Effektiv vorbeugen und heilen mit Chlordioxid
- Melatonin – 12 Gründe, warum Melatonin die Basis für Ihre Gesundheit ist
- Geheimnisvolle Zirbeldrüse
- Drehen Sie die Jahre zurück mit Kollagen
- Kostbare Samen des Glücks – Geschichten, die Herz und Geist berühren
- Haarausfall ist heilbar! – Der natürliche Weg zu vollem und gesundem Haar
- Magnesiumöl – Das Wundermineral einfach & effektiv über die Haut aufnehmen
- Wie Sie Ihre Selbstheilungskräfte aktivieren – Das Geheimnis von Gesundheit, Vitalität und Glück
- Tinnitus natürlich heilen – Erfolgreiche Therapien gegen die quälenden Ohrgeräusche
- Heilen mit Gold – Kolloidales Gold und weitere Goldarzneien